U0230364

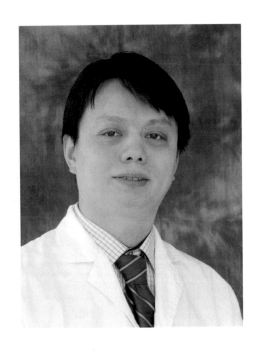

焦 正

博士，主任药师，博士生导师，现任上海交通大学附属胸科医院药剂科主任、临床试验机构副主任；兼任中国药理学会定量药理专业委员会副主任委员、候任主任委员，中国药理学会治疗药物监测研究专委会委员；是国际治疗药物监测和临床毒理学会（IATDMCT）会员、国际定量药理学会（ISOP）会员、美国临床药理学会（ACCP）会员等，也是 *Therapeutic Drug Monitoring*、药学学报、中国临床药理学与治疗学等专业杂志的编委。

多年致力于应用定量药理原理和方法，开展精准给药和新药研发的基础研究、教学和应用实践。主持包括国家自然科学基金在内的定量药理相关项目 50 余项，发表论文 200 余篇，其中 SCI 论文 100 余篇，主编和参编本科生、研究生教材及中英文著作 12 部，参与制订国家药品监督管理局颁布的 5 项技术指导文件，主持研发个体化用药辅助决策系统——SmartDose，指导博士、硕士研究生和专业进修人员 60 余人。

药物代谢与药物动力学系列学术专著

群体药动学和药效学
分析进阶

焦 正 主编

科学出版社

北 京

内 容 简 介

本书是"药物代谢与药物动力学系列学术专著"中的一册,在前期《基础群体药动学和药效学分析》基础之上,进一步阐述了群体药动学和药效学分析中的新理论、新方法和新进展,体现了多学科交叉融合的特色。本书内容包括以下三部分。① 概论和常见问题:模型辨识、优化采样设计、低于定量下限数据的分析、场合间变异模型、混合分布模型、收缩;② 复杂模型:肠肝循环模型、靶点介导的药物处置模型、转移室模型、效应室模型、间接效应模型;③ 扩展应用:细胞生命周期模型、生理节律模型、疾病进程模型、病毒动力学模型、生存分析模型和基于模型的 Meta 分析。本书通过翔实的案例介绍,力图深入浅出地介绍前沿理论知识。同时,本书附有"金标准"软件——NONMEM 和 R 软件的源代码和重要的参考文献,供读者自学研习。

本书适用于掌握基础定量药理理论和方法的研究生、高等院校的教师和科研人员等阅读,也适用于制药企业、监管机构从事临床药理、定量药理、临床药学、临床试验和数理统计等专业人员参阅。

图书在版编目(CIP)数据

群体药动学和药效学分析进阶／焦正主编. —北京:科学出版社,2022.7

(药物代谢与药物动力学系列学术专著)

ISBN 978-7-03-072295-9

Ⅰ. ①群… Ⅱ. ①焦… Ⅲ. ①药物代谢动力学-研究②药理学-研究 Ⅳ. ①R96

中国版本图书馆 CIP 数据核字(2022)第 086840 号

责任编辑:周 倩／责任校对:谭宏宇
责任印制:黄晓鸣／封面设计:殷 靓

科 学 出 版 社 出版

北京东黄城根北街 16 号
邮政编码:100717
http://www.sciencep.com

南京展望文化发展有限公司排版

广东虎彩云印刷有限公司印刷

科学出版社发行 各地新华书店经销

*

2022 年 7 月第 一 版 开本:B5(720×1000)
2025 年 3 月第七次印刷 印张:22 1/2 插页:1
字数:374 000

定价:160.00 元

药物代谢与药物动力学系列学术专著

专家指导委员会

（按姓氏笔画排序）

《群体药动学和药效学分析进阶》
编辑委员会

丛书序

Foreword

　　药物代谢动力学是应用数学处理方法,定量描述药物及其他外源性物质在体内的动态变化规律,研究机体对药物吸收、分布、代谢和排泄等的处置及所产生的药理学和毒理学意义。药物代谢动力学基本理论和方法已深入新药发现(包括候选化合物药代特性快速评价、根据先导药物的药理等作用获得新的候选化合物、从药物代谢产物获得新药等)、药理学研究、制剂学研究、中药现代化研究、毒理学研究、临床用药等多领域,贯穿于药物发现与开发及药物上市的始终,是紧密连接各药物研究领域的桥梁。药物代谢动力学已经与药理学、毒理学并列成为早期新药研发评价三大核心内容,各国新药注册机构均颁布药物代谢动力学及其相关研究的指南,要求任何一个新药或新制剂在进行临床研究和上市前均需要进行药代动力学试验,以获得药代动力学资料和信息。

　　在广大科技工作者的努力下,我国药物代谢与药物动力学研究取得了快速发展,诸多成果已达到或接近国际先进水平。科学出版社组织国内从事药物代谢动力学研究领域的专家编著了"药物代谢与药物动力学系列学术专著",该丛书具有系统性、针对性、基础性、前瞻性、理论与实践相结合性等特点。系统地从药物代谢动力学的各研究方向和领域进行归纳、总结;针对每个研究方向分别成册,深度剖析;各分册既有基础理论的铺垫,也有对最新的理论、研究方法和技术、成果的展开,兼具基础性和前瞻性;理论与实践相结合,在基本理论的基础上,结合典型的实践案例进行剖析,便于读者理解。相信该丛书的出版能够促进我国药物代谢动力学的发展。

　　"药物代谢与药物动力学系列学术专著"是我国第一套系统性归纳、总结药物代谢动力学的丛书,而药物代谢动力学发展迅速,故在内容选择上还需要在实践中不断完善、更新和补充。希望广大药物代谢动力学等相关专业的工作者和研究者在阅读、参考该丛书时提出宝贵的意见,以使其不断地完善,为我国药物代谢动力学的发展做出贡献。

中国工程院院士

2020 年 9 月 4 日

序 一

Foreword

近年来,定量药理学在新药研发和科学监管方面起到的作用越来越重要。基于群体药动学和药效学分析建立的药物剂量-暴露-响应关系是定量药理学的重要研究内容之一,也是确定药物剂量选择的关键数据。评价药物剂量-暴露-响应关系需要在新药临床研发的各个阶段不断收集数据,充分挖掘和分析引起药物剂量-暴露-响应关系变化的因素,鉴定并量化人群中的变异。药物剂量-暴露-响应关系的良好评价不但能够加速创新药物的临床研发进程,而且有助于指导药物上市后的个体化用药。

本书由焦正教授主编,共 18 章,在《基础群体药动学和药效学分析》一书的基础上,进一步阐述了群体药动学和药效学建模和模拟中的新理论、新方法和新进展。本书内容除反映了当今定量药理前沿领域的知识以外,还介绍了丰富的案例,并附业内使用广泛的标准软件 NONMEM 和 R 的源代码及参考文献,很大程度上方便了读者对群体药动学和药效学分析法基础理论的理解和运用,是一本非常有实用价值的专著。

正像习近平总书记指出的,"放眼世界,我们面对的是百年未有之大变局",现在中国的制药工业也正处于由大向强发展的关键阶段。作为新时代的一员,我们既要爱国爱岗,也要本领高强。"天行健,君子以自强不息",愿本书能在您的学习和工作中助您一臂之力。

中国医学科学院北京协和医院教授,博士生导师

第十届中国药理学会定量药理学专业委员会主任委员

2022 年 1 月 18 日

序 二

Foreword

欣闻焦正教授在《基础群体药动学和药效学分析》一书的基础上，又推出了新著——《群体药动学和药效学分析进阶》，为"药物代谢与药物动力学系列学术专著"添加了新的成员。新著进一步阐述了群体药物动力学和药效动力学的建模与模拟的理论与方法，同时也介绍了近年来学科中出现的新理念、新趋势、新技术与新应用。

定量药理学是近年来出现的一门新兴学科，其在药物的研究、开发和应用领域中表现出的强大的解析和模拟能力很快得到了业界的广泛接受，而群体药物动力学和药效动力学则是这一学科中的核心内容。本书的内容涵盖了药物动力学和药效动力学建模中的常见问题，复杂药物动力学模型和药效动力学模型，以及药物动力学和药效动力学模型分析的延伸等。例如，关于低于定量限数据的分析、优化采样设计等就是模型化分析中经常困扰分析者的问题，而靶点介导的药物处置模型，基于生理和药理作用机制的药物动力学和药效动力学复杂模型，以及疾病进展模型等则是近年来领域内的研究热点，以及大家关注的新趋势、新方向。

随着定量药理学的发展和普及，在新药研究中的建模和模拟的理念和应用在我国也得到了越来越多的认可。近期，国家药品监督管理局药品审评中心连续发布了《群体药代动力学研究技术指导原则》和《模型引导的药物研发技术指导原则》，对以模型为指引的、有序的、理性的新药研发起到了良好的推动作用，不少制药企业也已在新药研发中主动纳入了群体药物动力学的模型化分析。同时,越来越多的中青年研究人员开始进入这一领域。这支逐渐壮大而且充满活力的研究队伍是这一学科在我国发展的希望。

作为一个横跨多个领域的新兴的综合性学科,定量药理学的研究充满了各种机遇和挑战,有许多未知的内容亟待探索和发现,而焦正教授的这部新著则为人们进入这一领域提供了入门和深造的指引。在此,本人向大家郑重推荐此书!

北京大学药学院教授,博士生导师

第九、十届中国药理学会定量药理学专业委员会副主任委员

2021 年 11 月 15 日

序 三

Foreword

　　定量药理学是建模与模拟的工具学科，当今已成为一种新的数据分析方法和设计方法。在美国，其英文名也从"quantitative pharmacology"更多地转用含义更广泛的"pharmacometrics"。美国政府部门至少颁布了两部有关发展定量药理学的政策白皮书。我国也正倡导采用定量药理学方法，全程引导新药研发、指导临床个体化精准用药。

　　定量药理学的核心技术是药动学与药效学的联合建模与模拟。但长期以来，由于定量药理学的门槛较高，入门较难，人才匮乏，严重妨碍了本学科在我国的普及与应用。近十年来，焦正教授坚持定期举办定量药理学培训班，而且从未间断，形成了具有广泛影响的品牌效应。所授课程内容已撰写为《基础群体药动学和药效学分析》。此书一经问世，本领域的青年学者几乎人手一册，大受好评，缓解了国内定量药理学基础参考书不足的难题。

　　为促进定量药理学在更高水平的发展和应用，焦正教授再出新著——《群体药动学和药效学分析进阶》，书中介绍的一系列新模型和新方法，是更高层次的定量药理学技术，并已在国际上广泛应用，具有重要价值。我相信，本书的出版，对于已掌握一定定量药理学基础的中青年学者，无疑又是一本必备参考书,必将为我国定量药理学中高级人才的培养做出新贡献。

特此作序。

上海中医药大学教授,博士生导师

上海中医药大学药物临床研究中心主任

第九届中国药理学会定量药理学专业委员会主任委员

中国医药教育协会医药统计专业委员会副主任委员

2021 年 11 月 12 日

前言

Preface

近年来,随着群体药动学和药效学理论及分析技术的迅猛发展,定量药理建模和模拟在新药研发及精准用药中发挥了日益显著的作用。国内越来越多的学者和专业人员关注、投身于该领域。鉴于国内、外缺乏介绍群体药动学和药效学前沿技术及理论的专著,编者们结合了学科进展和自身实践编写了此书,以期抛砖引玉,为相关的专业人员提供参考。

本书是"药物代谢与药物动力学系列学术专著"中的一册,在前期《基础群体药动学和药效学分析》之上,进一步阐述了群体药动学和药效学分析中的新理论、新方法和新进展,体现了多学科的交叉融合,涵盖了数理统计、药物治疗学、生物学、生理学、病理学等多学科知识。本书的内容包括以下三部分。

(1)概论和常见问题:群体药动学和药效学建模及模拟分析概论、模型辨识、优化采样设计、低于定量下限数据的分析、场合间变异模型、混合分布模型、收缩。

(2)复杂模型:肠肝循环模型、靶点介导的药物处置模型、转移室模型、效应室模型、间接效应模型。

(3)扩展应用:细胞生命周期模型、生理节律模型、疾病进程模型、病毒动力学模型、生存分析模型和基于模型的 Meta 分析。

本书与《基础群体药动学和药效学分析》一书的特色保持一致,不仅深入浅出地介绍了前沿的理论知识,也含有丰富的案例介绍。并且,书中附有业界"金标准"软件——NONMEM 和 R 软件的源代码及重要的参考文献,供读者自学。

本书内容的选取和编排,兼顾了理论性和实用性,循序渐进。各章节的内容既有联系,也保持相对独立。读者既可系统地从头开始阅读和学习,也可针对性地进行专题研习。书中还附有中英文索引,便于读者查询和参考。

　　本书适合掌握基础群体药动学和药效学理论和分析方法的研究生、大专院校的教师和科研人员的自学，也适合制药企业、各级监管机构从事临床药理、定量药理、临床药学、临床试验和数理统计等专业人员研习。

　　定量药理涵盖的理论知识浩瀚广博，且国内、外均缺乏相关的理论书籍，成书过程几经周折。本书在 2015 年、2021 年的国家级继续教育项目的教学基础上，借鉴了美国 Metrum 公司的讲座，对内容做了多轮讨论和修订，以期符合国内医药专业人员的教育和知识背景。参加本书编写的作者来自学术界、制药工业界和政府监管部门，是活跃在定量药理领域的一线中、青年学者。编者们不仅具有海内、外知名院校的求学经历，也有丰富的定量药理从业经验。本书的主编和副主编对每个章节做了审校，最后由主编对全书风格做了统一。

　　书中第十章至第十二章的撰写得到了北京领初医药科技有限公司临床药理研究员李煜、熊一峰和李燕飞的协助，第十五章的撰写得到了上海中医药大学张宁远博士的协助。书中的附图制作和代码复核得到了复旦大学博士生李自然、中国药科大学硕士生陈月婷、崔艺凡和江苏恒瑞医药股份有限公司临床药理部朱敏的协助。在此一并表示感谢。

　　本书的编写过程中，还得到了众多同行和历届学习班学员的大力支持，包括福建医科大学附属第一医院的林玮玮副主任药师、吉林大学白求恩第一医院的李晓娇博士、中国科学院大学附属肿瘤医院的许高奇药师、温州医科大学附属第一医院的余旭奔药师等。他们的宝贵审读意见大大提高了本书的可读性和实用性。他们的鼓励也是编写本书的动力，在此表示由衷的感谢。

　　囿于学识所限，本书的不足之处也恳请广大专家、同行和读者们批评指正。

　　最后，在本书付梓之际，适逢国家药品监督管理局正式发布了《模型引导的药物研发技术指导原则》《群体药代动力学研究技术指导原则》《创新药临床药理学研究技术指导原则》等相关技术指导原则，以及中国药理学定量药理专业委员会发布了《模型引导的精准用药：中国专家共识》（2021 版）。相信本书将为"建模与模拟"在新药研发和精准用药领域的诠释和实践提供有力的支持。

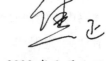

2022 年 2 月 1 日

目录

Contents

概　述

第一节　数学模型

为了更好地了解世界,人们常用数学模型来描述或解释某种特定现象。数学模型也被视为应用数学方法解决各种实际问题的桥梁。随着计算机技术的飞速发展,数学的应用日益广泛,并逐渐渗透到工作和生活的各个领域之中。可以毫不夸张地说,数学和数学建模无处不在,正在成为人们日常生活中的一部分。

一、定义

数学模型(mathematical model)定义了数据产生的过程,用于探索"系统"的结构和行为,获取相关的数学结论,帮助决策者规划未来。构建数学模型时,须区分模型的各个组成部分。模型基于试验数据,而试验数据产生的过程取决于系统的输入、系统的动态变化和用于测量输出的设备(图1-1)。

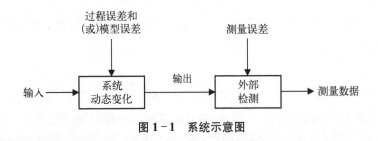

图 1-1　系统示意图

除了系统本身造成的误差之外,还有来自其他方面的误差,如建模过程中的误差、测量误差等。数学建模的一个重要目标是区分系统中的"组成成分"

与系统中的"噪声"或"随机误差"。因此,模型可由结构模型和描述模型误差的统计模型组成,用(式1-1)表示:

$$数据 = 系统组成 + 误差 \qquad (式1-1)$$

尽管不含"噪声"或"随机误差"的模型,在现实世界中不存在,但是这类模型对于理解系统的特征仍有重要意义。利用这类模型进行模拟,可了解系统在不同条件下的行为。

二、模型属性

如何评价模型? 如何使模型更有价值? Peter Bonate 总结了模型应具有的属性(表1-1)。其中,回溯性、预测性和机制性是模型最基本的属性。

表1-1 模型属性

属 性	内 涵
回溯性	能描述观测数据的特征
预测性	做出准确预测
机制性	增加对系统的理解
逻辑性	与已知的常识一致
验证性	通过验证的能力
灵活性	对数据变化,模型结构是否需要改变
最简性	模型是否最简化
外推性	对建模数据以外的场景进行预测
交流性	是否成为有效交流和沟通的工具或方法
时效性	在计划的时间内完成
实用性	实用价值

以下对模型属性分别做介绍:

1. 回溯性

描述试验中事件发生的能力,模型是否能描述数据的特征,拟合来自系统的观测数据。

2. 预测性

回答不同"假设场景"下事件发生的可能性或发展趋势,从而预测未来。该过程又被称为模拟或仿真(simulation)。建模和模拟既有联系又有区别。建立的模型可以回溯过去,在给定输出(数据)的条件下,估算生成该数据相对应的参数。模拟则可以预测未来,给定一个模型和一组参数的情况下,估算在输入数据的过程中发生的变化。建模过程中,输入的数据和输出的参数是固定的。而在模拟过程中,模型是固定的,输入和输出的数据是变化的。

3. 机制性

增加对研究对象或系统变化机制的认识。例如,假设模型可描述和反映肾脏的转运过程,则该模型可增加对肾脏生理学机制的理解。

4. 逻辑性

模型须与已知的常识一致,具有合理的逻辑性。例如,药效学模型应与已知的生物学机制相一致,参数值估计应具唯一性,参数估算精度须在可接受范围内。若参数估算精度较差,模型过度参数化,或者数据本身不足以准确估算参数时,须收集更多的数据。

5. 验证性和灵活性

一般认为,模型只有经过验证才有用。然而某些情况下,探索性模型也是有用的。模型的验证程度取决于建模的目标,不同的应用领域也有不同的要求。例如,工程学的模型往往比生物医学的模型需要更多的验证。与验证相关的是模型的灵活性,即在不改变模型结构的情况下向模型添加更多数据,模型仍具适用性。

6. 最简性

爱因斯坦有一句名言"一切都应该尽可能简单,但不能更简单"。选择更简单的模型,可减少模型中出现的冗余、不一致或歧义的可能。如果两个模型都能很好地拟合一个数据集,满足研究的目标,那么就应选择具有较少参数的模型。

7. 外推性

对建模数据以外的场景进行外推,且有较好的预测性。

8. 交流性

模型应是有效的沟通工具。例如,药物研发团队经常要求定量药理学家解释药物剂量与安全性或有效性的关系。通过建立药物浓度与效应反应(暴露-反应)的模型,并将该模型作为证据,用合适的语言和图表为团队成员展示、证明剂量或浓度与临床结局之间确实存在可预测、可控的关系。

9. 时效性

模型须按时开发完成。一个为时已晚的解决方案已失去价值。在截止日期之前,完成可回答问题的初步模型,远优于截止日之后完成的优化模型。如不能按时完成建模工作,还可使团队其他成员误以为建模需要花费很多时间且不可靠。

10. 实用性

为了建模而建模,虽然可能对建模技能的培养有用,但如果模型无人使用,则没有实际价值。模型应具有实际的应用场景和作用。

三、数学建模

数学建模是用数学语言描述实际现象的过程,即运用数学的语言和方法,通过抽象和简化,建立能近似刻画并解决实际问题的一种数学手段。建模的过程是一个多次迭代优化的过程。如果模型不能满足预定的目标,则可能需要反复优化。常用的模型建立过程可包括如下步骤(图1-2):

1. 分析问题

通过与团队成员的广泛讨论,清晰地定义问题。

2. 试验设计

根据定义的问题和研究的目的,进行试验设计。在此过程中,还应了解获取数据采集和测定方法,包括测定方法的准确度和精密度等。建模人员应参与试验设计,以避免数据收集不完整。

3. 开展试验并收集整理数据

开展试验和收集数据的过程中,应确保研究的高质量,有完整和翔实的实验记录,若开展随机临床研究,应保证研究的随机化和盲法。

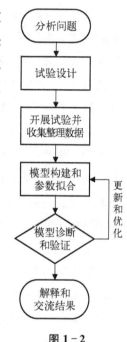

**图1-2
建模的一般过程**

构建模型之前,首先进行数据录入和整理,校验数据输入的精度是否合适,如小数点后是否保留两位;然后对数据进行描述性统计分析,通过绘制直方图等方法进行比较。多中心跨国临床试验中,美国和欧洲的测定数据常有不同的度量单位,须将数据转换成统一的单位。数据的编辑和整理过程中的任何处理,均应记录在分析报告中;如对数据做了质控,或数据转换等均应记录。

4. 模型构建和参数拟合

不同类型模型的构建过程和参数拟合将在后文中叙述,在此不再详述。

5. 模型诊断和验证

对构建的模型进行拟合优度等方面的评价,并将模型应用于真实场景,考察模型的预测性能。

6. 模型更新和优化

如有需要,根据研究目的,更新和优化模型(返回步骤5)。

7. 解释和交流结果

以书面或口头形式解释和呈现结果,并与研究团队成员或其他研究人员进行交流。

第二节　药动学-药效学建模

将数学应用于药理学和生物医学领域是在近半个世纪发展起来的。1989年,美国国立卫生研究院(National Institutes of Health, NIH)举行了有关"生物医学建模"研讨会中正式提出:"通过应用数学、计算机、物理、细胞、组织、动物和人体等相结合的模型,可使多学科的发展交融共通,使生物医学得到最有效的发展"。随着科学的日益"数学化",以及医学研究中减少生物活体试验的趋势,数学模型在医学研究中发挥了越来越重要的作用。

从生物医学的角度而言,建模提供了一个系统的方法,使人们能够在细胞、组织、器官或一个动物(人)整体的水平,归纳数据和所观察到的现象,并能提供更好地理解和预测生命现象的机会。本质上生物系统是非线性的,且具有多维度、反馈机制,亦有节律性变化,有时也需要严格的控制。因此,生物学中的数学模型往往更复杂。

一、定义

药物代谢动力学(pharmacokinetics,以下简称药动学)是研究机体对药物的作用,即药物在人体内随时间变化的生物转化过程,包括药物的吸收、分布、代谢和排泄的过程。药效动力学(pharmacodynamics,以下简称药效学)是研究药物对机体的作用规律,探讨药物浓度与效应之间的关系,以及效应随时间变化的过程,既包括药物的有效性,也包括了药物的安全性。

应用"数学语言"描述药物在体内的药动学和药效学过程,即药动学-药效学建模。药动学模型(pharmacokinetic model)是时间和体内药物浓度的数学关系式。药效学模型(pharmacodynamic model)是体内药物浓度、时间和生物标志物或临床终点的数学关系式。传统的药动学和药效学建模须采用密集采样的方法,才能获得药物随时间的动态变化特征。而群体药动学和药效学分析方法,可利用信息,结合群体研究的数理统计方法,即可获得研究对象中目标药物的药动学和药效学特征,包括群体参数的均值、个体间变异和个体内变异(又称残差变异)的大小及引起变异的原因。

通过药动学和药效学研究,可深入理解药物的作用机制、作用方式和特点、疾病发生和发展的机理及进程等,从而为药物的获益风险比的评估、新药研发的决策、剂量的选择及患者亚群体中给药方案的调整等提供依据。

二、分类

药动学-药效学模型通常又可分为数据模型和系统模型两大类。数据模型(model of data)又称为经验模型(empirical model),对数据生成的机制几乎不做假设。例如,应用异速生长模型描述体重与清除率之间的关系(式1-2)。

$$CL_i = \overline{CL} \times \left(\frac{WT_i}{70} \right)^{0.75} \qquad (式1-2)$$

式中,CL_i 是第 i 个体的清除率;$\overline{CL}$ 是群体清除率的均值;WT_i 第 i 个体的体重。

又如,相较于更侧重于机制的房室模型,应用多指数项之和亦可描述药物浓度随时间变化的药物浓度-时间曲线(以下简称药时曲线)(式1-3)。

$$C = \beta_0 + \beta_1 \frac{1}{t} + \beta_2 \frac{1}{t^2} + \cdots + \beta_n \frac{1}{t^n} \qquad (式1-3)$$

式中,β_n 是可求算的参数,t 是时间,C 是浓度。

当对数据产生的过程知之甚少,但仍须对数据进行描述时,经验模型非常有用。尽管经验模型可作模拟和预测,但一般不做建模场景以外的外推。

系统模型(model of system)又称机制模型(mechanism-based model),常基于生理和药理学原理建立模型。常用的机制模型主要为基于生理的药动学模型。有充分数据的情况下,应尽可能将系统特征纳入模型。例如,药物依赖于体循环转运至全身各组织、受体结合动力学和药物的细胞内扩散过程等都可考虑纳入生理药动学模型之中。这些模型通常采用基于质量平衡的微分方程或偏微分方程的形式。虽然基于理论的机制模型更容易被接受。但是,如果模型构建机制存疑,则建立的模型可能难以正确代表系统。

另外,也可采用经验模型和机制性模型相结合的建模方法,系统中能被生理学和药理学解释的部分使用机制性模型,而是未知的部分使用经验性模型。

三、应用

群体药动学和药效学分析是定量药理学中的重要基石,并可与其他定量药理分析技术相结合,发挥更大的作用。如与生物学、病理学等其他学科交叉融合,可更好地解释和预测人体-药物-疾病的关系及临床的结局,在新药研发和个体化用药中发挥了越来越重要的作用。

以群体药动学和药效学分析技术为核心,从"临床试验模拟"(clinical trial simulation, CTS)、"以模型为基础的药物研发"(model based drug development, MBDD),逐步发展为"模型引导的药物研发"(model informed drug development, MIDD)、"模型引导的新药发现和药物研发"(model informed drug discovery and development, MI3D)。目前,数学建模与模拟技术已经融入了药物研发的每个环节。模型预测与实际研究结果之间形成"学习与确认"("learn and confirm")循环递进的过程。通过已有的信息建立模型,预测研究结果,然后进一步通过后续收集数据,验证模型的预测结果,指引后续的研究方向,并随着后续研发的推进,不断更新和完善模型,实现模型与真实研究的共同推进,加深对药物作用的理解。该技术可始于临床前的药物研发阶段,亦可应用于药物研发的各个阶段,可在药物研发的关键决策点发挥重要作用,从而指导新药研发和决策。

同时,群体药动学和药效学的"建模和模拟"在"以模型引导的精准给药"(model informed precision dosing)中也是重要组成部分,发挥了巨大作用和优势。应用群体药动学和药效学分析方法,可综合考虑药物的特征、患者个体的特征,如遗传、生理、疾病、合并用药、依从性、健康信念、文化、经济等多维度因素,精准地制订符合患者个体治疗目标的用药方案。应用上述方法和策略,可涵盖患者个体的整个治疗过程,包括药物治疗中初始方案的选择和制订、后续方案或维持用药方案的调整、用药依从性的判断、晚服药或漏服药时的补救等。

与传统分析方法相比,群体药动学和药效学分析中具有一定的特殊性、复杂性及与相关学科的交叉性。为了使更多的同行了解和熟悉当前药动学和药效学研究的最新进展和应用,书中针对当前数据分析中的研究热点和难点,进行详细阐述。

第一部分包括第一章至第七章,介绍了群体药动学和药效学模型概论及其分析中的常见共性问题和解决方案。第一章为概述。第二章介绍了药动学和药效学建模过程中的重要概念——模型辨识,即基于已有的试验设计和获取的数据,是否可准确估算模型的参数。这对于复杂的药动学和药效学模型尤为重要。第三章概述了群体研究设计中的优化采样设计,为开展群体研究提供了有益的参考。第四章详细阐述了数据中存在低于定量下限检测值时的分析方法。第五章介绍了试验或研究存在场合间变异时的分析方法,旨在提高模型参数估算的精度和准确性。第六章叙述了应用混合分析模型进行鉴别和分析数据中的亚群体。第七章剖析了群体分析中常见的"收缩"(shrinkage)现象,以及对模型构建和参数拟合带来的影响。

第二部分包括第八章至第十二章,介绍了复杂药动学和药效学模型的构建策略和实现方法,包括肠肝循环模型(第八章)、靶点介导的药物处置(target-mediated drug disposition,TMDD)模型(第九章)、描述药动学或药效学滞后效应的转移室模型(第十章)、描述药效学的效应室模型(第十一章)和间接效应模型(第十二章)。

第三部分包括了第十三章至第十八章,介绍了群体药动学和药效学分析的扩展应用,与生物学、生理学、病理学等相关学科的融合和发展,以及在新药研发和精准给药中的具体应用。内容包括细胞生命周期模型(第十三章)、生理节律模型(第十四章)、疾病进程模型(第十五章)、病毒动力学模型(第十六章)、生存分析模型(第十七章)和基于模型的 Meta 分析(第十八章)。

虽然,近年来群体药动学和药效学分析及其应用取得了令人鼓舞的进展,但相关分析和研究仍然面临诸多难题和挑战。本书试图使更多的国内同行了解当前药动学和药效学研究的最新进展。同时,期望广大专业人员将这些先进技术与研究理念,融入我国的新药研发和临床精准用药之中。

(焦正)

---------------------------------| 参考文献 |---------------------------------

Giordano F R, Fox W P, Horton S B. 数学建模. 5 版. 叶其孝,姜启源,等,译. 北京:机械工业出版社,2014.

焦正,李新刚,尚德为,等. 模型引导的精准用药：中国专家共识(2021 版).中国临床药理学
　　与治疗学. 2021,26(11)：1215－1228.

Bonate P L. Pharmacokinetic Pharmacodynamic Modeling and Simulation. 2Ed. New York：
　　Springer，2010.

Marshall S, Madabushi R, Manolis E, et al. Model-Informed Drug Discovery and Development：
　　Current Industry Good Practice and Regulatory Expectations and Future Perspectives. CPT
　　Pharmacometrics Syst Pharmacol, 2019, 8(2)：87－96.

模 型 辨 识

第一节 概 述

基于输入和输出的数据,如何从一组给定的模型中确定一个可以描述数据的模型? 该问题即为模型辨识(model identifiability)。如果构建的模型有多组解,难以在多组解中选取一组正确的解,即该模型无法清晰呈现变量间的关系,称为模型无法辨识(nonidentifiable)。

模型辨识是了解模型参数是否可以准确估算的必要手段。即便最简单的药动学模型,也存在模型辨识问题。图 2-1 所示的口服一级吸收和一级消除的药动学一房室模型中共有 4 个参数: 吸收速率常数(k_a)、绝对生物利用度(F)、清除率(CL)和分布容积(V)。当 k_a 大于消除速率常数(k_e)时,如果仅有口服给药数据,没有静脉给药数据,则无法估算 F,可估算的参数是表观清除率(CL/F)和表观分布容积(V/F)。

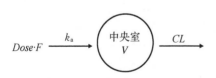

图 2-1 一房室模型示意图

Dose 为给药剂量

近年来,随着定量药理学的快速进展,及高性能计算机的普及,使得复杂模型的构建和参数估算变得相对容易。但复杂模型中往往包含有较多的房室,需多个微分方程表征各个房室之间物质的转运,并且估算的参数数量也常较多。因此,构建模型时应充分考虑模型辨识问题。

模型辨识可分为两种类型:结构可辨识和数值可辨识。尽管本章主要讨论药动学中经典房室模型的可辨识性,但是其原理和方法也适用于药效学模型。

模型的结构辨识可采用相似转换法（similarity transformation）等矩阵计算方法评估。对于非线性混合效应模型，可采用基于雅可比矩阵的方法。上述方法的实现需要具有较强的数学理论知识，在医药领域的实际应用中并不多见。本节主要介绍模型辨识的基本概念及简单的判别方法，不涉及具体的数学运算，感兴趣的读者可以阅读文后所附的相关文献。

第二节　结构可辨识性

结构可辨识性（structural identifiability）也称为先验可辨识性，即在给定的输入和输出数据情况下，与模型结构有关的模型参数存在唯一解。结构可辨识性主要分为以下 3 类。

（1）模型结构全局可辨识（global identifiability）：模型所有参数具有唯一解。

（2）模型结构局部可辨识（local identifiability）：一个或多个模型参数存在有限的多个解。

（3）模型结构无法辨识：一个或多个模型参数存在无限的多个解。

模型可辨识的基本条件之一是模型的所有房室应输入和输出"可及"。"输入可及（input reachable）"表示至少有一个房室可进行输入（如给药），即在药动学模型中有一个房室为给药的房室（如中央室或胃肠道室）。"输出可及（output reachable）"体现为所有房室应与输出房室（如采样室）以某种形式连接。

如图 2-2 所示，房室 1 是"输入"房室，房室 1 不可达房室 5，房室 5 是"输入不可及"。房室 4 是"输出"房室，房室 2 不可达房室 4，房室 2 是"输出不可及"。故模型不可辨识。

同理，图 2-3 的模型中，模型 A、C、E 为"输入、输出可及"，模型结构可辨识；模型 B、D、F 为"输入或输出不可及"，模型结构不可辨识。

图 2-4 的母药和代谢物模型，假设母药和代谢物均符合 1 房室模型，房室 1 为母药中央室，房室 2 为代谢物中央室，母药和代谢物的消除均符合一级动力学，消除速率常数分别为 k_{10} 和 k_{20}。如

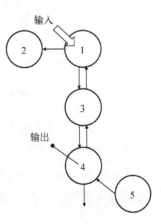

图 2-2　房室的输入、输出可及性

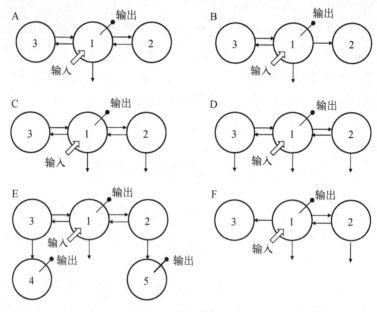

图 2-3 模型辨识示例

图 2-4A 所示,静脉给药后,母药中央室(房室 1)中测定了母药的药物浓度,而在代谢物中央室(房室 2)未测定代谢物的浓度。依据"输入、输出可及性"原则,房室 2 为"输出不可及",因此该模型结构不可辨识。如在房室 2 测定了代谢物的浓度(图 2-4B),则该房室为"输出可及",提示该模型可能具可辨识性。

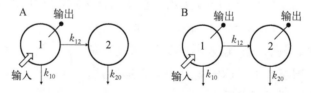

图 2-4 母药和代谢物模型的结构示意图

必须指出,即便模型"输入、输出可及",模型依然可能无法辨识。如对母药和代谢物模型做进一步分析,考察各房室的输入可及性(图 2-4B)。房室 1 母药浓度的计算公式见(式 2-1),房室 2 代谢物的量用(式 2-2)表示,母药转化为代谢物的计算公式见(式 2-3),代谢物浓度的计算公式见(式 2-4):

$$C_1 = \frac{D}{V_1} \cdot e^{-(k_{12}+k_{10}) \cdot t} \qquad\qquad (式 2-1)$$

$$A_2 = D \cdot f_{\mathrm{m}} \cdot \frac{k_{12}}{k_{12} - k_{20}} \cdot (e^{-k_{20} \cdot t} - e^{-k_{12} \cdot t}) \qquad (式2-2)$$

$$f_{\mathrm{m}} = \frac{k_{12}}{k_{10} + k_{12}} \qquad (式2-3)$$

$$C_2 = \frac{A_2}{V_2} \qquad (式2-4)$$

式中, D 为给药剂量, A_2 为代谢物的量, $D \cdot f_{\mathrm{m}}$ 为母药转化为代谢物的量, V_1 和 V_2 分别为原药和代谢物的表观分布容积, C_1 和 C_2 分别为原药和代谢物的浓度。

依据(式2-1), 母药的 $(k_{12}+k_{10})$ 可以估算, 在母药浓度 C_1 和给药剂量 D 已知的情况下, 可以估算母药的分布容积 (V_1) 。当母药转换为代谢物的分数 f_{m} 未知时, 代谢物的量 A_2 无法求算。即便代谢物浓度已知, 根据 (式2-4), 代谢物 V_2 未知时, 模型不可辨识。当代谢物 V_2 和代谢浓度 C_2 已知时, 根据(式2-4), 可以求算代谢物的量 A_2 , 进而求算 f_{m} 。由此, 模型可辨识。

图2-5 所示的细菌生长模型中, 房室1为细菌室, k_{10} 为细菌死亡的一级消除速率常数, k_{g} 为细菌生长的一级速率常数。房室1中细菌的量可以用(式2-5)表示, 进一步整理后得(式2-6)。

图2-5
细菌生长模型示意图

$$A_1 = A_0 \cdot e^{k_{\mathrm{g}} \cdot t} \cdot e^{-k_{10} \cdot t} \qquad (式2-5)$$

$$A_1 = A_0 \cdot e^{(k_{\mathrm{g}} - k_{10}) \cdot t} \qquad (式2-6)$$

式中, A_1 为细菌的量, A_0 为房室1的初始值。(式2-5)提示: A_1 和 A_0 已知时, 可以求算 $e^{(k_{\mathrm{g}} - k_{10}) \cdot t}$, 即 $(k_{\mathrm{g}} - k_{10})$ 可以求算, 但 k_{g} 和 k_{10} 无法分别求算。因此该模型结构不可辨识。

又如, 口服吸收药物中的吸收和消除速度常数的误换现象(flip-flop)是模型局部可辨识的典型案例。该现象通常发生于消除迅速的药物。例如, 口服缓释制剂时, 消除速率常数>吸收速率常数 $(k_{\mathrm{e}} > k_{\mathrm{a}})$ 。若该药符合一级吸收的一室模型特征, 在给定一组参数 $(k_{\mathrm{a}} = 1/\mathrm{h}$, $V = 10 \ \mathrm{L}$, $k_{\mathrm{e}} = 0.5/\mathrm{h}$, $D = 100 \ \mathrm{mg}$, $F = 90\%)$ 的情况下, 某时相 (t) 的血药浓度 (C) 计算公式为(式2-7)

$$C = \frac{D \cdot F \cdot k_{\mathrm{a}}}{V \cdot (k_{\mathrm{a}} - k_{\mathrm{e}})} (e^{-k_{\mathrm{e}} \cdot t} - e^{-k_{\mathrm{a}} \cdot t}) \qquad (式2-7)$$

然而,另一组参数组合,$k_a' = 0.5/h$,$V' = 5\ L$,$k_e' = 1/h$,即$[k_a' = k_e$,$k_e' = k_a$,$V' = (k_e/k_a)V]$,其他参数不变,亦可获得相同的药时曲线。

此外,还可采用经验性估算的方法评估模型结构的可辨识性。首先,专业计算软件(如 NONMEM)以微分方程或函数形式描述拟定的模型。其次,对模型参数赋值,并确定输入(给药房室和剂量)。参数赋值须在合理范围内。例如,某药的清除率为 10~100 L/h,赋值 1 000 L/h 就不合理。再次,基于设定的模型结构和模型参数产生模拟数据集。模拟时可以不考虑参数的个体间变异,或者仅考虑少数参数的个体间变异;然后拟合模拟数据集。如果模型结构可辨识,则模型的迭代计算可收敛,模型的残差接近为 0 且参数估算的精度较好。反之,如果参数的估算撞界(near boundary),收敛不成功;或者收敛成功,参数的估算精度较差,那么都表征了模型结构不可辨识。

如果模型结构不可辨识,可通过改变试验设计,收集额外的试验数据,或增加模型假设、固定模型参数等实现模型结构的可辨识性。图 2−4 所示的母药和代谢物模型,通常可采用以下方法使模型结构可辨识。

(1)获取原药转换为代谢产物的转换分数 f_m。如无法获取该参数,则可假设原药完全转化为代谢物(即假设 $k_{10} = 0$,$f_m = 100\%$)后,进行模型拟合。

(2)若代谢产物主要通过肾脏排出体外,可收集尿液并测定尿药浓度,获得母药转换为代谢产物的转换分数 f_m。

(3)静脉注射代谢产物,进行密集采样的 PK 研究,以获得代谢产物中央室的分布体积。

图 2−5 所示的细菌生长模型,需要已知细菌生长的速率(k_g)或细菌消除的速率(k_{10}),模型结构方可辨识。

第三节　数值可辨识性

基于现有的模型结构,模型结构可辨识仅保证了模型参数可以获得唯一解。此时,还应考虑收集的数据是否支持估算模型的所有参数,即模型是否具有数值可辨识性(numerical identifiability)。如果某些参数的估算精度差,如相对标准误(relative standard error,RSE)大于 50%,则提示收集的数据无法准确估算这些参数,即存在数值可辨识性的问题。通过增加试验数据,增加模型假设或固定模型参数等方法,可解决此问题。

例如,针对符合两室模型分布的药物开展临床药动学研究,如果仅采集了消除相的样本,没有采集分布相的样本,则二室模型中的部分参数,如周边室的分布容积、房室间清除率等参数的估算值则不可靠。

又如,符合最大效应(E_{max})药效学的药物试验中,如果考察的药物浓度均远小于 EC_{50},则仅 E_{max}/EC_{50} 的值可以准确估算(即可辨识);如果考察的药物浓度均远大于 EC_{50},那么仅有 E_{max} 可准确估算(即可辨识)。只有考察的浓度覆盖整个药效曲线范围,才能准确估算 E_{max} 和 EC_{50} 两个参数。

第四节　常　用　软　件

模型结构辨识和数值辨识通常需要复杂的数学运算判别,尤其是对于结构较为复杂的模型,计算量大。目前,有相关软件可以进行运算,常用软件介绍如下:

一、结构可辨识性

(1) DAISY(Differential Algebra for Identifiability of Systems,https://daisy.dei.unipd.it/):意大利 Università degli studi di CAGLIARI 大学团队开发。

(2) GenSSI(Generating Series for testing Structural Identifiability,https://github.com/genssi-developer/GenSSI):德国 The Technical University of Munich 团队开发。

(3) STRIKE-GOLD(STRuctural Identifiability taKen as Extended-Generalized Observability with Lie Derivatives and Decomposition,https://github.com/afvillaverde/strike-goldd):由英国 University of Oxford 和西班牙 Universidad de Vigo 团队联合开发的 MATLAB 的工具箱。

二、数值可辨识性

(1) PFIM(http://www.pfim.biostat.fr):法国国家健康与医学研究院(INSERM)和法国 University Paris Didero 的研究团队联合开发。

（2） PopED（https://github. com/andrewhooker/PopED）：瑞 典 Uppsala University 的定量药理学团队开发基于 R 的软件包。

（3） PkStaMp（PharmacoKinetic Sampling Times Allocation/STandAlone Application，Matlab Platform，https://www.swmath.org/software/6760）：由俄罗斯科学院、Vertex 制药公司等联合开发的基于 MATLAB 的工具包。

（丁俊杰,焦正）

参考文献

丁俊杰,焦正,郁韵秋,等. 利培酮和其主要活性代谢产物 9-羟基利培酮代谢动力学模型的建立和鉴别. 药学学报,2007, 42(6)：631 - 638.

Bonate P L. Pharmacokinetic pharmacodynamic modeling and simulation. 2nd Ed. New York：Springer，2010.

Brendel K, Comets E, Laffont C M, et al. Metrics for external model evaluation with an application to the population pharmacokinetics of gliclazide. Pharma Res，2006, 23(9)：2036 - 2049.

Ette E I, Williams P J, Kim Y H, et al. Model appropriateness and population pharmacokinetic modeling. J Clin Pharmacol, 2003, 43(6)：610 - 623.

Evans N D, Godfrey K R, Chapman M J, et al. An identifiability analysis of a parent-metabolite pharmacokinetic model for ivabradine. J Pharmacokinet Pharmacodyn, 2001, 28(1)：93 - 105.

Shivva V, Korell J, Tucker I G, et al. An approach for identifiability of population pharmacokinetic-pharmacodynamic models. CPT Pharmacometrics Syst Pharmacol, 2013, 2(6)：e49.

Yano Y, Beal S L, Sheiner L B. Evaluating pharmacokinetic/pharmacodynamic models using the posterior predictive check. J Pharmacokinet Pharmacodyn, 2001, 28(2)：171 - 192.

优化采样设计

第一节 概　　述

传统的药动学研究常需要采集受试者的十余个血药浓度,获得完整的药时曲线后,方可计算药动学参数。故传统药动学的研究成本较高,临床实施中受试者的依从性不佳,有时难以实现。随着群体药动学研究的广泛应用,根据已知信息,对采样方案进行优化,以期在减少采样点的同时,仍能获取完整和准确的药动学参数值。

合理的采样方案旨在以最少的采样获得足够的药动学参数准确性。基于上述考虑,近年来优化采样设计的理论和方法得到了长足的发展。其中多元线性回归(multivariate linear regression, MLR)模型和基于群体药动学的最大后验贝叶斯法(maximum a posteriori Bayesian, MAPB)最为常用。上述两种方法均可获得个体或群体的药动学参数,如清除率和药时曲线下面积(area under concentration-time curve, AUC)等,广泛应用于药动学-药效学研究和治疗药物监测领域。本章对这两种方法的基础理论和应用进行阐述。尽管本章主要以药动学为例,来阐述优化采样设计理论和方法,但是其理论与方法亦适用于药效学研究。

第二节　多元线性模型

一、概述

2001 年,Suarea-Kurtz G 等报道了根据 MLR,采用稀疏采样方案,估算血药浓度峰值(C_{max})、AUC 等药动学参数,评价安乃近制剂的生物等效性。该方法被命名为有限采样法(limited sampling strategy,LSS)。此后,该方法被拓展应用于治疗药物监测和个体化给药领域,并有大量研究报道。此外,基于群体药动学的 MAPB 法,也应用了稀疏采样设计,同样属于有限采样法。为避免歧义,本文将基于多元线性回归原理的有限采样法称为多元线性回归模型(MLR)。

多项研究显示:MLR 对多种药物的生物等效性试验的评估效果较好,具有可行性。MLR 在个体化用药中的应用,尤其在环孢素、他克莫司、麦考酚酸等免疫抑制剂中的应用较多。该法可对调整剂量、避免严重药物不良反应的发生及保证疗效有较强的临床价值。

二、原理

MLR 是一种基于线性模型对药动学参数进行估算的方法。了解线性模型的基本理论和方法,有助于建立正确的 MLR。然而,在定量药理学相关 MLR 的文献中,阐述相关理论的报道较少。尽管数理统计方面的专著中涉及相关内容,但需要读者掌握线性代数和数理统计的知识,不利于非统计学专业人员理解。故本章将通俗易懂地阐述 MLR 的基本理论和方法,便于读者理解。

1. 简单线性模型

简单线性模型(simple linear model)又称为一元线性回归模型(simple linear regression model),分析只有一个自变量(X)与因变量(V)的线性相关关系。如某药的清除率受多个因素影响,但只有受试者的体重起决定性作用,则可用简单线性回归进行分析。简单线性模型的公式如(式 3-1)所示:

$$Y_i = \beta_0 + \beta_1 X_i + \varepsilon_i \qquad (式 3-1)$$

式中,X_i 为第 i 个研究对象的自变量,如谷浓度等。自变量间相互独立且自变量的分布服从正态分布。Y_i 为第 i 个研究对象的因变量,如药动学参数 AUC 等。β 是模型参数,其中 β_0 是截距,β_1 是斜率。ε_i 是相互独立的随机误差,符合均数为 0 的正态分布,方差齐性且为 σ^2 的残差变异。

采用成对的观测值 (x_1, y_1),(x_2, y_2),$\cdots$,(x_n, y_n),可构建简单线性模型,并估算参数 β_0 和 β_1。普通最小二乘法(ordinary least squares,OLS)是最常用的参数估算方法。该法就是找到一条直线,使所有样本到直线的垂直距离之和最小(图3-1),即通过使模型预测值($\hat{Y}_i$)与观测值(Y_i)的残差平方和最小化(式3-2)来确定β_0和β_1。既往报道的 MLR 研究中,采用的计算方法多为普通最小二乘法。

$$\sum_{i=1}^{n} (Y_i - \hat{Y}_i)^2 = \sum_{i=1}^{n} \varepsilon_i^2 \qquad (式3-2)$$

如图3-1所示,直线为模型拟合的回归线$\hat{Y}$,通过$\beta_1 + \beta_2 X$计算获得;Y_i为个体i的观测值;ε_i为残差(观测值和模型预测值的差值,$Y_i - \hat{Y}_i$)。普通最小二乘法可使模型的所有观测值(Y_i)和预测值($\hat{Y}_i$)的残差平方和达到最小。

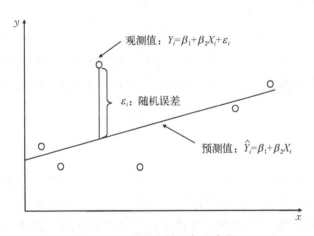

图3-1 简单线性回归示意图

此外,参数估算的方法还有最大似然法(maximum likelihood method)。最大似然法的详细介绍见第四章。该法对模型参数β_0和β_1的估算结果与最小二乘法相同,但σ^2的估算结果与最小二乘法可有不同。

2. 多元线性回归模型(MLR)

当因变量(Y_i)的变化受两个或两个以上重要因素的影响时,需要用多个影响因素作为自变量(X_i)解释因变量的变化,即用 MLR 表征。MLR 的基本公式如(式3-3)所示:

$$Y_i = \beta_0 + \beta_1 X_{i,1} + \beta_2 X_{i,2} + \cdots + \beta_k X_{i,k} + \varepsilon_i \qquad (式3-3)$$

式中,β_k为偏回归系数,为当其他的自变量X固定时,Y在X_k水平增加的量。MLR 须满足以下条件:

（1）因变量与自变量之间有线性关系，可以通过绘制散点图予以考察，如果因变量与某个自变量之间呈现出曲线趋势，则可以尝试通过变量变换予以校正，常用的变量变换方法有对数变换、倒数变换、平方根变换、反正弦变换等。

（2）自变量间相互独立。

（3）残差相互独立、符合正态分布，并且残差的离散程度不随变量取值水平的改变而改变，即方差齐性。

MLR 的参数估算方法与简单线性回归相同，可以采用最小二乘法和最大似然法。

三、建模过程

线性模型的建模过程主要包括：① 数据探索性分析，如检视线性关系、残差分布等；② 模型构建，采用逐步法或全子集算法建立回归模型；③ 模型评价，基于建模数据或者外部的独立数据集，采用多个评价指标对各候选模型的进行考察。

（一）数据探索性分析

建模前首先应进行数据探索性分析，如绘制散点图、观察变量间的关联趋势。如果含多个变量，则还应绘制散点图矩阵等；检视分析变量分布的正态性、方差齐性等，确定是否可以直接进行线性回归分析。如果进行了数据变换，则应当重新绘制散点图，评估线性关系是否仍成立。

1. 线性关系

对于简单线性模型，即仅有 1 个自变量时，可直接观察自变量和因变量（$X-Y$）的散点图，辅以绘制局部加权平滑线（locally weighted scatterplot smoother, LOWESS），观察两者间是否存在线性关系；亦可采用残差对 Y 作图，观察残差是否有趋势性分布。如果残差有趋势性分布，则提示 X 和 Y 之间可能不存在线性关系。对于 MLR，可绘制因变量（Y）对每个自变量（X）的散点图，或者用残差对 Y 作图，观察残差的分布。

2. 方差齐性

方差齐性可采用 Brown-Forsythe 检验，该法适用于较大样本的数据，将自变量从小至大分为 2 组，计算各组残差对中位数绝对离差，之后两组进行 t 检验。

3. 残差分布

可通过绘制残差的直方分布图,观察残差的分布趋势,是否存在左偏、右偏、拖尾等情形。还可通过绘制残差 QQ 图,检视残差的正态性分布。

4. 数据变换

若自变量和因变量不符合线性关系,则可考虑非线性回归函数拟合。若残差的方差不齐,则可考虑使用加权最小二乘法。若自变量或因变量不呈正态分布或残差有趋势性分布,则可采用数据变换方法进行处理,如对数、倒数和平方转换。药动学数据分析中,以对数转换最为常用。

(二) 模型构建

常用的方法主要包括前向法(forward)、逆向法(backward)、逐步回归法(stepwise regression)和全子集算法(full subset regression),下文将分别介绍:

1. 前向法

首先,分别对 n 个自变量($X_1, X_2, \cdots, X_n$),拟合其与因变量的简单线性回归模型,共 n 个模型。考察其中有统计学意义的 k 个简单线性回归模型($k \leqslant n$),将其中 P 值最小的模型对应的自变量首先引入模型。若所有的模型均无统计学意义,则运算过程终止,没有模型被拟合。其次,在已经引入 x_i 的模型基础上,再分别拟合引入模型的 $n-1$ 个自变量的线性回归模型。将自变量中统计学检验 P 值最小且有统计学意义的自变量引入模型。上述过程反复进行,直至没有统计学意义的自变量可被引入模型为止。

2. 逆向法

与前向法相反,首先,构建包含所有 n 个自变量的线性回归模型。然后考察无统计学意义自变量中 P 值最大者(x_i),将其剔除出模型。如果所有自变量 P 值均有统计学意义,则运算过程终止,线性回归模型将包含所有自变量。否则,对因变量拟合剩下的 $n-1$ 个自变量的线性回归模型,剔除 P 值最大且无统计学意义自变量的模型。如此往复,直至模型中剩余的所有自变量均有统计学意义为止。

3. 逐步回归法

逐步回归法是前向法和逆向法相结合的方法。首先,实施前向法,将所有的具统计学意义的自变量引入模型。其次,实施逆向法,对纳入的自变量逐一考察,观察是否仍有统计学意义。若没有统计学意义,则将其剔除出模型。如此往复,直至模型内保留的变量均有统计学意义。一般,逆向法的检验水平的设置比前向法更严苛,如前向法中的检验水平设为 0.05,逆向法的检验水平设为 0.01。

4. 全子集算法

逐步回归法仅可产生一个最优模型,而全子集算法(full subset regression)考察数据中所有的排列组合,筛选预测性能相近的多个候选模型。在计算机尚未普及的时代,需要耗费大量的时间,而现今的计算机可以在很短时间内获得结果。

(三)模型评价

1. 评价指标

有多个候选模型需要比较和评估时,须选择合适的评价指标。常用的模型评价指标包括决定系数(coefficient of determination,R^2)、调整决定系数(adjusted R^2)、马洛斯 C_p(Mallows' C_p)、赤池信息量准则(Akaike information criterion,AIC)和施瓦兹贝叶斯信息准则(Schwarz Bayesian information criterion,SBC)等。仅采用单一指标,如调整 R^2 进行评价是不全面的,应使用多项指标综合评估模型的预测性。

(1)决定系数(R^2):定义为模型可解释的变异占总变异的百分比,计算方法见(式 3-4)。

$$R^2 = 1 - \frac{SSE}{SSTO} \qquad\qquad (式 3-4)$$

式中,SSE 为残差平方和,即观测值(第 i 个个体的观测值 Y_i)与预测值(第 i 个个体的预测值 $\hat{Y}_i$)的差值的平方和,见(式 3-5)。

$$SSE = \sum_{i=1}^{n} (Y_i - \hat{Y}_i)^2 \qquad\qquad (式 3-5)$$

(式 3-4)中的 $SSTO$ 为总平方和,即观测值第 i 个个体的观测值(Y_i)与期望值($\hat{Y}$)的差值的平方和,见(式 3-6)。

$$SSTO = \sum_{i=1}^{n} (Y_i - \hat{Y})^2 \qquad\qquad (式 3-6)$$

决定系数的平方根为相关系数 r。决定系数用于模型拟合度的评价时具有一定的局限性。即使向模型中增加的变量没有统计学意义时,R^2 值仍会增大。

（2）调整 R^2：鉴于 R^2 的局限性设立了调整后的 R^2。调整 R^2 考虑了观测值数量（n）和模型参数数量（p）的影响，计算方法见（式3-7）。

$$R_a^2 = 1 - \left(\frac{n-1}{n-p}\right)\frac{SSE}{SSTO} \qquad （式3-7）$$

与 R^2 不同，当模型中增加的变量没有统计学意义时，调整 R^2 会减小。因此，调整 R^2 是评价所建模型优劣的重要指标之一。调整 R^2 越大，提示模型越优。

实际应用中，调整 R^2 值的大小还与研究中自变量的取值范围有关。当某个实测的自变量取值范围很小时，所建模型的 R^2 就很大。但这并不代表模型在外推应用时的效果很好。此外，有时虽然调整 R^2 很大，但误差均方（mean-square error, MSE）也很大，将导致估算值的置信区间很宽，从而失去实际的应用价值。

（3）马洛斯 C_p（Mallows' C_p）：可用来评估普通最小二乘法估算线性回归模型的拟合优度。与下文提及的 AIC 在评估线性模型时等效。马洛斯 C_p 的计算公式如（式3-8）所示：

$$C_p = \frac{SSE}{MSE(X_1,\cdots,X_{P-1})} - (n-2p) \qquad （式3-8）$$

式中，MSE 是误差均方，$MSE = SSE/(n-2)$，SSE 为残差平方和。C_p 值越小，提示误差均方越小；C_p 越接近模型参数的个数 p，提示回归模型的误差越小。

（4）AIC 和 SBC：是广泛应用于衡量模型拟合优度的指标。AIC 和 SBC 越小，提示模型拟合越优。采用最小二乘法拟合模型时，AIC 和 SBC 的估算公式分别见（式3-9）和（式3-10）：

$$AIC_p = n\ln\left(\frac{SSE}{n}\right) + 2p \qquad （式3-9）$$

$$SBC_p = n\ln\left(\frac{SSE}{n}\right) + p\ln(n) \qquad （式3-10）$$

式中，n 代表样本的数量，p 代表了模型参数的数量，SSE 为残差平方和。AIC 和 SBC 由两部分组成：一部分反映了模型的拟合精度；另一部分反映了模型参数的个数，即模型的复杂程度。

2. 模型评价

根据评价数据集的来源，模型评价方法包括外部评价和内部评价。内部评价(internal evaluation)的数据来源于建模数据本身,然后通过再抽样技术(resampling),如刀切法(jackknife)、自举法(bootstrap)和交叉验证法(cross validation)等,构建评价数据集后对模型进行评价。

(1)刀切法:每次从原数据集(样本量为 n)中剔除一个样本(即成对的 Y 和 X 数据),得到样本量为 n-1 的新数据集后进行分析。然后,以获得的模型对剩余 1 个样本的预测性能进行评估,计算模型的平均预测误差(mean prediction error, MPE,式 3-11),平均绝对预测误差(mean absolute prediction error, MAE,式 3-12)和相应的标准差。

$$MPE(\%) = \frac{1}{N}\left(\sum_{i=1}^{N} \frac{P_i - R_i}{R_i} \right) \times 100\% \qquad (式 3-11)$$

$$MAE(\%) = \frac{1}{N}\left(\sum_{i=1}^{N} \frac{|P_i - R_i|}{R_i} \right) \times 100\% \qquad (式 3-12)$$

式中,P_i 为个体预测值,R_i 为个体观测值,N 表示预测的样本数。$MPE(\%)$ 越接近 0、$MAE(\%)$ 越小、误差的标准差越小,则模型的准确性和精密度越好。每个模型共需要计算 n 次。

(2)自举法:从原数据集中(样本量为 n)随机抽取 1 个样本,每个样本被抽中的概率为 $1/n$,然后放回,使得该样本在下次采样时仍可能被抽中。抽取 n 次后,得到样本数为 n 的新数据集,该过程称为 1 次自举的过程。显然,一部分样本可能会在数据集中多次出现,而另一部分样本不出现。然后,对每一次自举法的数据集进行建模和参数估算。经过多次抽样后,可通过参数估算值的分布,计算各参数的点估计及其区间估计。自举法的过程见图 3-2。

理论分布	经验分布 (样本)	Bootstrap 样本	Bootstrap 参数估计
		$X_i(1) \longrightarrow$	$\theta(1)$
		$X_i(2) \longrightarrow$	$\theta(2)$
		$X_i(3) \longrightarrow$	$\theta(3)$
F	$F = X_i$	$X_i(4) \longrightarrow$	$\theta(4)$
		·	·
		·	·
		·	·
		$X_i(B) \longrightarrow$	$\theta(B)$

图 3-2 自举法示意图

（3）交叉验证法：将数据集划分为大小相似的 k 个组，每个组的数据都尽可能保持数据分布的一致性。然后，每次以 $k-1$ 个组的数据集进行建模，用余下的1组数据进行模型评价，进行 k 次建模和模型评价。一般可通过计算 MPE、MAE 等指标进行模型评价。最终可获得 k 个模型评价结果的均值。

（4）外部评价：通过一组独立于建模数据的试验数据进行模型评价为外部评价。开展外部评价时，应考虑外部数据的一致性，如血药浓度的检测方法，研究对象的基线值等方面。这些因素均可影响外部验证的准确性。若缺乏外部试验数据时，也可采用文献报道的药动学参数，通过模拟产生外部数据集，对模型进行评价。

如果文献报道了药动学参数的均值，可在模拟时设定一定的残差变异（如10%）；如仅提供了平均血药浓度数据，则可在模型拟合获得平均药动学参数后，在模拟时设定参数的个体间变异（如30%）；如文献报道了药动学参数的均数和标准差，则可根据正态分布假设，模拟产生若干组个体药动学参数，之后模拟完整药时曲线数据。

四、案例

吡格列酮（pioglitazone）是常用的降血糖药物。本节以 MLR 法估算健康志愿者口服吡格列酮的 AUC 为例，介绍 MLR 的具体实现步骤和方法。

（一）试验设计

20名健康志愿者口服吡格列酮30 mg，并分别于服药前即刻和服药后0.25 h、0.5 h、1 h、1.5 h、2 h、2.5 h、3 h、6 h、9 h、12 h、15 h、24 h 采集血样，并测定吡格列酮血药浓度。采用线性梯形法计算0～24时的药时曲线下面积（AUC_{0-24}）。其中5名受试者的数据见表3-1。

表3-1　健康志愿者服用吡格列酮30 mg 后的药时数据

时间（h）＼编号（ID）	ID=1	ID=2	ID=3	ID=4	ID=5
0.25	353	277	146	96	418
0.5	981	552	619	550	1 434
1	1 018	1 251	774	965	1 464
1.5	977	1 522	1 205	1 501	1 565

续　表

时间(h) 编号(ID)	ID = 1	ID = 2	ID = 3	ID = 4	ID = 5
2	891	1 355	1 007	1 273	1 406
2.5	873	1 308	1 000	1 254	1 322
3	783	1 174	990	1 105	1 188
6	479	767	585	765	619
9	330	504	463	502	497
12	243	368	290	380	267
15	164	221	243	243	159
24	82	98	83	79	59
$AUC_{0\sim24}$	8 211	11 732	9 839	11 415	10 969

（二）模型构建

以每个受试者的血药浓度数据为自变量,对应的受试者 $AUC_{0\sim24}$ 为因变量建立回归模型,建立 MLR 模型,具体见(式 3 - 13)。式中 $Constant$ 是常数,M_n 为系数,C_{tn} 是 t_n 时刻的浓度。因此,根据临床实际可行性,本例设定最多可采集 2 个不同时相的血药浓度。

$$AUC = Constant + M_1 \times C_{t1} + M_2 \times C_{t2} + \cdots + M_n + C_{tn}$$

（式 3 - 13）

采用全子集算法,对 2 个时相血药浓度的采样方案进行建模,并应用调整 R^2、马洛斯 C_p、AIC 和 SBC 评估模型的优劣。排名前 5 的候选模型见表 3 - 2。其中,$C_{1.5}\sim C_9$ 和 $C_3\sim C_{12}$ 采样方案,估算的 AUC 最为准确,作为候选模型来进一步考察。

表 3 - 2　候选模型的评价指标比较

采样方案	马洛斯 C_p	决定系数 (R^2)	调整 R^2	赤池信息量准则(AIC)	施瓦兹贝叶斯信息准则(SBC)
$C_{1.5}\sim C_9$	1 728 040	0.960 3	0.955 6	317.266 7	321.249 6
$C_3\sim C_{12}$	1 746 780	0.959 9	0.955 1	317.482 4	321.465 3
$C_6\sim C_9$	1 793 015	0.958 8	0.953 9	318.004 9	321.987 8
$C_6\sim C_{15}$	1 983 557	0.954 4	0.949 0	320.024 7	324.007 7
$C_3\sim C_9$	2 009 313	0.953 8	0.948 4	320.282 8	324.265 7

(三) 模型评价

绘制候选模型的残差对 *AUC* 的散点图,结果显示残差无显著趋势性分布(图3-3);QQ 图显示残差符合正态分布(图3-4),提示模型符合线性模型的假设。

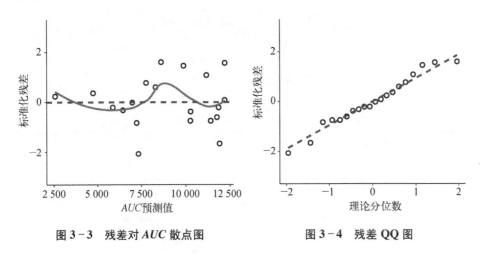

图3-3　残差对 *AUC* 散点图　　　　图3-4　残差 QQ 图

1. 内部评价

Jackknife 验证结果(表3-3)提示:$C_{1.5}$、C_9 和 C_3、C_{12} 估算 *AUC* 的线性模型的 *MPE* 和 *MAE* 较小,可进一步进行外部验证。

表3-3　Jackknife 验证结果

参　数	采样时间 (h)	平均预测误差 (*MPE*±*SD*)(%)	平均绝对预测误差 (*MAE*±*SD*)(%)	±15%[a]	±20%[b]
$AUC_{0\sim t}$	1.5, 9	0±7	6±5	1	1
(ng·h/mL)	3, 12	1±12	7±9	2	2

a. 超过±15%的例数,b. 超过±20%的例数。

2. 外部评价

以文献报道的健康志愿者口服吡格列酮 30 mg 的平均血药浓度数据为基础,分别拟合计算药动学参数。然后,采用蒙特卡洛模拟(Monte Carlo simulation)模拟,产生 30 组与本研究采样方案一致的血药浓度数据。模拟时假设药动学参数服从对数正态分布,并设定残差变异为10%。

用上述内部验证遴选出的模型,预测模拟数据的药动学参数 $AUC_{0\sim t}$,与模拟数据的 *AUC* 观测值(梯形法计算)比较,计算 *MPE* 和 *MAE*。最后,选取准确度和精密度最佳的模型为最终模型。评价结果表明(表3-4): $C_{1.5} \sim C_9$ 估算 $AUC_{0 \sim t}$ 的准确度和精密度优于 $C_3 \sim C_{12}$,提示前者为最佳方案。同时, AUC 的模型预测值和观测值散点图也进一步证实了 $C_{1.5} \sim C_9$ 的可靠性(图3-5)。

表3-4 外部数据验证结果($n=30$, $\bar{x} \pm s$)

采样时间(h)	数据来源	平均预测误差 ($MPE \pm SD$)(%)	平均绝对预测误差 ($MAE \pm SD$)(%)	$\pm 15\%$[a]	$\pm 20\%$[b]
1.5, 9	参比制剂	0±7	5±4	1	0
	受试制剂	2±6	8±5	1	0
3, 12	参比制剂	1±9	6±7	2	1
	受试制剂	3±10	9±5	3	1

a. 超过±15%的例数,b. 超过±20%的例数。

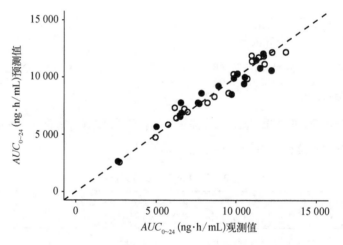

图3-5 $AUC_{0 \sim 24}$ 观测值和 MLR($C_{1.5} \sim C_9$)预测值的散点图

图中黑色实心圆表示受试制剂;空心圆表示参比制剂

上述计算过程的 R 代码见下:

```
#_载入相关 R 包
library(dplyr)
library(leaps)
library(olsrr)
opar <- par(no.readonly = T)
```

```
# 数据读取
PGT <- read.csv("pioglitazone.csv")

# 检视变量的相关性
pairs(PGT %>% select(3:15))

# 模型建立：全子集法
# 最多纳入 2 个自变量，展示每种情况下最佳的 5 种方案
fit <- regsubsets(
    AUC ~ C0.25 + C0.5 + C1 + C1.5 + C2 + C2.5 + C3 + C6 + C9 + C12 +
C15 + C24,
    data = PGT,nvmax = 2,nbest = 5,intercept = T)

# 模型选择：根据调整决定系数
plot(fit,scale = "adjr2",main = "Adjust R^2")

# 诊断图提示最佳的 5 种方案：1.5-9、3-12-6-9、6-15、3-9

# 输出评价指标并进行模型诊断
select_mlr <- function(x1,x2){
  full_model <- lm(AUC ~ .,data = PGT)
  model <- lm(PGT$AUC ~ PGT[,x1] + PGT[,x2])
  aic <- model %>% ols_aic() %>% round(4) # AIC
  bic <- model %>% ols_sbc() %>% round(4) # BIC/SBC
  r2 <- summary(model)$r.squared %>% round(4) # 决定系数
  adjr2 <-summary(model)$adj.r.squared %>% round(4) #调整决定系数
  cp <- model %>% ols_mallows_cp(full_model)
  cat(x1,"-",x2,": r2 = ",r2,",adjr2 = ",adjr2,",AIC = ",aic,",
BIC=",bic,"cp=",cp) # Mallows' Cp
  #绘制诊断图
  # 线性：Residuals vs Fitted Graph
  # 正态性：Normal Q-Q Graph
  # 方差齐性：Scale-Location Graph

  par(mfrow = c(2,2))
  plot(model,main = paste(x1,"-",x2))
  par(opar)
}
```

```
select_mlr("C1.5","C9")
select_mlr("C3","C12")
select_mlr("C6","C9")
select_mlr("C6","C15")
select_mlr("C3","C9")

# 模型评价: Jackknife 法
Jackknife <- function(x1,x2){
  fit <- lm(AUC ~ PGT[,x1] + PGT[,x2],data = PGT)

  data <- fit$model
  obs <- vector(length = nrow(data))
  pred <- vector(length = nrow(data))

  for(i in 1: nrow(data)){
x <- bind_cols(1,data[i,2: ncol(data)]) %>% as.matrix()
obs[i] <- data[i,1]
train <- data[-i,]
model <- lm(AUC ~ .,data = train)
pred[i] <- x %*% as.matrix(model$coef)
  }

  res <- bind_cols(obs,pred) %>%
rename(obs = `...1`,pred = `...2`) %>%
mutate(pe   = pred - obs,rpe = pe/obs,rae = abs(pe)/obs,
  err15   = if_else(rae>0.15,1,0),
  err20   = if_else(rae>0.2,1,0))

  mpe_mean <- res$rpe %>% mean %>% `*`(100) %>% round(0)
  mpe_sd <- res$rpe %>% sd %>% `*`(100) %>% round(0)
  mae_mean <- res$rae %>% mean %>% `*`(100) %>% round(0)
  mae_sd <- res$rae %>% sd %>% `*`(100) %>% round(0)
  n15 <- res$err15 %>% sum
  n20 <- res$err20 %>% sum

  print(res)
cat("MPE% =",mpe_mean,"±",mpe_sd,"%\n")
cat("MAE% =",mae_mean,"±",mae_sd,"%\n")
```

```
  cat("Number of prediction error>15% =",n15,"\n")
  cat("Number of prediction error>20% =",n20,"\n")
}

# 输出 Jackknife()函数验证的结果
Jackknife("C1.5","C9")
Jackknife("C3","C12")
```

第三节　最大后验贝叶斯法

一、原理

基于群体药动学的最大后验贝叶斯法(maximum a posterior Bayesian, MAPB),可依据已知的先验分布(群体药动学特征),通过个体血药浓度数据,计算个体药动学参数,在治疗药物监测和个体化给药研究领域被广泛采用。

MAPB 估计中,先验信息为目标用药人群中药物的群体药动学或药效学特征,包括参数的群体典型值和分布特征、协变量、个体间变异和残差变异等。观测数据是指患者个体的特征数据,如血药浓度、生理(如年龄、体重)、病理(如肝肾功能)和合并用药等。MAPB 计算公式如(式 3 - 14)所示:

$$OBJ = \sum_{i=1}^{n} \frac{(C_{i,obs} - C_{i,pt})^2}{SD^2 C_{i,obs}} + \sum_{j=1}^{m} \frac{(P_{j,pop} - P_{j,pt})^2}{SD^2 P_{j,pop}}$$

(式 3 - 14)

式中,n 是血药浓度实测值的个数,m 是药动学参数的个数,$P_{j,pop}$ 和 $P_{j,pt}$ 分别是群体和个体药动学参数 j 的值;$C_{i,obs}$ 是第 i 个受试者血药浓度观测值,$C_{i,pt}$ 是第 i 个受试者血药浓度预测值;$SD^2 P_{j,pop}$ 为群体药动学参数 j 的个体间变异的方差(ω^2),$SD^2 C_{i,obs}$ 为血药浓度残差变异的方差(σ^2)。当上述目标函数(objective function, OBJ)取得最小值时,可获得较准确的个体药动学参数估算值。

MAPB 法相对 MLR 最大的优势在于:MAPB 法可以充分利用任一时间的

血药浓度数据估算参数,较 MLR 更具灵活性。MAPB 可用 NONMEM 等软件完成,估计的准确性取决于先验信息的准确性和采样时间。

二、建模过程

MAPB 法主要包括以下 3 个步骤:① 群体药动学-药效学数据分析,建立群体药动学-药效学模型以确定先验分布;② 用优化设计理论对采样方案进行计算;③ 最后对候选的采样方案进行综合评价(图 3-6)。

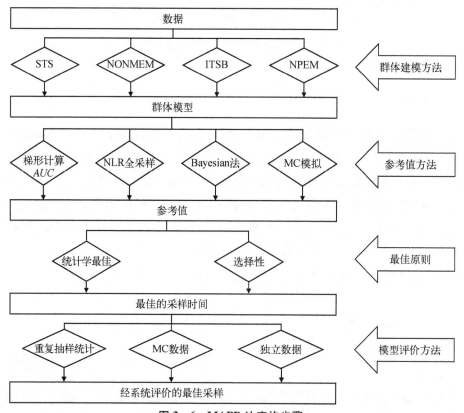

图 3-6 MAPB 法实施步骤

STS:标准两步法;ITSB:迭代两步法;NONMEM:非线性混合效应模型;NPEM:非参数最大预期法;NLR:非线性回归法;MC:蒙特卡洛

(一)先验信息

先验信息(priori)是目标用药人群中的药物的群体药动学-药效学特征。群体药动学-药效学建模是获取群体特征的方法。模型参数的估算方法可分为参数法和非参数法。参数法基于药动学参数符合正态分布或对数转换后呈正态分布的假设;而非参数法则无须假设参数呈正态分布。

建立准确的群体模型对 MAPB 估算结果至关重要。难以想象一个代表性差的模型,可以获得准确的后验个体参数估算结果。群体数据分析中,非线性混合效应模型(nonlinear mixed effect modeling, NONMEM)的应用最为广泛。标准两步法(standard two-stage, STS)、迭代两步法(iterative two-stage Bayesian, ITSB)和非参数最大预期法(nonparametric expectation maximisation, NPEM)也有报道。

(二) 采样方案设计

随着群体药动学和药效学研究的广泛应用,如何根据少量采样点数据就可获取准确的参数估算,已成为近年来的研究热点之一。目前,常用的采样设计方法主要包括以下 3 种:

(1) 依据经验,分别在吸收相、分布相和消除相进行采样。分布相和吸收相的时间窗较大,因此难以获得最佳采样设计。

(2) 考察所有采样点的排列组合,从中选出最优采样方案。该法计算量大,估算多个参数时尤甚。另外,该法类似于 MLR,采样的灵活性不佳。

(3) 优化设计(optimal design):D 优化设计(D-optimal design)、ED 优化设计(ED-optimal design)等方法在药动学研究中的应用日益广泛。本文将主要针对 D 优化设计作详细阐述。

1. 个体 D 优化设计

该理论基于"在特定的时间采样,包含较其他时间更多的信息"的假设,应用费歇尔信息(Fisher information,即 Fisher 信息),衡量参数的预测性能。采用优化设计时,Fisher 信息包含了采样时间点的 PK 参数信息。D 优化设计中采用了费歇尔信息矩阵(Fisher information matrix, FIM)。

个体 D 优化设计(D-optimal individual design)中,FIM 的行列式最大时的采样点为最佳采样时间,且一般每个受试者的采样数不多于模型参数的数量。个体 D 优化设计中仅考虑了参数的均值,未考虑个体间变异和残差变异的影响。ADAPT4 是个体 D 优化采样设计的常用计算工具。

2. 群体 D 优化设计

群体 D 优化设计(D-optimal population design)在个体 D 优化的基础上,考

虑了药动学参数个体间变异和残差变异的影响,且在群体 D 优化设计中,每个个体的采样点数量可少于群体药动学结构模型参数的个数。但当两者一致或接近时,可获得较全面的参数信息。同时,群体 D 优化设计不仅提供采样时间的点估算值,还可提供采样时间窗信息,对于实际应用更具灵活性。

群体药动学参数的向量以 ψ 表示(式 3 - 15),第 i 个受试者的采样设计以 ξ_i 表示(式 3 - 16)。

$$\Psi = \lfloor P_{1, pop}, \cdots, P_{p, pop}, \omega_{11}, \cdots, \omega_{1p}, \omega_{22}, \cdots, \omega_{2p}, \omega_{pp}, \sigma_{add}^2, \sigma_{prop}^2 \rfloor$$

$$(式 3 - 15)$$

式中,P 是药动学参数,ω 是个体间变异,σ 是残差变异,σ_{add}^2、σ_{prop}^2 分别代表了加法残差和比例残差。

$$\xi_i = \lfloor t_{i1}, \cdots, t_{in_i} \rfloor \qquad (式 3 - 16)$$

$F(\psi, \xi_i)$ 为第 i 个受试者采样设计 ξ_i 的 FIM。群体 Fisher 信息矩阵(population Fisher information matrix, PFIM)为个体 FIM 之总和(式 3 - 17)。

$$F(\psi, \varXi) = \sum_{i=2}^{N} F(\psi, \xi_i) = N \cdot F(\psi, \xi) \qquad (式 3 - 17)$$

式 3 - 17 行列式值最大化时的设计为 D 最优设计。

PFIM、PopED 和 PkStaMp 软件等可以进行群体 D 优化采样设计。软件介绍和下载网址见第二章。

(三) 采样方案评价

模型评价方法主要包括内部评价和外部评价,主要方法同前所述的 MLR 的评价。模型的内部评价可以使用蒙特卡洛模拟产生的数据或者采用重复抽样产生的数据;也可以使用一组或多组的独立的数据进行外部评价。

评价模型的预测能力时,应有个体药动学参数作为参考值。如以 AUC 作为评估指标,可采用以下方法计算:

(1) 梯形法计算 AUC:如线性梯形法、对数梯形法等。

(2) 应用 MAPB 法预测个体清除率后估算 AUC:如 NONMEM 软件中采用 $ESTIMATION MAXEVAL = 0 POSTHOC 命令。之后根据剂量和个体清除率的计算公式 ($AUC = Dose/CL$) 或通过积分的方法获取。

（3）根据设定的群体药动学参数，以蒙特卡洛模拟产生数据，以梯形法或剂量和个体清除率公式计算 *AUC*。

（4）非线性最小二乘法（nonlinear least squares），即以房室模型法依次拟合每例受试者的个体药物学参数，以个体清除率公式计算 *AUC*。

除了前文报道的 *MPE*、*MAE* 外，文献中还采用中位预测误差（median prediction error，*MDPE*，式 3 - 18）、中位绝对预测误差（median absolute prediction error，*MDAE*，式 3 - 19）、平均方差平方根（root mean squared error，*RMSE*，式 3 - 20，式 3 - 21）、百分平均方差平方根（scaled mean squared error，*sMSE*，式 3 - 22）等指标进行预测性能评估。下式中 MEDIAN 代表中位数。

$$\%MDPE = MEDIAN\left(\frac{P_i - R_i}{R_i} \times 100\%\right) \quad (i = 1, 2, \cdots, N)$$

（式 3 - 18）

$$\%MDAE = MEDIAN\left(\frac{|P_i - R_i|}{R_i} \times 100\%\right) \quad (i = 1, 2, \cdots, N)$$

（式 3 - 19）

$$RMSE = \sqrt{\frac{1}{N}\sum_{i=1}^{N}(P_i - R_i)^2} \qquad （式 3 - 20）$$

$$\%RMSE = \sqrt{\frac{1}{N}\sum_{i=1}^{N}\left(\frac{P_i - R_i}{R_i}\right)^2} \times 100\% \qquad （式 3 - 21）$$

$$sMSE = \frac{\left[\frac{1}{M}\sum(P_i - R_i)\right]^2 + \sum\frac{1}{M}\left[(P_i - R_i) - \frac{1}{M}\sum(P_i - R_i)\right]^2}{R_i^2}$$

（式 3 - 22）

式中，P_i 个体预测参数值，R_i 为个体参数参考值，N 表示预测的样本数，M 是重复的个体数。

三、优化采样设计方法的比较

MLR 与基于 D 最优设计 MAPB 法相比，预测准确性相近。MLR 无须进行房室模型拟合，即可估算最优采样方案和相关药动学参数，计算简便。但 MLR 通常仅基于血药浓度数据对药动学参数的线性回归模型，未充分考虑相关的影响因素。因此，MLR 获得的信息量有限，无法获取完整的药动学信息。此外，

MLR 基于特定的采样时间点,因此对采样时间要求严格,临床实践中更难实施。

MAPB 法对采样时间的要求相对宽松,只要能准确记录采样时间,即可估算药动学参数。此外,由于 MAPB 法基于群体药动学模型,充分考虑了患者的生理、病理和合并用药等因素的影响,包含的信息量大,可估算多个药动学参数。

四、案例

以下通过示例介绍基于 D 最优设计的 MAPB 法,估算口服吡格列酮的个体药动学参数,以帮助读者对该法的理解。

(一) 试验设计

同第一节示例,20 名健康志愿者服用吡格列酮 30 mg,于服药后 0.25 h、0.5 h、1 h、1.5 h、2 h、2.5 h、3 h、6 h、9 h、12 h、15 h 和 24 h 采样,测定吡格列酮血药浓度。

(二) 先验信息

首先建立群体药动学模型,过程简述如下:以含吸收时滞的一级吸收和消除的一房室模型作为吡格列酮的基础模型。个体间变异采用指数模型,残差变异采用比例模型。同时考察了身高、体重协变量对药动学参数的影响。采用非线性混合效应模型软件(NONMEM)进行模型拟合。

结果表明:身高、体重对药动学无显著影响,可视化预测检验(visual predictive check, VPC)和正态预测分布误差(normalized predictive distribution error, NPDE)的模型评估结果显示构建的模型可靠、预测性能较好。模型参数估算值见表 3-5。

表 3-5　吡格列酮的群体药动学模型参数

参　数	估算值[RSE(%)]	变异性(CV%)	估算值[RSE(%)]
$CL(\mathrm{L/h})$	3.31(8.9)	ω_{CL}	37.6(44.3)
$V(\mathrm{L})$	27.5(8.9)	ω_V	38.3(50.5)
$k_a(\mathrm{h})$	2.61(16.7)	ω_{k_a}	61.6(38.2)
$t_{\mathrm{lag}}(\mathrm{h})$	0.197(5.3)	$\omega_{t_{\mathrm{lag}}}$	13.3(65.0)
$R\omega_{CL}, \omega_V$	0.840	σ	19.6(18.3)

注:CL 为表观清除率;V 为表观分布容积;k_a 为吸收速率常数;$R\omega_{CL}$,ω_V 为 ω_{CL} 和 ω_V 的相关系数。

（三）采样方案设计

采用群体 D 优化设计,计算最佳采样方案,包括 1~4 个采样点的 D 优化设计方案。应用 WinPOPT 软件设计采样方案,4 点和 3 点 D 最优采样方案分别为 0.23 h－2.5 h－2.6 h－24 h 和 0.23 h－2.6 h－24 h。在 3 点基础上,进一步剔除吸收相和分布相的采样点,获得 2 点(2.6 h－24 h)和 1 点(24 h)D 最优采样方案。

（四）采样方案评价

根据获得的吡格列酮群体药动学参数,采用蒙特卡洛法模拟产生密集采样的血药浓度数据集($n = 1\ 000$)。此外,优化采样的提法正确模拟时每个受试者的药动学参数(k_a、V 和 CL)作为参比,计算上述 4 个 D 优化采样方案的药动学参数 MAPB 估算值的平均预测误差(MPE,%)和平均绝对预测误差(MAE,%),考察不同采样方案的个体药动学参数估算准确度和精密度。

个体药动学参数 MAPB 估算的结果如表 3－6 所示:各组采样设计对 CL 估算的准确度和精密度优于 V 和 k_a。随着采样点数量的下降,CL 和 V 估算的

表 3－6　各组采样方案 MAPB 法估算吡格列酮个体
药动学参数的准确性和精密度

采样设计	清除率(CL, L/h)			分布容积(V, L)			吸收速率常数(k_a, /h)			吸收时滞(t_{lag}, h)		
	MPE (%)	MAE (%)	±20%[a] (%)	MPE (%)	MAE (%)	±20%[a] (%)	MPE (%)	MAE (%)	±40%[b] (%)	MPE (%)	MAE (%)	>±20%[a] (%)
密集采样												
全部采样点 ($n=13$)	-0.1±7	5±4	0.2	-1±10	8±6	3.5	2±28	22±18	14.3	2±8	6±6	3.1
D 优化设计												
0.23 h~2.5 h ~2.6 h~24 h	2±11	9±7	8.4	2±16	12±10	17.2	26±69	49±56	42.1	2±9	7±6	4.0
0.23 h~2.5 h ~24 h	3±14	11±8	14.5	3±19	15±12	27.6	27±70	46±53	42.7	2±9	7±6	4.2
2.6 h~24 h	4±14	11±9	15.0	4±20	16±13	29.2	–	–	–	–	–	–
24 h	4±27	20±18	39.5	–	–	–	–	–	–	–	–	–

a 超过±20%的比例;b 超过±40%的比例。

准确度和精密度下降。D 优化 2 点方案估算 *CL* 和 *V* 的准确度和精密度尚可，*MPE* 均为 4%，*MAE* 分别为 11% 和 16%，而 1 点方案对 *CL* 的估算准确度尚可，*MPE* = 4%，但 *MAE* = 20%。对于 k_a 的估算，完整的采样方案中有 14.3% 估算值的预测误差超过 ±40%；但对于 4 点和 3 点 D 优化方案，k_a 估算值的 *MPE* 和 *MAE* 分别 >25% 和 45%，无法获得较好的估算结果。

此外，比较基于 D 优化设计 MAPB 法和 MLR 预测 *AUC* 的能力。结果表明：不同水平的个体间变异和残差变异，两种方法的预测准确性相近（图 3-7）。

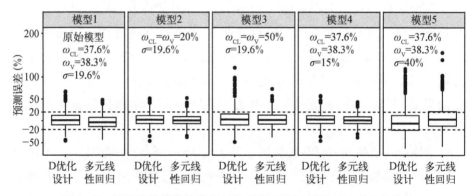

图 3-7 基于 D 优化设计的 MAPB 法和 MLR 预测 *AUC* 准确性比较

基于 D 最优设计 MAPB 法在采样点前后调整 1 h 对估算 *AUC* 的准确度和精密度影响不大，而对 MLR 法预测的结果相差较大（图 3-8）。

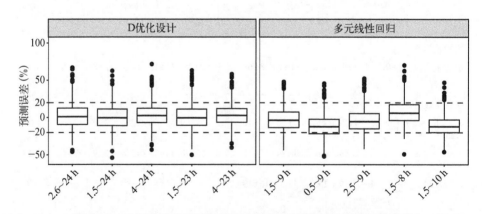

图 3-8 采样时间对 MPAB 法和 MLR 法预测 *AUC* 准确性的影响

无论是采用 MLR 还是采用基于群体药动学的 MAPB 法,均应充分考虑采样的可操作性。例如,患者随访时的留院时间一般不超过 4 h,设计采样方案时应尽可能考虑 4 h 内的采样。此外,采样方案的可适用性即外推性,往往需要进行独立的外部数据评估后方可实施。

(丁俊杰,焦正)

第三章
代码示例

参考文献

丁俊杰,焦正,李中东,等. 有限采样法估算口服吡格列酮制剂的生物等效性.药学学报, 2006, 41(9):893－898.

丁俊杰,焦正,王艺. 基于 D 最优设计的最大后验贝叶斯法估算个体药动学参数.药学学报, 2011, 46(12):1493－1500.

丁俊杰,焦正,郁韵秋,等. 利培酮和其主要活性代谢产物 9-羟基利培酮代谢动力学模型的建立和鉴别. 药学学报,2007, 42(6):631－638.

Bonate P L. Pharmacokinetic pharmacodynamic modeling and simulation. 2nd Ed. New York:Springer, 2010.

Brendel K, Comets E, Laffont C M, et al. Metrics for external model evaluation with an application to the population pharmacokinetics of gliclazide. Pharma Res, 2006, 23(9):2036－2049.

Efron B, Gong G. A leisurely look at the bootstrap, the jackknife, and cross-validation. Am Stat, 1983, 37:36－48.

Ette E I, Williams P J, Kim Y H, et al. Model appropriateness and population pharmacokinetic modeling. J Clin Pharmacol, 2003, 43(6):610－623.

Evans N D, Godfrey K R, Chapman M J, et al. An identifiability analysis of a parent-metabolite pharmacokinetic model for ivabradine. J Pharmacokinet Pharmacodyn, 2001, 28(1):93－105.

Green B, Duffull S B. Prospective evaluation of a D-optimal designed population pharmacokinetic study. J Pharmacokinet Pharmacodyn, 2003, 30(2):145－161.

Kutner M H. Applied linear regression model. 4th Ed. New York:The McGraw-Hill Companies, 2005.

Langers P, Cremers S C, den Hartigh J, et al. Individualized population pharmacokinetic model with limited sampling for cyclosporine monitoring after liver transplantation in clinical practice. Aliment Pharmacol Ther, 2007, 26(10):1447－1454.

Shivva V, Korell J, Tucker I G, et al. An approach for identifiability of population pharmacokinetic-pharmacodynamic models. CPT Pharmacometrics Syst Pharmacol, 2013, 2(6):e49.

van der Meer A F, Marcus M A, Touw D J, et al. Optimal sampling strategy development methodology using maximum a posteriori Bayesian estimation. Ther Drug Monit, 2011, 33(2): 133 - 146.

Yano Y, Beal S L, Sheiner L B. Evaluating pharmacokinetic/pharmacodynamic models using the posterior predictive check. J Pharmacokinet Pharmacodyn, 2001, 28(2): 171 - 192.

第四章

低于定量下限数据的分析

低于定量下限(below the quantification limit，BQL)数据的处理是定量药理学分析方法的重要一环。正确处理 BQL 数据，有助于充分挖掘数据中蕴含的信息，降低模型参数估算的偏差，使参数估算值更为准确，从而提升模型的预测能力。

本章介绍了 BQL 数据处理的 7 种方法，比较了这些方法的优劣。此外，本章详细介绍了这 7 种方法在"金标准"软件 NONMEM 中的具体实现方法、结果评估和解读，以期使读者对 BQL 数据的相关理论和实现方法有完整的认识。

第一节 概　　述

定量下限(lower limit of quantification，$LLOQ$)与生物样本分析方法相伴而生。传统的生物样本分析理论常将定量下限定义为定量范围中变异系数(coefficient of variation)小于 20% 且偏差在 ±20% 内的最低浓度。上述限定主要源自对分析方法准确度和精密度(重现性)的要求。据此标准，如果样品检测值低于定量下限，那么该检测结果将被报告为 BQL 数据。

BQL 数据具两大特点：

(1) 非单纯的缺失数据：样本采集与检测已经发生，且获得了测定结果。

(2) 不对应具体数值：仅指示该采样点的浓度低于 $LLOQ$。在 BQL 数据占比较高时(如大于 20%)，忽略 BQL 数据可致参数估计的偏差，严重时可引起结构模型的误判。如图 4-1 所示：A 图展示了基于全部数据的拟合结果，B 图展示了仅用大于 BQL 数据得到的拟合结果。由图 4-1 可见：忽略 BQL 数据可致消除相特征的表征发生显著偏倚。

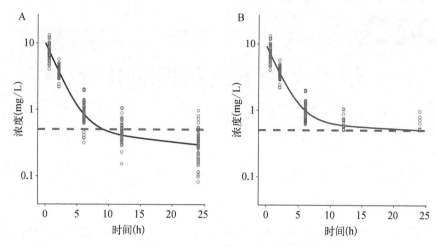

图 4-1 忽略 BQL 数据对于模型构建的影响

圆点为观测数据,A 图实线为根据全部数据拟合的群体平均药时曲线;B 图实线是仅用大于 BQL 数据进行建模分析拟合的群体平均药时曲线;灰色虚线表示定量下限

因为 BQL 数据大多产生于药物的消除相,所以本章将针对此场景,对 BQL 数据的处理和分析进行介绍。当然,产生 BQL 数据的情景远不止于此,还可出现于吸收相及药效学研究中。尽管本章介绍了消除相中 BQL 数据的处理方法,但是相关的处理原则和方法也适用于其他类型的 BQL 数据。

第二节 常用分析方法

2001 年,群体药动学和药效学理论的开创者之一——Stuart Beal 博士首次探讨了群体药动学建模中 BQL 数据处理的 7 种常用方法。方法的名称分别定义为 M1~M7,沿用至今。按实现的难易程度,上述 7 种方法大致可分为两类:

(1)剔除或替换 BQL 数据的简单数据处理方法:如 M1、M5、M6 和 M7。

(2)基于似然的 BQL 数据处理方法:如 M2、M3 和 M4。

下文将分别作详细介绍。

一、简单数据处理方法

(一)剔除法(M1)

估算模型参数时,直接剔除 BQL 数据,对余下的观测值不做似然校正,仍采用常规的扩展最小二乘法(extended least squares，ELS)估算参数，该法称为 M1(method 1)。群体药动学分析中，直接将所有 BQL 数据删除，可造成参数估计的偏差。对于符合一室药动学模型药物的研究显示：随着 BQL 数据占总体数据比例的增加，清除率(CL)和表观分布容积(V)估算值的偏差亦将增加。对于符合二室药动学模型药物的相关研究也获得了类似的结果。

(二) 替换法(M5 - M7)

替换法包括 M5、M6 和 M7。M5 法采用定量下限的半数值($LLOQ/$ 2)替换所有的 BQL 数据，但不校正似然，仍通过常规的扩展最小二乘法估计模型参数。M6 与 M5 相似，区别在于 M6 用 $LLOQ/$ 2 替换个体中出现的第一个 BQL 数据，忽略该个体之后的所有 BQL 数据。研究表明，M5 和 M6 两种方法通常可以显著降低群体参数的估计偏差。但这两种方法对参数估计的影响程度难以预测。此外，M5 和 M6 两种方法对个体间变异的估计也可产生较大的偏差。

M7 法用零替换个体中首次出现的 BQL 数据，剔除其余的 BQL 数据，且在估算参数时不对数据进行似然校正，仍通过常规的扩展最小二乘法估计模型参数。M7 法是 7 种方法中表现最差的方案。

二、基于似然的 BQL 数据分析方法

(一) 似然函数

似然函数(likelihood function)常简称为似然(likelihood)，是统计学中非常重要的内容。在非正式场合中，似然和概率常被混用。但在统计学中，两者是不同的概念。

概率(probability)是在特定条件(环境)下，某事件发生的可能性。即未发生结果前，依据特定条件所对应的参数，预测某事件发生的可能性。例如，抛硬币前哪一面朝上是未知的。但根据硬币的性质，可推测任何一面朝上的可能性均为 50%。这个概率在抛硬币前才有意义，抛完硬币后，结果便是确定的。

而似然则相反，在确定的结果下推测产生该结果的可能条件(参数)。仍以抛硬币举例，假设随机抛掷一枚硬币 1 000 次，结果 500 次人头朝上，500 次数字朝上，则很容易判断这是一枚标准的硬币。人头或数字朝上的概率均为50%。应用出现的结果判断事件本身的性质(参数)为似然。

概率描述了一定条件下某个事件发生的可能性,概率越大说明这件事情越可能会发生;而似然描述的是结果已知的情况下,该事件在不同条件下发生的可能性,似然函数的值越大说明该事件在对应的条件下发生的可能性越大。

如果用 θ 表示环境对应的参数,x 表示结果,那么概率可以表示为 $P(x|\theta)$,可理解为在 θ 的前提下,事件 x 发生的概率。相对应的似然可以表示为 $L(\theta|x)$,可理解为已知结果为 x,参数为 θ 对应的概率。结果和参数相互对应的时候,似然和概率在数值上可相等:$P(x|\theta) = L(\theta|x)$。但是,两者的意义并不相同。$L$ 是关于 θ 的函数,而 P 则是关于 x 的函数。两者从不同的角度描述一件事情。

对于服从正态分布的观测数据,其似然函数可表示为(式 4-1)

$$L[Y|x_j,\,\theta,\,g(t)] = \prod_{j=1}^{n} \frac{1}{\sqrt{2\pi g(t)}}\,\exp\left(-\frac{1}{2}\left\{\frac{[y_j - f(x_j,\,\theta)]^2}{g(t)}\right\}\right)$$

$$(式 4-1)$$

式中,$L[Y|x_j,\,\theta,\,g(t)]$ 是似然函数,y_j 是观测值,x_j 是自变量,θ 是模型参数,$f(x_j,\,\theta)$ 是个体预测值,$g(t)$ 是方差。

最大似然估计(maximum likelihood estimation,MLE)可理解为利用已知样本的结果信息,反推最具有可能(最大概率)导致这些结果的模型参数值。最大似然估计提供了针对给定观测数据,评估模型参数的一种计算方法。

(二) 似然校正的剔除法(M2)

与 M1 法相似,M2 法估算模型参数时也直接剔除 BQL 数据。但是,M2 法对余下的观测值作似然校正,并设定余下的所有数据均高于定量下限。

对于大于定量下限的观测值,其似然函数见(式 4-2):

$$L[Y|x_j,\,\theta,\,g(t)] = \prod_{j=1}^{n} \frac{\dfrac{1}{\sqrt{2\pi g(t)}}\,\exp\left(-\dfrac{1}{2}\left\{\dfrac{[y_j - f(x_j,\,\theta)]^2}{g(t)}\right\}\right)}{1 - \varPhi\left[\dfrac{LLOQ - f(x_j,\,\theta)}{\sqrt{g(t)}}\right]}$$

$$(式 4-2)$$

式中,$L[Y|x_j,\,\theta,\,g(t)]$ 是似然函数,y_j 是观测值,$f(x_j,\,\theta)$ 是个体预测值,$g(t)$

是方差,*LLOQ* 是定量下限,*Φ* 是累积密度函数。$1 - \Phi\left[\dfrac{LLOQ - f(x_j, \theta)}{\sqrt{g(t)}}\right]$ 是观测值大于定量下限的概率。

M2 是 M1 的改进,用观测值大于 *LLOQ* 的概率对似然进行了加权校正。换而言之,接近定量下限的数据更有可能成为 BQL 数据点而被删除。每观测到一个高于 *LLOQ* 的数据点,都意味着可能存在多个删除的 BQL 数据点。因此,M2 法中对于高于 *LLOQ* 的观测值会赋以更高的权重。

在不对 BQL 数据做任何假设的前提下,通过加权 M2 校正了由于数据删除造成的接近 *LLOQ* 处观测值不呈正态分布而产生的偏差。但是,M2 也忽略了数据集中一些有价值的信息,如样本的采集时间等,亦可造成严重的参数估计偏差。BQL 数据的占比越高,对参数估算准确性的影响也越大。

(三) 删失数据法(M3,M4)

估算模型参数时,M3 法保留 BQL 数据,并将 BQL 数据转换为对应预测浓度低于 *LLOQ* 的概率,通过对概率密度函数小于 *LLOQ* 的部分进行积分获得,见(式 4-3)。

$$L[Y \mid x_j, \theta, g(t)] = \prod_{j=1}^{m} \Phi\left[\frac{LLOQ - f(x_j, \theta)}{\sqrt{g(t)}}\right] \qquad (式 4-3)$$

式中,$L[Y \mid x_j, \theta, g(t)]$ 是似然函数,y_j 是观测值,$f(x_j, \theta)$ 是个体预测值,$g(t)$ 是方差,*Φ* 是累积密度函数。$\Phi\left[\dfrac{LLOQ - f(x_j, \theta)}{\sqrt{g(t)}}\right]$ 是观测点 BQL 的概率。

对于大于 *LLOQ* 的观测值,采用了对应的概率密度函数,见(式 4-4)。

$$L[Y \mid x_j, \theta, g(t)] = \prod_{j=1}^{n} \frac{1}{\sqrt{2\pi g(t)}} \exp\left(-\frac{1}{2}\left\{\frac{[y_j - f(x_j, \theta)]^2}{g(t)}\right\}\right)$$
$$(式 4-4)$$

M4 在 M3 基础上,进一步设定所有检测值均不小于零,并据此进行相应的似然校正。

对于大于 *LLOQ* 的观测值,似然函数见(式 4-5)。

$$L[Y \mid x_j, \theta, g(t)] = \prod_{j=1}^{n} \frac{\dfrac{1}{\sqrt{2\pi g(t)}} \exp\left(-\dfrac{1}{2}\left\{\dfrac{[y_j - f(x_j, \theta)]^2}{g(t)}\right\}\right)}{1 - \Phi\left(\dfrac{0 - f(x_j, \theta)}{\sqrt{g(t)}}\right)}$$

(式 4 - 5)

对于 BQL 的观测值,似然函数见(式 4 - 6)。

$$L[Y \mid x_j, \theta, g(t)] = \prod_{j=1}^{m} \frac{\Phi\left[\dfrac{LLOQ - f(x_j, \theta)}{\sqrt{g(t)}}\right] - \Phi\left[\dfrac{0 - f(x_j, \theta)}{\sqrt{g(t)}}\right]}{1 - \Phi\left[\dfrac{0 - f(x_j, \theta)}{\sqrt{g(t)}}\right]}$$

(式 4 - 6)

式中,$L[Y \mid x_j, \theta, g(t)]$ 是似然函数,y_j 是观测值,$f(x_j, \theta)$ 是个体预测值,$g(t)$ 是方差,Φ 是累积密度函数。$\Phi\left[\dfrac{LLOQ - f(x_j, \theta)}{\sqrt{g(t)}}\right]$ 是观测值小于 BQL 的概率。$\Phi\left[\dfrac{0 - f(x_j, \theta)}{\sqrt{g(t)}}\right]$ 是观测值小于 0 的概率。

总体而言,M3 和 M4 的表现相近,优于其他 5 种方法。但是,M3 和 M4 法常不稳定、运行时间长、实际应用中受到一定限制。此外,模型中如有加和型误差项模拟,数据可能小于零。因此部分学者对 M4 法仍有异议。

三、不同方法的比较

BQL 数据分析方法的选择没有标准答案,通常是一个平衡分析表现和分析方法复杂程度的过程。最终方法的选择由试验设计、模型特征、BQL 数据占比、计算时间和资源等诸多因素综合决定。上述 7 种 BQL 数据分析方法的优劣,可总结为以下 6 点。

(1)M7 表现最差,不推荐使用。

(2)当 BQL 数据占比很低时,如 5%,可以直接忽略 BQL 数据,选用 M1。

(3)当 BQL 数据占比较高时,推荐首先尝试使用替换法中的 M5 或 M6。M5 和 M6 的表现优于 M1,可减小群体参数的估计偏差。但这两种方法对个体间变异的估计可有一定偏差,需要通过模型评价考察方法的影响程度。

（4）BQL 数据发生的时间未知时，与未进行似然校正的 M1 相比，M2 可以改善参数估计。

（5）M3 和 M4 在大多数情况下表现相近，但 M3 更加简单、稳定，故两者相比更推荐 M3。

（6）如果 BQL 数据发生的时间已知，M3 的综合表现最好。但使用 M3 会显著增加模型运行时间，并可导致计算运行不稳定，更易出现计算失败。故实际应用中要慎重选择 M3，其可作为其他处理方法效果不理想时的备选方案。

第三节　分析方法的实现

NONMEM 是定量药理学数据分析的"金标准"软件，故本书以 NONMEM 为例，介绍 BQL 数据处理的具体方法。对于 BQL 数据的简单处理方法，如剔除法 M1 和替换法 M5、M6 和 M7 法，只需要在数据集中进行删除和替换即可，不再赘述。而基于似然的 BQL 数据处理方法涉及了 NONMEM 的高级功能和用法，故在下文中作详细说明。

一、数据结构

在 NONMEM 数据文件中，BQL 数据在因变量（DV）栏中应被设为 0，且需要增加一个 BQL 数据的指示变量，如示例中的 BQL 指示变量（indicator of BQL，IBQL）。对于 BQL 数据，该指示变量设定为 1（IBQL=1），非 BQL 数据，该指示变量设定为 0（IBQL=0）。另外，由于 BQL 数据并不是缺失数据，所以对应的 MDV 应设为 0（表 4-1）。

表 4-1　包含 BQL 数据的 NONMEM 数据集示例

编号（ID）	时间（h）（TIME）	给药剂量（AMT）	因变量（DV）	缺失因变量（MDV）	BQL 指示变量（IBQL）
1	0	200	0	1	0
1	0.5	0	6.368 8	0	0
1	2	0	2.921 5	0	0
1	6	0	0.666 89	0	0
1	12	0	0	0	1
1	24	0	0	0	1

二、控制文件

除了 `$DATA`、`$ERROR` 和 `$EST` 模块以外,控制文件中其他部分的代码不变。对于 M2,需要在 `$DATA` 中加入 `IGNORE=(IBQL .EQ. 1)`,在计算时忽略 BQL 数据。而 M3 和 M4 无须加入此 IGNORE 选项。

`$EST` 模块中,不能使用基于一阶近似的算法(如 FO、FOCE 和 FOCE-I),需要使用拉普拉斯法(`METHOD=1 LAPLACIAN`)或蒙特卡洛最大期望法如重要抽样法(`METHOD=IMP LAPLACE`)等。

`$ERROR` 模块中,须定义 BQL 数据相关的变量:`YLO`,`PHI`,`F_FLAG`以及描述残差的 `THETA` 等。以下将详细说明 M2、M3 和 M4 的 `$ERROR` 模块代码。

(一) M2 法

实现 M2 法时,常使用 NONMEM 软件的内置参数 `YLO`。`YLO` 为 Y 值(观测值)的下界。在 BQL 数据的分析中,观测值的下界为检测方法的定量下限。NONMEM 7 及以上版本中,M2 的控制文件示例如下。

```
$ERROR
    IPRED   = F    ;加和型和比例型的混合残差,利用该函数更有利于权重 W 的计算
    W       = SQRT(THETA(5)**2*IPRED**2 + THETA(6)**2)
    Y       = IPRED + W*EPS(1)
    IRES    = DV-IPRED
    IWRES   = IRES/W


    YLO     =0.5 ;定量下限 LLOQ
```

(二) M3 法

实现 M3 法时,常用以下 NONMEM 软件内置参数和函数:`NPDE_MODE`、`DV_LOQ`、`F_FLAG`、`PHI`、`COMACT` 和 `MDVRES`。其中,`NPDE_MODE` 和`DV_LOQ` 主要用于正态化预测分布误差(normalized prediction distribution errors, NPDE)的计算,具体用法将在"BQL 数据的模型评价"部分详细说明。本节主要对其余 4 项内置参数予以说明。

`F_FLAG`:消除相中的 BQL 数据应指定 IBQL = 1,高于定量下限的观测

数据应指定 IBQL = 0。在估算阶段中，当 IBQL = 0 时，通过设置 F_FLAG = 0，使 NONMEM 软件返回的 Y 值为因变量(DV)的预测值，即数据的通常处理方式。当 IBQL = 1 时，通过设置 F_FLAG = 1 使 NONMEM 软件返回的 Y 值表示数据低于 BQL 数据的概率。当 F_FLAG = 1 时，须使用拉普拉斯法或蒙特卡洛最大期望值法拟合参数。

PHI：NONMEM 内置的累积分布函数，M3 中用于计算 BQL 数据的概率。

COMACT：NONMEM 软件中，COMACT = 1 指示 ETA = 0 的情形。群体预测值可视为 ETA = 0 时的个体预测值 IPRED。故当 COMACT = 1 时，可将相应的 IPRED 保存于用户自定义变量 PREDV 中，作为获得群体预测值的一种方法。对于连续型数据，NONMEM 软件通常会自动计算群体预测值 PRED，并不需要通过 COMACT = 1 方法计算群体预测值。但是，当用户指定似然函数对数据进行拟合时(F_FLAG = 1)，PRED 输出值将不再是群体预测值，故需要 COMACT = 1 获得正确的群体预测值。

MDVRES：MDVRES = 1 指示残差分析中的因变量缺失。从 NONMEM 7.4 开始，其为非正常数据(F_FLAG = 1)设置了 MDVRES = 1，以确保能够对大于 BQL 的数据(F_FLAG = 0)计算条件加权残差(conditional weighted residuals，CWRES)。在 NONMEM 7.4 之前的版本中，除非个体(同一个 ID 下)只有 F_FLAG = 0 类型的观测值，否则所有该个体记录的 CWRES 都将设置为零。在以下的示例代码中，MDVRES = 1 有助于获得高于定量下限数据所对应的 CWRES。M3 的 NONMEM 7 控制文件示例如下：

```
$ERROR
   IPRED             = F
   IF(COMACT==1) PREDV=IPRED
       ;如果 COMACT=1 时,返回 IPRED 在 ETA = 0 时的值,即群体预测值 PRED

   SD = SQRT(THETA(5)**2*IPRED**2 + THETA(6)**2)
       ;加和型和比例型混合残差
   LLOQ              = 0.5              ;定量下限
   DEL               = 1.0E-30
       ;加上一个极小值 DEL,避免 CUMD 为 0,利于 NONMEM 的参数估计
   CUMD = PHI((LLOQ-IPRED)/SD)+DEL  ;累积分布函数
```

```
IF(IBQL .EQ. 1) DV_LOQ=LLOQ

    ;NPDE_MODE 是 NPDE 计算的开关,1 是开,0 是关
IF(IBQL .EQ. 0 .OR. NPDE_MODE==1) THEN
F_FLAG              =0              ;用于非 BQL 数据
Y                   = IPRED + SD*EPS(1)
ENDIF


IF(IBQL.EQ.1 .AND. NPDE_MODE==0) THEN
F_FLAG              =1              ;用于 BQL 的数据
Y                   = CUMD
MDVRES              =1              ;估算非 BQL 数据的 CWRES
ENDIF
```

(三) M4 法

M4 的控制文件与 M3 的控制文件大致相同,但存在两方面的区别:① 对于正常数据(F_FLAG=0),通过 YLO 将 Y 值的下界设为 0;② 对于 BQL 数据(F_FLAG=1),使用校正后的累积分布函数定义该数据的似然。M4 的 NONMEM VII 控制文件示例如下:

```
$ERROR
  IPRED   = F
  IF(COMACT==1) PREDV=IPRED              ;群体预测值
    ;如果 COMACT=1 时,返回 IPRED 在 ETA = 0 时的值,即群体预测值 PRED

  SD      = SQRT(THETA(5)**2*IPRED**2 + THETA(6)**2)
    ;加和型和比例型混合残差
  LLOQ    = 0.5                          ;定量下限
  DEL     = 1.0E-30
    ;DEL 赋值极小值,防止 CCUMD 趋近于 0,利于 NONMEM 参数估计
  CUMD    = PHI((LLOQ-IPRED)/SD)         ;累积分布函数 <LLOQ
  CUMD0   = PHI((0-IPRED)/SD)            ;累积分布函数 <0
  CCUMD   =(CUMD-CUMD0)/(1-CUMD0) + DEL  ;校正后的累积分布函数

  IF(IBQL.EQ.1) DV_LOQ=LLOQ

  IF(IBQL.EQ.0.OR.NPDE_MODE==1) THEN
```

```
F_FLAG   = 0                              ;用于非 BQL 数据
YLO      = 0                              ;设 Y 的下界为 0
Y        = IPRED + SD * EPS(1)
ENDIF


IF( IBQL.EQ.1.AND.NPDE_MODE = = 0 ) THEN
F_FLAG   = 1                              ;用于 BQL 数据
Y        = CCUMD                          ;校正后的概率 0<IPRED <LLOQ
MDVRES   = 1                              ;估算非 BQL 数据的 CWRES
ENDIF
```

三、输出文件

表 4-2 展示了 M3 的数据输出列。对于大于定量下限的观测数据（IBQL=0），PRED 栏为观测值的群体预测值（PRED）；但对于 BQL 数据（IBQL=1），PRED 栏为该观测值低于定量下限的概率。对于所有数据（包括 BQL 数据），PREDV 栏为群体预测值，IPRED 栏为个体预测值。对于缺失数据（MDV=1）或 BQL 的数据（IBQL=1），CWRES 栏为默认值 0，只有高于定量下限的观测值（MDV=0 且 IBQL=0）时，CWRES 栏有相应的计算结果。至于 NPDE 栏，无论数据是否缺失（MDV=0 或 1）都有相应的计算结果。

表 4-2　M3 输出文件示例

编号 (ID)	时间 (h)	缺失因变量 (MDV)	BQL指示变量 (IBQL)	条件加权残差 (CWRES)	个体预测值 (IPRED)	群体预测值 (PRED)	正态预测分布误差 (NPDE)	因变量 (DV)	群体预测值 (PRED)	残差 (RES)	条件加权残差 (WRES)
1	0	1	0	0	8.66	9.33	0	0	9.33	0	0
1	0.5	0	0	-0.624	6.71	7.41	-0.613	6.37	7.41	-1.04	-0.562
1	2	0	0	-1.05	3.21	3.8	-0.795	2.92	3.8	-0.878	-0.959
1	6	0	0	-0.418	0.669	0.927	-0.534	0.667	0.927	-0.261	-0.493
1	12	0	1	0	0.295	0.43	-0.176	0	0.682	0	0
1	24	0	1	0	0.199	0.302	0.394	0	0.92	0	0
2	0	1	0	0	8.09	9.33	0	0	9.33	0	0
2	0.5	0	0	-1.25	6.4	7.41	-1.32	5.46	7.41	-1.95	-1.11

编号 (ID)	时间 (h)	缺失 因变量 (MDV)	BQL 指示 变量 (IBQL)	条件 加权 残差 (CWRES)	个体 预测值 (IPRED)	群体 预测值 (PRED)	正态预 测分布 误差 (NPDE)	因变量 (DV)	群体 预测值 (PRED)	残差 (RES)	条件 加权 残差 (WRES)
2	2	0	0	−0.513	3.23	3.8	−0.279	3.22	3.8	−0.579	−0.493
2	6	0	0	−0.683	0.733	0.927	−0.505	0.698	0.927	−0.229	−0.663
2	12	0	1	0	0.308	0.43	−0.534	0	0.682	0	0
2	24	0	0	0	0.205	0.302	0.739	0	0.92	0	0
3	0	1	0	0	8.41	9.33	0	0	9.33	0	0
3	0.5	0	0	0.155	6.96	7.41	0.193	7.48	7.41	0.073 9	0.127
3	2	0	0	−0.786	4.02	3.8	−0.515	3.4	3.8	−0.402	−0.78
3	6	0	0	0.853	1.22	0.927	1.08	1.31	0.927	0.386	1.03
3	12	0	0	1.27	0.552	0.43	1.19	0.72	0.43	0.291	1.41
3	24	0	1	0	0.383	0.302	−0.89	0	0.92	0	0

四、参数估算方法的选择

传统的基于一阶近似的参数估算方法,如含个体间变异(η)和残差变异(ε)交互作用的一阶条件估算法(FOCE-I),都有两个基本假设:

(1)观测值 Y_i 须为连续型数据。

(2)在给定 η_i 下,Y_i 须服从正态分布。

处理 BQL 数据的一些常规简易方法,如剔除法(M1)和替换法(M5~M7),仅涉及连续型观测值并且采用扩展最小二乘法分析,因此仍然可以沿用传统的参数估计方法(如 FO、FOCE 和 FOCE-I)。但对于基于似然的 BQL 数据分析方法(M2、M3 和 M4),因为 BQL 数据的似然不服从正态分布,所以传统的基于一阶近似估算法不适用。

因为拉普拉斯法(Laplace theorem)无须 Y_i 为连续变量,且无须 Y_i 符合正态分布,所以常用来分析 BQL 数据。拉普拉斯法是一种基于二阶近似的参数估算方法,须进行一阶和二阶求导。二阶求导的计算量很大,因此拉普拉斯法的运行时间比传统基于一阶近似的参数估算方法长得多。此外,二阶导数的计算稳定性较差,导致了拉普拉斯算法的不稳定,常因舍入误差(round-off error)出现计算运行提前终止的情况。

NONMEM 软件中,拉普拉斯法可通过加入 NUMERICAL 和 SLOW 选项,增加算法的稳定性,而加入 NOABORT 选项可减少估算过程中提前终止的情形。尽管如此,拉普拉斯法的不稳定性及较长的运行时间仍在一定程度上限制了基于似然的 BQL 分析方法的实际应用。拉普拉斯法的 NONMEM 代码示例如下:

```
$ESTIMATION METHOD=1 LAPLACIAN INTERACTION NUMERICAL SLOW MAXEVALS=
9999 NOABORT PRINT=10
```

蒙特卡洛最大期望值法同样适用于 BQL 数据的分析,而且相较于拉普拉斯法更加稳定。蒙特卡洛最大期望值法(Monte Carlo expectation-maximization algorithm, MCEM)——重要抽样法(importance sampling, IMP)在 NONMEM 软件的实现示例如下。

```
$EST METHOD=IMP LAPLACE INTERACTION AUTO=1 PRINT=5 RANMETHOD=S2
```

其中,AUTO 选项处理可能因非正态数据似然而发生的非正态条件密度。RANMETHOD = S2 开启准随机采样,以减少随机噪声对目标函数评估的影响。对于最大期望值法,可引入 MU 参数(MU referencing)从而大幅提高该类算法的运行效率。MU 实现的具体方法可参考《NONMEM 用户手册》"I.38 MU Referencing"章节的相关内容,不再赘述。

第四节　评　价

除了基于预测误差的模型评价方法外,通过已构建的模型进行模拟已经成为模型评价的标准方法之一。通常,基于模拟的模型评价是考察观测数据和模拟数据的吻合度。然而,观测数据的删失常引起模型评价偏倚,可严重影响模型评价的效能。因此,模型评价时需要尽可能保留原始数据集中的所有信息,尤其是 BQL 的数据信息。

一、可视化预测检验

当存在 BQL 数据的情况下,传统的基于观测值的可视化预测检验(visual predictive check, VPC)已不再适用,须对高于 *LLOQ* 的连续型观测值和 BQL 数据分别建立 VPC 诊断图。

群体药动学和药效学分析进阶

无论使用何种方法处理 BQL 数据,开展 VPC 时均应保留 BQL 数据。M3 和 M4 法实现的代码中涉及 BQL 数据的部分仅适用于参数估计,不适用于模拟。模拟时,须在数据集的所有时间点生成模拟值,包括 BQL 数据对应的时间点。如果采用 M3/M4 数据处理的代码进行模拟,则 BQL 数据处(`F_FLAG = 1`)的模拟值将是观测值低于定量下限的概率。因此,建议为 VPC 创建一个新的控制文件(如示例代码中的 run4vpc.mod),删除与 M3/M4 方法有关的代码,以便在所有时间点(包括观测值和 BQL 数据对应的时间点)给出连续型的模拟值。

本文以瑞典乌普萨拉大学 Matts Karlsson 教授研究组开发的 Perl Speak NONMEM(PsN, https://uupharmacometrics.github.io/PsN) 和 Xpose (http://uupharmacometrics.github.io/xpose4/) 工具包为例,介绍 VPC 的实现方法。首先,在输入数据集中,将所有 BQL 数据的 DV 值设为低于定量下限的固定值(如示例代码中的 0.5),然后将其赋值于 `-lloq` 项,VPC 运行时将应用 `-lloq` 项,筛选 BQL 数据。VPC 的 PsN 代码示例如下:

```
vpc -samples=1000 -auto_bin=5 -dir=vpc_run4vpc -lst_file=
run4.1st -lloq=0.5 run4vpc.mod
```

以上的 PsN 命令中, `run4vpc.mod` 是用于模拟的 NONMEM 文件,而 `-lst_file=run4.1st` 定义了之前模型运行的结果,其中包括所有参数的估算值。`-samples=1000` 定义了模拟次数为 1 000 次。为了获得可靠的 VPC 结果,模拟次数一般应至少为 500 次。`-auto_bin=5` 将数据按观测时间自动分成 5 组,进行可视化比较。PsN 提供了多种数据分组的方法,详见 PsN 用户手册。`-dir=vpc_run4vpc` 定义了存放 VPC 运行结果的文件夹,即在 "vpc_run4vpc" 文件夹中存放了当次 VPC 的所有结果。

运行上述 VPC 命令后,可获取绘图所需的数据文件,再结合 R 软件中的 Xpose4 绘图包,进行 VPC 作图。调用 Xpose4 库后,可采用以下 R 代码,实现 VPC 的作图。

```
xpose.VPC.both(vpc.info="vpc_results.csv",vpctab="vpctab4vpc",
main="",
xlim = c(-1,26),
add.args.cont = list(ylb = "Concentration(mg/L)",ylim=c(0.1,20)),
add.args.cat = list(xlb = "Time(h)"),
cont.logy=T)
```

54

示例中，`xpose.VPC.both` 命令用于含 BQL 数据的 VPC 作图。其中，`vpc.info` 和 `vpctab` 为必须设定项。`vpc.info` 指定 VPC 结果文件夹中记录 PsN 运行结果的 csv 文件，默认文件名为"vpc_results.csv"，`vpctab` 指定结果文件夹中的 vpctab 文件，默认文件名以"vpctab"为前缀。

其余的选项对 VPC 图的呈现方式作了定义。其中，`main` 选项定义图名，`add.args.cont` 设置连续型观测值的 VPC 图(如 y 轴标签等)，`add.args.cat` 设置 BQL 数据(分类型观测值)的 VPC 图，`cont.logy` 可以设定连续型观测值的 VPC 图的 y 轴为对数刻度。关于 `xpose.VPC.both` 命令的其他设定，请参考 Xpose4 的帮助文件。

图 4-2 的上栏是连续型观测值的 VPC 图。其中灰色水平线为定量下限，空心圆为大于定量下限的观测点，实线为观测数据中位线，虚线分别为观测数

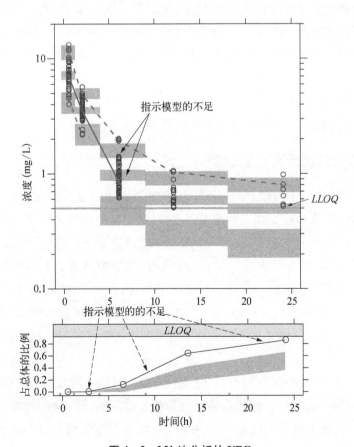

图 4-2　M1 法分析的 VPC

据 5% 和 95% 的百分位数线。阴影条带从上到下分别是 95%、50% 和 5% 百分位预测值的 95% CI。当观测值的分位线在模拟得到的置信区间范围之内时,说明模型可靠。但 VPC 图显示:6 h 处的观测值的 95% 分位线落在了模拟获得的置信区间之外,图中由星号标记,提示 M1 法对连续数据分析的不足。

图 4 - 2 的下栏是 BQL 数据的 VPC 图。其中空心圆代表 BQL 数据点在该时间点所有类型观测结果(含连续型数据和 BQL 数据)中的占比。阴影区域为各个时间点 BQL 数据占比的预测值的 95% CI。当各个时间点 BQL 数据的占比均落在置信区间时,说明模型表现好。由图可见:多个时间点的 BQL 数据的占比在置信区间之外,显示 M1 法对分类数据分析的不足。

无论选用何种方法分析 BQL 数据,采用双面板 VPC 图,均可显示连续型和分类型观测值的 VPC 诊断结果,是十分有用的诊断工具。例如,由于运行时间过长而无法选用基于似然的方法(M3 和 M2)时,VPC 诊断图可以帮助选择合适的值来替换 BQL 数据。虽然用某一固定数值替换 BQL 数据并不是最佳方案,但有时从实际出发,未尝不是一种现实的解决方案。通过比较不同替代值的 VPC 诊断图,可以评估这些替代方案的优劣。

二、正态化预测分布误差检验

如前文 M3 法中所述,NONMEM 软件中可以通过定义开关 `NPDE_MODE` 并设置保留变量 `DV_LOQ`,实现 BQL 数据的正态化预测分布误差(NPDE)。当将 `DV_LOQ` 设置为定量下限(`DV_LOQ=具体定量下限值`,示例中为 0.5)并且开启 NPDE 模式(`NPDE_MODE=1`)时,NONMEM 将评估 NPDE。此时,应对 BQL 数据定义 `F_FLAG=0`,使非 BQL 数据的计算返回个体预测值(IPRED)。而在参数估计阶段(`NPDE_MODE = 0`),不评估 NPDE,对 BQL 数据应使用 `F_FLAG= 1`,并且必须将 Y 定义为从负无穷到 $LLOQ$ 的正态分布累积密度。

图 4 - 3 中,空心圆为大于 $LLOQ$ 观测点所对应的 NPDE 估算点,虚线是这些数据的 Loess 趋势线。当散点均匀分布在 x 轴两侧,即 Loess 趋势线与 $y = 0$ 基本重合时,模型可靠。但从 A 图中可见:随着时间的增加,Loess 趋势线有偏离 $y = 0$ 的趋势,显示 M1 方法的不足。

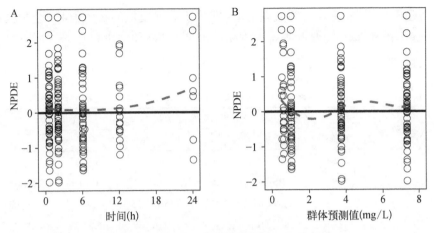

图 4-3 采用 M1 分析获得的 NPDE 诊断图

三、模拟再估计法

除了以上两种常规评价方法外,模拟再估计法(simulation and re-estimation)也可用于模型评价。首先对候选模型进行模拟产生模拟数据,然后对模拟数据进行拟合。在重新估算模型参数时,采用与候选模型相同的方法对 BQL 数据进行处理。如果重新估算得到的参数值与原模型相近,则说明之前采用的 BQL 数据处理方法行之有效;反之,则说明 BQL 数据处理方法不合适。模拟再估计法既可用于前瞻性数据分析,也可用于回顾性数据分析。

第五节 案 例

前文中列举的所有代码示例,均来自下文的案例。读者可以结合前文的讲解和附件中的代码文件,进一步练习和掌握 BQL 数据分析的具体步骤和方法。

一、试验设计

试验入组 50 名患者,单次静脉注射 A 药 200 mg,于给药后 0.5 h、2 h、6 h、12 h 和 24 h 分别采样,共获得 250 个观测值。该药符合经典的二室模型,模型参数值见表 4-3。A 药的 $LLOQ$ 为 0.5 mg/L。试验中 32.4% 的观测值是 BQL 数据,均分布在消除相。以下分别采用 M1、M3、M4 和 M6 方法处理 BQL 数据,进行建模分析,并将其与参数理论值(即用于数据模拟的参数值)和全数据拟合结果(含有 BQL 数据点所对应真实浓度的完整数据)进行比较。所有模型的运行和评价过程均记录于 BQL_handson_code.R 文件中。

表 4-3　BQL 数据分析方法的比较

参　数	参数估算值[$RSE(\%)$]					
	理论值	全数据集[a]	M1	M6	M3	M4
$CL(\text{L/h})$	5	4.89 [10]	2.56 [21]	4.91 [17]	5 [13]	5 [11]
$V1(\text{L})$	20	21.6 [4]	21.6 [5]	22.0 [4]	21.4 [4]	21.4 [4]
$Q(\text{L/h})$	5	5.39 [8]	7.82 [8]	5.13 [15]	4.98 [4]	4.97 [9]
$V2(\text{L})$	100	99.8 [21]	169 [15]	118 [38]	95.9 [29]	95.5 [24]
$\eta - CL(\text{CV}\%)$	30%	30% [18]	36% [17]	32% [22]	29% [22]	29% [20]
$\eta - V1(\text{CV}\%)$	30%	22% [18]	24% [17]	22% [18]	22% [18]	22% [18]
σ_{prop}	0.2	0.17 [9]	0.18 [11]	0.16 [11]	0.16 [11]	0.16 [11]
σ_{add} (mg/L)	0.1	0.11 [16]	0.033 [272]	0.15 [15]	0.13 [29]	0.13 [28]

a. 全数据集指含有 BQL 数据点所对应真实浓度的完整数据集。

二、数据分析

表 4-3 参数估计结果可见:由于 BQL 数据占比大(32.4%),M1 方法对于参数的估计存在较大偏差,其中 CL、Q 和 $V2$ 群体典型参数值的估计偏差都超过了 30%。M3 和 M4 方法表现十分相近,均展现出较优的参数估算结果。所有群体典型参数值和个体间变异值的估计偏差均小于 10%。M6 方法明显优于 M1 方法,其模型参数的估计结果大大改善,仅有 V2 的估计偏差超过了 10%,整体表现也仅仅是略逊于基于似然的方法(M3 和 M4)。

图 4-4 是 M3 法分析的 VPC 图,上栏是非 BQL 观测值(连续变量)的 VPC 图,下栏是 BQL 数据(分类型变量)的 VPC 图。在上栏和下栏的 VPC 图中,观测值的分位线均在对应的模拟获得的 95% 置信区域(95%CI)之内,获得较为满意的模型评价结果,优于 M1 法(图 4-2)。

图 4-5 是 M3 法分析的 NPDE 诊断图。图中空心圆为大于定量下限检测值的对应值,实心点为 BQL 数据对应的 NPDE 值,虚线是所有数据的 Loess 趋势线。由图 4-5 可见散点均匀分布在 x 轴两侧,Loess 趋势线与 $y=0$ 基本重合,模型表现优于 M1 法(图 4-3)。

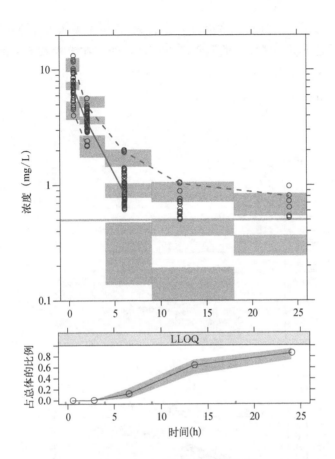

图 4-4　M3 法分析的 VPC 图

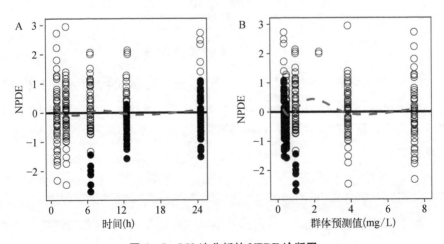

图 4-5　M3 法分析的 NPDE 诊断图

图 4 - 6 是 M6 法分析的 VPC 图,上栏是非 BQL 观测值(连续变量)的 VPC 图,下栏是 BQL 数据(分类型变量)的 VPC 图。在上栏和下栏的 VPC 图中,观测值的分位线均在模拟获得的对应的 $95\%CI$ 之内,获得较为满意的模型评价结果,与 M3 法相当(图 4 - 4)。

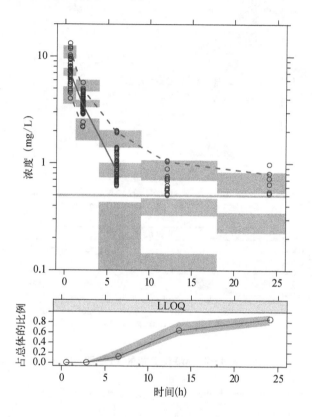

图 4 - 6　M6 法分析的 VPC 图

图 4 - 7 是 M6 法分析的 NPDE 诊断图。图中空心圆为大于定量下限检测值的对应值,实心点为 BQL 数据对应的 NPDE 值,虚线是所有数据的 Loess 趋势线。图中可见:在各时间段,Loess 趋势线均与 $y = 0$ 基本重合,显示 M6 方法表现良好。

三、小结

综上所述,BQL 数据对参数的准确估算具一定影响,影响程度需要具体情况具体分析。当 BQL 数据占比较低时,对参数估算的影响有限,可以直接删除

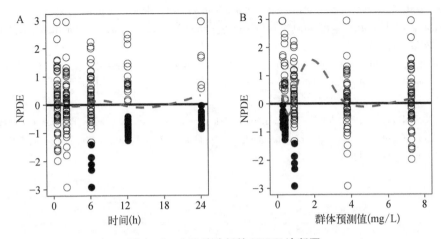

图 4-7 M6 法分析的 NPDE 诊断图

BQL 数据。当 BQL 数据占比较大时,推荐先尝试定量下限半值替换的方法(如 M5 或 M6)。如效果并不理想,则采用基于似然的方法(如 M3 或 M4),以改善参数估计的准确度。一般,M3 表现最佳,但参数拟合时须采用的拉普拉斯法的不稳定性及运行时间的大幅增加,限制了该方法的实际应用。此外,无论使用何种 BQL 数据分析方法,进行 VPC 时,须在数据集中保留 BQL 数据。

(朱校)

第四章
代码示例

------------------------| 参考文献 |------------------------

Ahn J E, Karlsson M O, Dunne A, et al. Likelihood based approaches to handling data below the quantification limit using nonmem vi. J Pharmacokinet Pharmacodyn, 2008, 35(4): 401 – 421.

Bauer R J. NONMEM tutorial part II: estimation methods and advanced examples. CPT Pharmacometrics Syst Pharmacol, 2019, 8(8): 538 – 556.

Bauer R J. NONMEM users guide: introduction to NONMEM 7.4.3. ICON Plc Gaithersburg Maryland, 2018. https://nonmem.iconplc.com/#/nonmem743. [2022 – 06 – 18].

Beal S L. Ways to fit a PK model with some data below the quantification limit. J Pharmacokinet Pharmacodyn, 2001, 28(5): 481 – 504.

Bergstrand M, Karlsson M O. Handling data below the limit of quantification in mixed effect models. AAPS J, 2009, 11(2): 371 – 380.

Duval V, Karlsson M O. Impact of omission or replacement of data below the limit of quantification on parameter estimates in a two-compartment model. Pharm Res, 2002, 19(12): 1835 – 1840.

Food Drug Administration. Bioanalytical Method Validation Guidance for Industry. https://www. fda. gov/files/drugs/published/Bioanalytical-Method-Validation-Guidance-for-Industry. pdf. [2021 - 10 - 31].

Hing J P, Woolfrey S G, Greenslade D, et al. Analysis of toxicokinetic data using NONMEM: impact of quantification limit and replacement strategies for censored data. J Pharmacokinet Pharmacodyn, 2001, 28(5): 465 - 479.

Xu X S, Dunne A, Kimko H, et al. Impact of low percentage of data below the quantification limit on parameter estimates of pharmacokinetic models. J Pharmacokinet Pharmacodyn, 2011, 38(4): 423 - 432.

场合间变异模型

第一节 概 述

一、定义

在群体药动学-药效学数据分析中，常可见个体参数随时间发生变化的现象。该现象称为参数的"个体内变异（within-subject variability，WSV）"。通常，仅有一部分个体内变异可通过生理状态的变化进行解释。例如，可通过建立年龄、肌酐清除率等指标的协变量模型，解释个体参数随时间的变化。由于难以完全量化所有的生理相关过程及影响因素，大部分参数的个体内变异只能归为无法解释的随机变异。

虽然，此类个体参数的变异具有随机性，但其程度常与研究的试验设计高度相关。因此，Karlsson M O 和 Sheiner L B 引入了"场合"（occasion）的概念。将一个试验划分为若干个独立的"场合"，并假设在同一场合下个体的参数不发生变化，个体参数随时间的变化可视为不同场合间的随机变异（即场合间变异，inter-occasion variability，IOV）。

例如，某药的临床药理研究中分别在试验的第 1 周、第 3 周与第 5 周进行数据采集。该药物的口服吸收速率常数（k_a）随着时间的推移而发生变化。按照试验的 3 个采样时间段，将整个试验划分为 3 个不同场合。假设个体的 k_a 在各个场合内保持一致，但不同场合间则存在着随机变异，可通过建立场合间变异模型，定量估算场合间的随机变异的大小，以描述 k_a 随时间的变化。

因此,群体分析中个体参数的"场合间变异"指不同的研究场合中个体参数出现的随机变异。

二、意义

传统方法直接将同一个体在不同研究场合的数据视作来自不同个体的数据,在此基础上建立群体模型,并通过个体参数值之间的变异来估算场合间变异。虽然此方法较为直观,但是该方法将同一个体在不同场合间的个体参数视为完全相互独立,忽略了其中的内在关联,从而导致参数估算发生偏差。该偏差与使用"两步法"计算群体模型参数时产生的偏差类似。

在群体混合效应模型中直接引入场合间变异,建立场合间变异模型,可更加精确地估计群体参数。具体而言,在混合效应模型中,参数的个体变异可以分为两部分:个体间变异和场合间变异(图5-1)。

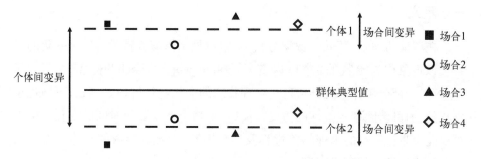

图5-1 群体模型中某参数的变异组成

黑色实线为该参数的群体典型值;虚线表示参数的个体间变异;不同的标志表示场合间变异

对于"场合间变异",可以通过假设不同场合间的参数变异符合某种类型的分布,如正态分布或对数转换后正态分布,以进行定量分析。

群体药动学-药效学数据分析中,场合间变异的构建需要满足以下两个条件:

(1)群体中的全部或者部分个体包含至少2个不同的研究场合,且在不同的研究场合中都必须包含估算模型参数所需的有效数据,否则无法区分个体间变异与场合间变异。

(2)试验划分成不同场合后,其中一个研究场合中至少有2个观测数据,否则无法区分场合间变异和残差变异。

第二节　实现方法

一、原理

假设群体中共有 m 个受试者,编号为 1, 2, 3, $\cdots$, i, $\cdots$, m。编号为 i 的个体参数 P_i 表示为

$$P_i = f(\overline{P}, \eta_i) \qquad (式 5-1)$$

式中,$\overline{P}$ 为该参数在群体中的典型值;η_i 为该参数的个体间变异,服从均值为 0,方差为 ω^2 的正态分布。

假设该试验被划分为 n 个研究场合,编号为 1, 2, 3, $\cdots$, j, $\cdots$, n。编号为 i 的个体在编号为 j 的场合的个体参数 P_{ij} 可表示为

$$P_{ij} = g(P_i, \pi_{ij}) \qquad (式 5-2)$$

式中,π_{ij} 为该参数的场合间变异值,其服从均值为 0,方差为 φ^2 的正态分布。

NONMEM 软件中,可在 \$OMEGA 与 \$SIGMA 模块中定义和估算个体间变异和残差变异。然而,场合间变异没有对应的模块,通常与个体间变异共同在 \$OMEGA 模块中进行定义和计算。

二、单个药动学参数

在下面的示例中,以一房室静脉注射的简单药动学模型为例,展示场合间变异模型在 NONMEM 软件中的实现方法。假设清除率(CL)与分布容积(V)均有个体间变异与场合间变异,且两类变异的分布均符合正态分布。若有 m 个受试者,编号分别为 1, 2, 3, $\cdots$, i, $\cdots$, m;并有 2 个研究场合。数据中以 FLAG 项对场合进行区分。当 FLAG = 1 时表示场合 1;当 FLAG = 2 时表示场合 2。

以清除率为例,模型中的个体参数模型可以表示为(式 5-3)

$$CL_{ij} = \overline{CL} \cdot e^{(\eta_i + \pi_{ij})} \qquad (式 5-3)$$

式中,$\overline{CL}$ 为清除率的群体典型值,η_i 与 π_{ij} 分别为个体间变异与场合间变异,

且两者符合均值为 0，方差分别为 ω^2 与 φ^2 的正态分布。NONMEM 程序的代码如下：

```
    ……                          ;省略$PROBLEM等部分
$SUBROUTINES ADVAN1 TRANS2  ;一房室静注模型
$PK
    OCC1 = 0
    OCC2 = 0
    IF(FLAG.EQ.1) OCC1 = 1    ;FLAG=1时为场合1
    IF(FLAG.EQ.2) OCC2 = 1    ;FLAG=2时为场合2
;参数的对数正态分布模型
    CL  = THETA(1) * EXP(ETA(1)+OCC1 * ETA(3)+OCC2 * ETA(4))
    V   = THETA(2) * EXP(ETA(2)+OCC1 * ETA(5)+OCC2 * ETA(6))
    S1  = V

$ERROR
    Y = F + EPS(1)              ;加法残差模型
$THETA(1)                      ;清除率的典型值
$THETA(2)                      ;分布容积的典型值
$OMEGA 0.3                     ;清除率的个体间变异
$OMEGA 0.3                     ;分布容积的个体间变异
$OMEGA BLOCK(1) 0.1            ;清除率的场合间变异
$OMEGA BLOCK(1) SAME          ;清除率的场合间变异
$OMEGA BLOCK(1) 0.1            ;分布容积的场合间变异
$OMEGA BLOCK(1) SAME          ;分布容积的场合间变异
$SIGMA 0.1                     ;残差变异
    ……                        ;省略$ESTIMATION等部分
```

由于 NONMEM 软件中无专门的场合间变异模块，因此须在数据文件中用特殊列标注出不同的研究场合。例如，在数据中加入 FLAG 列（名称可自定义），令 FLAG=1 和 FLAG=2 分别代表场合 1 和场合 2，而后在 NONMEM 代码中引入了对应变量 OCC1 和 OCC2 以构建场合间变异（变量名可自定义）。上述案例中的清除率在场合 1 中的随机变异为 ETA(3) 而在场合 2 则为 ETA(4)。在同一场合中，不同个体的场合间变异值可各不相同，但依然符合同一正态分布。

假设案例中的 ETA(3) 和 ETA(4) 符合同一个均值为 0、方差为 φ^2 的正态分布，则必须在随机效应方差的模块 $OMEGA 中，使用 SAME 命令限制随机变异 ETA(3) 和 ETA(4) 的方差相等。NONMEM 软件中 SAME 命令必须与 BLOCK 命令联用。因此，NONMEM 软件中所有场合间变异的方差必须以 BLOCK 命令写成矩阵形式。

三、多个药动学参数

在上面的例子中，假定清除率(CL)与分布容积(V)的场合间变异之间彼此相互独立。如果两者之间存在相关性，则应改写场合间变异的方差模块和相应的代码。此外，同一场合下的场合间变异的编号需要保持连续[如代码中的 ETA(3) 和 ETA(4)]，以符合 NONMEM 语法，改写后的代码为

```
    ......                      ;省略$PROBLEM 等部分
$SUBROUTINES ADVAN1 TRANS2 ;一房室静注模型
$PK
    OCC1 = 0
    OCC2 = 0
    IF(FLAG.EQ.1) OCC1 = 1    ;FLAG = 1 时为场合 1
    IF(FLAG.EQ.2) OCC2 = 1    ;FLAG = 2 时为场合 2
;参数的对数正态分布模型
    CL  = THETA(1) * EXP(ETA(1)+OCC1 * ETA(3)+OCC2 * ETA(5))
    V   = THETA(2) * EXP(ETA(2)+OCC1 * ETA(4)+OCC2 * ETA(6))
    S1  = V
$ERROR
    Y = F + EPS(1)             ;加法残差模型
$THETA(1)                      ;清除率的典型值
$THETA(2)                      ;分布容积的典型值
$OMEGA 0.3                     ;清除率的个体间变异
$OMEGA 0.3                     ;分布容积的个体间变异
;清除率与分布容积的场合间变异矩阵(ETA3-ETA4),0.01 表示两者间的协方差
$OMEGA BLOCK(2)
0.1
0.01 0.1
;清除率与分布容积的场合间变异矩阵(ETA5-ETA6)
$OMEGA BLOCK(2) SAME
$SIGMA 0.1                     ;残差变异
    ......                     ;省略$ESTIMATION 等部分
```

除了以上传统的场合间变异代码编写方式,当场合划分数量较多时,还可以利用 NONMEM 软件(版本 7.3 以上)中的 $ABBREVIATED 模块进行快速编写。如上述模型可改写成无须任何 IF 判断语句的如下程序:

```
;将不同参数在同一场合的变异归纳在一个变量下
$ABBREATED REPLACE ETA(FLAG_CL) = ETA(3,5)
$ABBREATED REPLACE ETA(FLAG_V) = ETA(4,6)
    CL  = THETA(1) * EXP(ETA(1)+ FLAG_CL)   ;参数的对数正态分布模型
    V   = THETA(2) * EXP(ETA(2)+ FLAG_V)    ;参数的对数正态分布模型
    S1  = V
$ERROR
    Y   = F + EPS(1)                        ;加法残差模型
$THETA(1)                                   ;清除率的典型值
$THETA(2)                                   ;分布容积的典型值
$OMEGA 0.3                                  ;清除率的个体间变异
$OMEGA 0.3                                  ;分布容积的个体间变异
;清除率与分布容积的场合间变异矩阵(ETA3-ETA4),0.01 表示两者间的协方差
$OMEGA BLOCK(2)
0.1
0.01 0.1
;清除率与分布容积的场合间变异矩阵(ETA5-ETA6)
$OMEGA BLOCK(2) SAME
$SIGMA 0.1                                  ;残差变异
    ……                                     ;省略$ESTIMATION 等部分
```

应用 $ABBREATED 模块来进行场合间变异编程,则数据中的场合指示变量(示例中的 FLAG)必须从 1 开始连续编号。

在形如 ETA(X_Y) = ETA(Num1, Num2, …)的命令行中,X 为研究场合指示列的名称(示例中的 FLAG),Y 为需要加入场合间变异的模型参数(示例中的 CL 和 V);而右侧括号内的数字则表示程序内的随机变异(ETA)的序号,并且与 X 的取值从小到大依次对应。该命令行表示:当 X = 1 时,ETA(X_Y) 取 ETA(Num1);当 X = 2 时,ETA(X_Y) 取 ETA(Num2),以此类推。

第三节　案　　例

一、试验设计

　　某药的临床试验中,纳入受试者74人,初始剂量为每日2次(间隔12 h),每次口服0.1 mg,然后逐步增大剂量至每日2次,每次口服0.2 mg或0.3 mg,服药12周,最后8周保持恒定剂量。在首次用药和重复给药12周到稳态,分别于服药前即刻和服药后0.5 h、1 h、1.5 h、2 h、4 h、6 h、8 h采集血样。血药浓度数据以对数转换的形式记录(iov_original_example.csv)

二、模型构建和模型评价

　　该药物的药动学模型为口服延迟吸收的一房室一级吸收和一级消除模型(original_iov.mod)。由于试验时间跨度较长,药动学参数可随时间发生随机变化,因此引入场合间变异模型描述实验数据。建模过程中,分别在清除率(CL)、分布容积(V)、吸收速率常数(k_a)上引入场合间变异(模型iov_example.mod),并在数据集中添加OCC列以标明不同的场合。OCC = 1表示首次给药后采血;OCC = 2表示12周后采血(iov_example.csv)。

　　对比原模型和纳入场合间变异模型的目标函数值(OFV)和AIC,纳入场合间变异,可进一步提高模型的拟合优度(表5-1)。

表5-1　原模型和场合间变异模型的OFV和AIC

模　型	OFV	AIC
原模型	-618	-600
场合间变异模型	-694	-670

注:OFV表示目标函数值;AIC表示赤池信息量准则。

　　图5-2比较了加入场合间变异模型和原模型的拟合优度。由图可见:场合间变异的引入改善了该模型的拟合优度,尤其是对于场合1下的拟合结果,散点更为集中在$y=x$参考线附近,且离群值相对原模型有改善,场合2也有所改进,但改善程度相对较小。

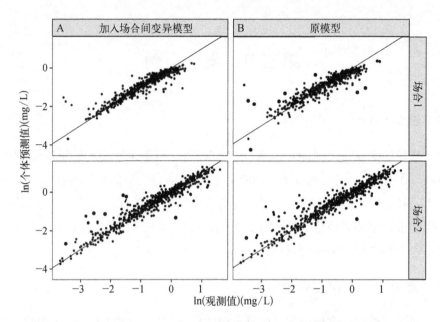

图 5-2　加入(A)和未加入(B)场合间变异模型的个体预测值对观测值散点图

（王世俊，赵晨妍）

第五章
代码示例

参考文献

Abrantes J A, Jönsson S, Karlsson M O, et al. Handling interoccasion variability in model-based dose individualization using therapeutic drug monitoring data. Br J Clin Pharmacol, 2019, 85 (6): 1326-1336.

Karlsson M O, Sheiner L B. The importance of modeling interoccasion variability in population pharmacokinetic analyses. J Pharmacokinet Biopharm, 1993, 21(6): 735-750.

Lalonde R L, Ouellet D, Kimanani E K, et al. Comparison of different methods to evaluate population dose-response and relative potency: importance of interoccasion variability. J Pharmacokinet Biopharm, 1999, 27(1): 67-83.

第六章

混合分布模型

第一节　概　　述

一、定义

　　建立群体药动学-药效学模型时,常假设模型参数符合正态分布或者对数正态分布。然而,该假设难以适用于所有情况。例如,研究人群中存在不同的药物清除率特征,可分为快代谢或慢代谢两种亚群时,清除率在人群中的分布形态为多峰(图6-1)。若群体模型参数在亚群体间存在不同的分布,且缺乏

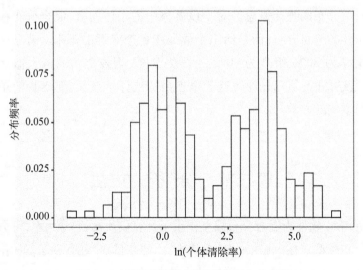

图6-1　清除率个体值的对数直方分布图

解释亚群体分布差异的协变量(如个体的基因型信息未知)时,遵循单一分布假设的群体模型将无法正确地描述该群体数据。

如果群体中形成不同亚群的原因已知,如药物代谢酶的基因多态性可致群体中有不同代谢速率的亚群,则可将其作为协变量纳入群体模型中。而如果原因未知或者未收集相关信息,则可通过混合分布模型(mixture model)描述此种数据的特征,即假设参数在群体中的分布由多个简单分布叠加而成。在真实场景中,混合分布模型的个体变异分布图极少出现如图6-1所示的清晰双峰,而呈现拖尾、平顶、钝峰等由多个正态分布重叠而产生的峰形。

二、参数

相比一般的群体模型,混合分布模型新增了3个参数: 亚群的个体数量占比、个体的最大似然分组、个体的分组概率。亚群的个体数量占比指各亚群体包含的个体数量占群体总数的比例;个体的最大似然分组是某个体的最具可能的亚群分组;个体的分组概率是指群体中某个体属于不同亚群体的概率。上述3个参数均可由NONMEM软件(7.2版本以上)完成模型拟合后,直接在结果列表中输出。

以上3个参数均为概率的描述,非绝对事实。假设某药物的清除率在某群体(共100人)中分为3个亚群体,分别记为组1、2、3。各个亚群的个体数量占比为10%、20%、70%。应注意百分比并不具体描述各亚群的个体数量,而是一个有关分布的统计概念。对于该群体中的个体而言,混合分布模型无法给出该个体的绝对分组,而是给出个体属于各个亚群的概率。若某个体属于组1的概率为30%、组2为40%、组3为30%,则该个体的最大似然分组为组2。解读结果时,须充分理解这3个参数的统计学意义,而不是简单地将其归为绝对事实的参数。

第二节 分 析 方 法

NONMEM软件为混合分布模型提供了计算模块 `$MIXTURE`,可方便地建立混合分布模型。在 `$MIXTURE` 模块中,内置变量 `NSPOP` 表示群体中亚群体的数量,而 `P(k)` 是第 k 个亚群体的个体数量占比。计算时包括两个重要参数：`MIXEST` 和 `MIXNUM`。前者是个体最大似然分组,可在 `$PK` 模块中将其赋值给任意变量,并在 `$TABLE` 模块中输出;后者是亚群体编号,与 `IF` 判断语句配合,为不同亚群体计算不同的群体参数。

一个简单的一房室静脉注射的药动学模型为例,假设群体中含 2 个亚群,其中清除率和分布容积在不同的亚群中具有不同的分布。则混合分布模型的 NONMEM 代码如下:

```
    ...                           ;省略$PROBLEM、$DATA 和$INPUT 等部分
$SUBROUTINE ADVAN1 TRANS2
$MIXTURE
    NSPOP  = 2                    ;有 2 个亚群
    P(1)   = THETA(5)             ;第 1 个亚群体的个体数量占比
    P(2)   = 1-THETA(5)           ;第 2 个亚群体的个体数量占比
$PK
    EST    = MIXEST
    IF(MIXNUM.EQ.1) THEN
    CL     = THETA(1)*EXP(ETA(1)) ;第 1 个亚群的 CL
    V      = THETA(3)*EXP(ETA(3)) ;第 1 个亚群的 V
    ELSE
    CL     = THETA(2)*EXP(ETA(2)) ;第 2 个亚群的 CL
    V      = THETA(4)*EXP(ETA(4)) ;第 2 个亚群的 V
    ENDIF
    S1     = V
$ERROR
    Y      = F+EPS(1)
$THETA (0,10)                     ;第 1 个亚群的 CL
$THETA (0,50)                     ;第 2 个亚群的 CL
$THETA (0,100)                    ;第 1 个亚群的 V
$THETA (0,500)                    ;第 2 个亚群的 V
$THETA (0,0.5)                    ;第 1 个亚群比例
$OMEGA 0.04                       ;第 1 个亚群 CL 的 IIV
$OMEGA 0.25                       ;第 2 个亚群 CL 的 IIV
$OMEGA 0.04                       ;第 1 个亚群 V 的 IIV
$OMEGA 0.25                       ;第 2 个亚群 V 的 IIV
$SIGMA 0.01
$ESTIMATION METHOD=1 INTER MAXEVAL=9999 NOABORT
$TABLE ID TIME EST NOAPPEND       ;输出个体最大似然分组
```

第三节　案　　例

一、试验设计

某药的临床试验中,纳入受试者 74 人,初始剂量为每隔 12 h 给药 1 次,每次口服 0.1 mg,然后逐步增大剂量至每日 2 次、每次口服 0.2 mg 或 0.3 mg,共12 周。其中,最后 8 周保持恒定剂量。在首次用药和重复给药 12 周到稳态后,分别于服药前即刻和服药后 0.5 h、1 h、1.5 h、2 h、4 h、6 h、8 h 采样。血药浓度数据以对数转换的形式记录(mix_example.csv)。

二、模型构建

该药的药动学模型为口服延迟吸收的一房室一级吸收和一级消除的模型(original_mix.mod)。模型拟合后,绘制吸收速率常数(k_a)个体间变异的分布密度(图 6-2)。图中 k_a 的分布呈现中度拖尾形态,可尝试使用混合分布模型描述该药物的吸收过程。其相关变量为 k_a 和吸收延迟时间。

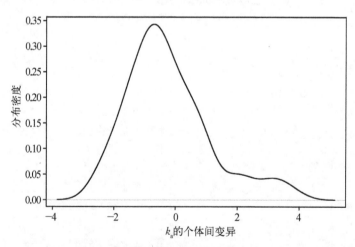

图 6-2　示例模型的口服吸收常数(k_a)个体间变异的分布密度

通过赋予口服吸收常数和吸收延迟时间不同的亚群特征,构建混合分布模型(mix_example.mod)。与原模型相比,表征模型拟合优度的 OFV 显著减小;综合考量拟合优度和模型参数数量的赤池信息量准则(AIC)也同样显著减小(表6-1)。

表6-1　原模型与混合分布模型的 OFV 和 AIC

模　　型	OFV	AIC
原模型	−618	−600
混合分布模型	−752	−726

注:OFV 表示目标函数值;AIC 表示赤池信息量准则。

由计算结果(图6-3)可知:混合分布模型的亚群个体数量占比为组1占49.8%[THETA(5)估算值],不同亚群的吸收速率常数分布的典型值分别为7.54(1/h)[THETA(3)估算值]和3.35(1/h)[THETA(6)估算值],个体间变异方差分别为2.31[ETA(3)方差]和1.85[ETA(4)的方差]。不同亚群的吸收延迟分布(方差为0或者表述为无个体间差异)的典型值分别为0.195 h[THETA(4)]和0.476 h[THETA(7)]。结果显示,药物在两个亚群体中的吸收行为具有显著的差异。

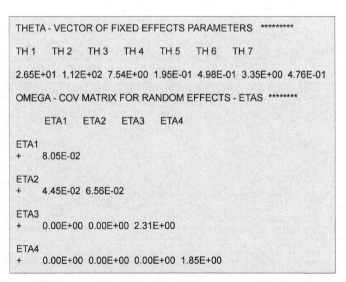

图6-3　混合分布模型的群体估算结果(后缀为.lst 文件)

对于个体而言,属于各个亚群的概率可在 phm 后缀的文件中找到(图6-4)。以 SUBJECT_NO=1 的个体为例,它属于亚群1和亚群2的概率分别是4.95%和95.05%,其最大似然分组则是组2。

SUBJECT_NO	ID	SUBPOP	PMIX
1	110	1	4.94505E-02
1	110	2	9.50550E-01
2	112	1	6.28431E-01
2	112	2	3.71569E-01
3	113	1	9.99997E-01

图 6-4 混合分布模型的个体估算结果(后缀为**.phm**的文件)

以下是 NONMEM 代码:

```
$PROBLEM MIX TURE MODEL EXAMPLE DATA
$INPUT   ID TIME AMT SS II DV
$DATA mix_1.csv IGNORE = @
$SUBROUTINE ADVAN2 TRANS2
$MIX
    NSPOP             = 2
    P(1)              = THETA(5)
    P(2)              = 1-THETA(5)
$PK
    TVCL              = THETA(1)
    TVV               = THETA(2)
    CL                = TVCL * EXP(ETA(1))
    V                 = TVV * EXP(ETA(2))
    KA                = THETA(3) * EXP(ETA(3))
    ALAG1             = THETA(4)

    EST               = MIXEST
    IF(MIXNUM.EQ.2) THEN
    KA                = THETA(6) * EXP(ETA(4))
    ALAG1             = THETA(7)
    ENDIF
    K                 = CL/V
    S2                = V

$ERROR
    IPRED             = LOG(.025)
    W                 = THETA(5)
    IF(F.GT.0) IPRED = LOG(F)
```

```
    IRES              = IPRED-DV
    IWRES             = IRES/W
    Y                 = IPRED+ERR(1)*W


$THETA
    (0,26.7)                  ;清除率典型值
    (0,110)                   ;分布容积典型值
    (0,4.5)                   ;吸收速率常数典型值
    (0,0.2149)                ;吸收延迟典型值(无个体间变异)
    (0,0.5,1)                 ;第一类亚群占总人数的比例
    (0,4.5)                   ;第二类亚群的吸收速率常数典型值
    (0,0.2149)                ;第二类亚群的吸收延迟典型值(无个体间变异)
    (0,0.2)                   ;残差项
$OMEGA  BLOCK(2)
    0.0819
    0.0413  0.0564           ;清除率与分布容积个体间变异的方差矩阵
$OMEGA
    2.82                     ;第一类亚群的吸收速率常数的个体间变异方差
    2.82                     ;第二类亚群的吸收速率常数的个体间变异方差
$SIGMA  1 FIX                ;模型残差方差


$ESTIMATION METHOD=1 MAXEVALS=9999
$TABLE ID TIME IPRED IWRES ONEHEADER NOPRINT FILE=sdtab2
$TABLE ID CL V KA ALAG1 ETA(1) ETA(2) ETA(3) EST ONEHEADER NOPRINT
FILE=patab2
```

（王世俊，赵晨妍）

第六章
代码示例

------------------- | **参考文献** | -------------------

Carlsson K C, Savic R M, Hooker A C, et al. Modeling subpopulations with the $MIXTURE
subroutine in NONMEM: finding the individual probability of belonging to a subpopulation for
the use in model analysis and improved decision making. AAPS J, 2009, 11(1): 148 – 154.

Lemenuel-Diot A, Laveille C, Frey N, et al. Mixture modeling for the detection of subpopulations
in a pharmacokinetic/pharmacodynamic analysis. J Pharmacokinet Pharmacodyn, 2007, 34(2):
157 – 181.

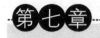

收　缩

第一节　概　述

收缩(shrinkage)是群体分析中的重要概念。收缩的解读可直接影响群体模型的正确诊断和应用。本章通过具体案例,介绍"收缩"术语的由来、分类及其对应的量化方式,并在此基础上进一步解析产生收缩的主要原因。另外,本章中还详细介绍了收缩现象对于模型诊断、协变量筛选、暴露效应分析和常规参数估计算法的影响及其应对之策。最后,介绍了收缩研究的前沿动态——个体收缩,以期使读者对收缩有完整的认识。

一、定义

根据收缩对象的不同,可将收缩大致分为个体间变异收缩(ETA shrinkage,又称ETA收缩)和残差变异收缩两大类。下文将以一个模型仿真案例来说明两大类收缩的定义。

假设研究药物符合标准的二房室模型,清除率(CL)、中央室体积(V_1)、外周室体积(V_2)和室间清除率(Q),并且有指数型个体间变异,残差变异为混合型残差。仿真模型药动学参数见表 7-1。模拟的临床研究如下:纳入 500 名受试者,每位受试者单次静脉注射给药,给药后 10% 的受试者每人采集两个时相的样本,其余 90% 的受试者每人仅采集一个样本,共采集 550 个样本。受试者的采样时间分布可完整覆盖药时曲线的各个阶段。药时曲线图见图 7-1。然后,对仿真数据集进行参数拟合。

表7-1　仿真模型药动学参数表

参　　数	参数值	个体间变异(ω^2)
$CL(\text{L/h})$	10	0.16
$V_1(\text{L})$	30	0.16
$Q(\text{L/h})$	20	0.16
$V_2(\text{L})$	100	/
比例型残差	0.1	/
加和型残差	0.1	/

注：CL 表示清除率；V_1 表示中央室体积；Q 表示室间清除率；V_2 表示周边室体积。

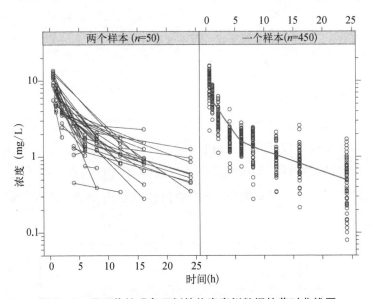

图7-1　用于收缩现象示例的仿真案例数据的药时曲线图

（一）个体间变异收缩

群体分析中，个体间变异（ETA）是导致个体参数偏离典型值的原因。图7-2展示了上述案例中ETA值的直方分布图。理论上，个体ETA值应符合均值为0，方差为 ω^2 的正态分布。图7-2中的实线为理论正态分布趋势线，而虚线是经验贝叶斯估计所得ETA值的实际分布趋势线。A图ETA1的情况大致和理想情况相符，两条趋势线未见显著差异。然而，B图ETA3出现了较大的偏离。相较于 A 图的理想情况,B 图中经验贝叶斯估计所得的个体 ETA 分布更偏向于中央 0 点。因此,该现象形象地称为 ETA 收缩。

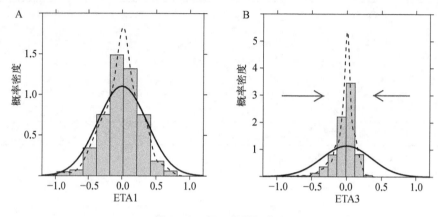

图 7 - 2 　 ETA 收缩示意图

（二）残差变异收缩

图 7 - 3 是上述仿真案例中个体加权残差（IWRES）的直方分布图。理论上,个体加权残差应符合正态分布,均值为零,方差为 1。图中的黑色实线为理论正态分布趋势线,而虚线是个体加权残差的实际分布趋势线,两者具有较大差异。与 ETA 收缩类似,个体加权残差趋向于 0。该现象称为残差变异收缩。

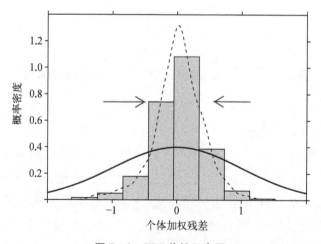

图 7 - 3 　 EPS 收缩示意图

二、收缩的量化

通常,一个群体分布的离散度可用方差来描述。方差越大,数据的分布越分散,分布的形态越矮胖;方差越小,数据的分布越紧密,分布的形态越高瘦。所以,可以通过个体参数估算值的标准差(或方差)相对于群体先验分布的标准差(或方差)的变化来量化收缩的程度。实际文献报道中,多采用标准差的变化来量化收缩的程度,但也有用方差来量化收缩的程度,因此须注意甄别收缩值所采用的量化形式。

ETA 收缩(shr_η)的计算:假设有 n 位受试者,群体模型对于某参数 p 的群体分布方差为 ω_p^2,而该参数对应的个体 ETA 估算值为 $\hat{\eta}_i$($i = 1,\ 2,\ \cdots,$ n)。 基于标准差(式 7 – 1)与基于方差(式 7 – 2)的计算方法如下:

$$shr_\eta = \left[1 - \frac{sd(\hat{\eta}_i)}{\omega_p} \right] \times 100\% \qquad (式 7-1)$$

$$shr_\eta = \left[1 - \frac{var(\hat{\eta}_i)}{\omega_p^2} \right] \times 100\% \qquad (式 7-2)$$

式中, $sd(\hat{\eta}_i)$ 与 $var(\hat{\eta}_i)$ 分别代表个体 ETA 估算值的标准差与方差。其中,基于标准差的(式 7-1)是目前主流使用的收缩量化形式。并且,在评价群体模型时,模型参数基于标准差的收缩量一般应<30%。

EPS 收缩(shr_ε)的计算:假设共有 m 个观测值,记为 y_i($i = 1,\ 2,\ \cdots,$ m),相应的模型预测值记为 $\hat{y}_i$($i = 1,\ 2,\ \cdots,\ m$),群体模型残差的方差估算值为 σ^2。 首先利用(式 7 – 3)计算个体加权残差($IWRES$),然后再根据(式 7 – 4)或者(式 7 – 5)计算 EPS 收缩。

$$IWRES_i = \frac{(y_i - \hat{y}_i)}{\sigma} \qquad (式 7-3)$$

$$shr_\varepsilon = \left[1 - sd(IWRES_i) \right] \times 100\% \qquad (式 7-4)$$

$$shr_\varepsilon = \left[1 - var(IWRES_i) \right] \times 100\% \qquad (式 7-5)$$

与 ETA 收缩相似,基于标准差的残差收缩(式 7-4)是目前最常用的残差收缩量化形式。现有的群体分析软件均可自动计算收缩量。以常用的NONMEM 软件为例,在其标准结果输出文件(后缀为 lst 中,可同时输出所有种类的 ETA 收缩与 EPS 收缩。

如图 7－4 所示：ETASHRINKSD 与 ETASHRINKVR 分别表示基于标准差和方差的 ETA 收缩；而 EPSSHRINKSD 和 EPSSHRINKVR 则分别代表基于标准差和方差的 EPS 收缩。

```
                   ETA(1)      ETA(2)      ETA(3)
ETASHRINKSD(%)  2.8020E+00  4.6713E+01  4.9496E+01
ETASHRINKVR(%)  5.5254E+00  7.1605E+01  7.4493E+01
...
EPSSHRINKSD(%)  2.2314E+01
EPSSHRINKVR(%)  3.9649E+01
```

图 7－4　NONMEM 标准结果输出文件中关于收缩量的部分示例

第二节　收缩的成因和影响因素

一、收缩的成因

上述案例中(图 7－1),受试者人数众多,采样时间的分布合理,能覆盖整个药时曲线。但是,个体的观测值信息严重缺乏——只有 10% 的受试者有两个采样点,其余 90% 的受试者仅有一个采样点。

为了考察个体观测值的多寡对于收缩程度的影响,根据受试者所含采样点的个数,对个体 ETA3 估算值的分布做分层分析。如图 7－5A 所示:仅有一个采样点的个体,ETA3 分布的收缩程度明显高于有两个采样点的个体。进一步比较个体 ETA3 值的估算方差,仅有一个采样点的个体估算方差要明显大于有两个采样点的个体估算方差(图 7－5B)。总之,个体信息量少,可导致 ETA 估计不准,使收缩值增大。

通过求解个体参数所用的贝叶斯目标函数(OBJ),进一步说明收缩的原因。贝叶斯目标函数可用(式 7－6)表示:

$$OBJ = \sum_{j=1}^{n} \frac{(C_{ij} - \hat{C}_{ij})^2}{\hat{\sigma}_{ij}^2} + \sum_{k=1}^{p} \frac{[\log(\theta_{ik}) - \log(\hat{\theta}_k)]^2}{\hat{\omega}_k^2}$$

(式 7－6)

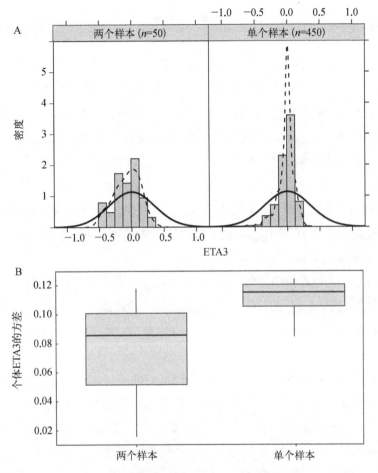

图 7 - 5　个体信息量对于收缩程度的影响

A. 个体 ETA3 的分布直方图；B. 个体 ETA3 方差的箱形图

式中，i 代表第 i 个体，j 代表第 j 个时相样本，k 代表第 k 个参数，C_{ij} 是观测值，$\hat{C}_{ij}$ 是个体预测值，θ_{ik} 是个体参数估算值，$\hat{\theta}_k$ 是群体典型值，$\hat{\omega}_k^2$ 是个体间变异的方差，$\hat{\sigma}_{ij}^2$ 是残差的方差。

　　模型参数估算的过程其实是使目标函数值（OFV）最小化的过程。函数式第一项 $\sum_{j=1}^{n} \dfrac{(C_{ij} - \hat{C}_{ij})^2}{\hat{\sigma}_{ij}^2}$ 的分子部分反映了个体预测值与观测值的接近程度，个体预测值越接近观测值，那么该项就越小。分母部分是残差的方差，其值越大，第一项对于整体 OFV 的影响就越小。即残差的方差越大，结果越不可靠。

函数式的第二项 $\sum_{k=1}^{p} \dfrac{[\log(\theta_{ik}) - \log(\hat{\theta_k})]^2}{\hat{\omega_k}^2}$ 反映了个体参数偏离群体参数的程度。偏离越多，该项的数值也越大。该项将个体间变异方差的倒数作为权重，即个体间变异方差越大，则个体参数偏离群体典型值越小；如果个体间变异小，则情况相反。目标函数存在以下两种极端情况：

（1）当某受试者没有任何观测数据，即该受试者个体信息量为 0 时，只需要考虑目标函数的第二项，该受试者的个体参数估算值等于群体典型值时为最优解。

（2）当某受试者具有"无限丰富"的观测数据时，此时目标函数第一项的影响将远超第二项，即个体参数估算值将完全不受群体分布的约束，等于该个体数据被单独用来拟合的个体参数。

当介于两种极端情况之间时，个体参数估算值将受到参数的群体分布以及实际观测值"相互牵制"的效应。若观测值偏少，检测误差大或者采样时间点设置错误（有效信息量偏少），则个体参数值将会"收缩"到群体典型值，反之则相反。

收缩与所选择模型的正确与否没有直接的联系。即使是正确的模型也会存在收缩现象。此外，单纯增加受试者例数对于改善收缩的帮助十分有限。上文案例中 500 人的样本量对于一个群体药动学分析而言不可谓少，但仍然出现了高收缩现象。其主要原因在于个体信息的缺乏。

很多原因可造成个体信息的缺乏。① 个体采样点少，俗话说"巧妇难为无米之炊"，无观测值就无法获取个体的特征信息，这也是最直接的原因。② 信息收集低效，采样设计不合理。例如，某受试者连续收集 5 次稳态谷浓度，对于获取该受试者吸收速率常数的帮助非常有限。另外，检测方法的可靠性，或采样操作亦可造成数据可靠性低，常表现为残差变异大。③ 个体间变异参数的数量过多。例如，大多数患者仅采集了谷浓度的数据，则仅可估算清除率的个体间变异，难以估算吸收相关参数的个体间变异。

二、收缩对群体分析的影响

高收缩会影响经验贝叶斯估计的表现，从而对模型诊断、协变量筛选、暴露效应分析乃至常规参数估计产生较大的影响。

（一）经验贝叶斯估计

完成模型群体参数估算后，（式 7 - 6）中除 θ_{ik} 外，其他参数都为已知量。通过最小化算法，可以估算 θ_{ik} 的值，使（式 7 - 6）取得最小值。该过程中求得的 θ_{ik} 就称为经验贝叶斯估算值（empirical bayes estimation，EBE）。EBE 不仅考虑了观测数据中的"信息"，同时也综合"参考"了该参数在群体中的先验分布（即历史数据得到的分布信息）。通过 EBE，可以计算群体模型中的个体参数，如清除率、个体预测值、个体加权残差及衍生的二级药动学参数（如峰浓度、谷浓度和 AUC 等）。EBE 在群体模型的分析中占有举足轻重的地位，应用于模型诊断、协变量筛选、参数估算和暴露-效应分析等各个阶段（图 7 - 6），以下将分别介绍。

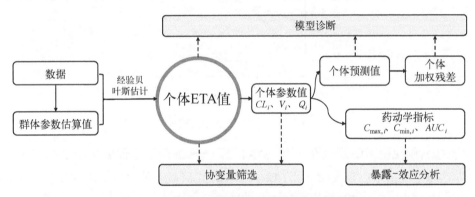

图 7 - 6　经验贝叶斯估计在群体分析中的作用

（二）模型诊断

收缩可视为模型诊断的指标。高收缩下，与经验贝叶斯估计相关的参数，如 ETA 值、个体预测值、个体加权残差等均不可靠，与 EBE 相关的诊断图也不可靠。

1. ETA 正态性检验

群体建模分析中，假设 ETA 服从正态分布。采用 QQ 图对数据分布进行考察，如图 7 - 7 所示：x 轴是标准正态分布的分位数，y 轴是 ETA 分布的分位数。如果 ETA 服从正态分布，则 QQ 图中散点将与 $y=x$ 这条线重合。图 7 - 7 展现了前述案例中 ETA 正态性检验的结果。ETA1 服从正态分布，ETA2 和 ETA3 明显不符合正态分布。即高收缩下，ETA 正态性检验的结果不可靠。

2. ETA 均值为零的检验

通常情况下，群体分析假设 ETA 的均值为零。若对应的 t 检验结果表明

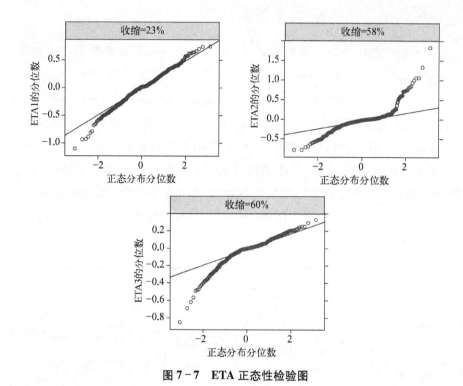

图 7-7　ETA 正态性检验图

$P<0.05$，则说明 ETA 的均值不等于零。图 7-8 展现了之前案例中 ETA 均值为零的检验结果。高收缩下，ETA2 和 ETA3 均值显著偏离零。但事实并非如此。在高收缩下，ETA 均值为零检验的结果并不可信。

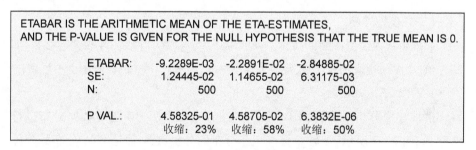

图 7-8　ETA 均值为零检验的结果

3. ETA 之间的相关性

EBE 可揭示参数与参数之间的相关性，通过观察模型参数 ETA 之间的散点图可探索 ETA 之间的相关性。图 7-9 通过仿真案例展示了不同收缩程度下，ETA 之间相关性的诊断图。

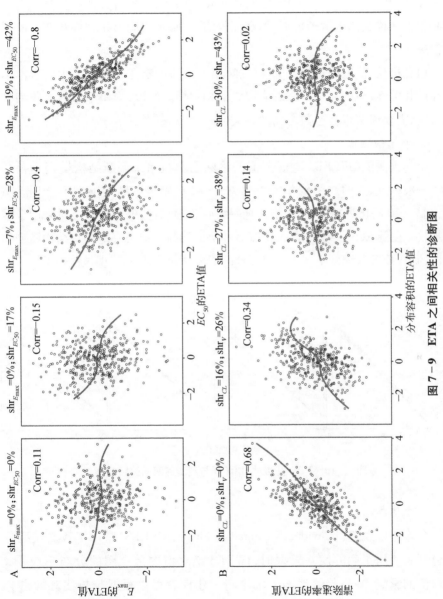

图 7－9　ETA 之间相关性的诊断图

A. 真实情况为 ETA 之间无相关；B. 真实情况为 ETA 之间相关

图 7-9A 表明：尽管 ETA 之间不存在相关性，但高收缩却能产生 ETA 之间本不存在的相关性。所以在高收缩下，诊断图有可能会误导。

图 7-9B 显示：如果 ETA 之间存在真实的相关性。在低收缩情况下，这种相关性在诊断图中清晰可见；但在高收缩下，ETA 之间的相关性却在诊断图中消失了。

由此可见，高收缩可误导 ETA 之间相关性的诊断图。既能无中生有本不存在的相关性，也能掩盖本来真实存在的相关性。所以，当模型参数的收缩量较大时，需要谨慎审视参数之间的相关性。

4. 个体预测值

个体预测值（IPRED）与观测值的诊断图常被用来判断结构模型是否合适。一般，若散点的趋势线偏离参考线（$y = x$），则表示结构模型不合理。例如，图 7-10 的仿真案例中，药物符合一级吸收，而对数据进行拟合时采用了零级吸收。在低 EPS 收缩情况下，IPRED 相关的诊断图能很好地提示结构模型的错误，但高 EPS 收缩则呈现了完美拟合的情况，模型结构的错误被掩盖了。

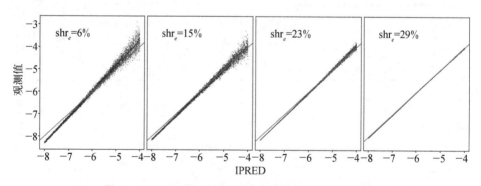

图 7-10 EPS 收缩对 IPRED 与观测值图的诊断效能

5. 个体加权残差

个体加权残差（individual weighted residuals, IWRES）常用于残差模型是否合理。使用正确的残差模型时，IWRES 绝对值的散点图的分布不应受 x 轴取值的影响，并且趋势线与 x 轴平行。建模者可以根据趋势线和散点分布，修正残差模型。

在图 7-11 的案例中，残差应为比例型残差模型，而模型构建时采用了加和型残差模型。在低 EPS 收缩情况下，IWRES 诊断图能较好地指出残差模型的错误,趋势线不与 x 轴平行,但随着 EPS 收缩的增大,正相关的趋势在慢慢减弱,最后在高 EPS 收缩时,趋势线几乎与 x 轴平行,残差模型的错误被掩盖了。即高收缩使 IWRES 的诊断功能减弱甚至消失。

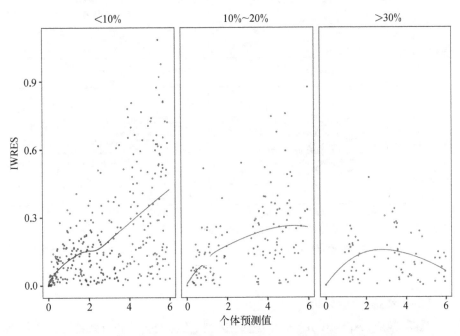

图 7 - 11　EPS 收缩对 IWRES 绝对值与个体预测值的诊断效能

（三）协变量筛选

EBE 可揭示参数与协变量之间的相关性。协变量筛选时,常通过绘制模型参数的 EBE 和协变量之间的散点图,探索个体间变异与协变量之间的相关性,指导协变量筛选。当收缩量过高时,散点图所呈现的相关性将可能诱导或掩盖,与后文保持一致。诱导指协变量原本与参数不存在相关性,但由于收缩的影响,散点图呈现了较强的相关性;而掩盖效应则与之相反。

图 7 - 12 的案例中,体重并不是参数 k_a 的协变量,k_a 所对应的 ETA 与体重不存在相关性。但当收缩程度不断增大时,两者之间的相关性却越来越显著。即高收缩时（如 20% ~ 30%）,ETA 与协变量散点图所呈现的相关性可信度下降。

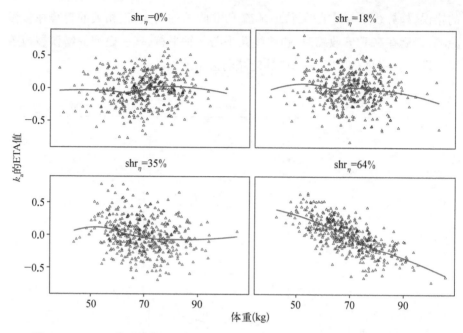

图 7 - 12　**ETA 收缩对协变量筛选的影响(体重与 k_a 所对应个体 ETA 值关系)**

(四) 暴露-效应分析

暴露-效应(exposure-response)模型是分析药物安全性和有效性的核心模型之一。其中,AUC 是最常使用的暴露量指标之一,而效应则包括了各种临床指标及生物标志物。根据暴露-效应模型可以定量分析药物的安全性和有效性。

图 7 - 13 的仿真案例中,药物的 AUC 与效应指标之间可用 E_{max} 模型描述。在低收缩情况下(左图),AUC 与效应指标呈现了较为显著的 E_{max} 曲线特征,能很好地反映两者真实的暴露-效应关系;但在数据采样点减少、收缩量较高的情况下(右图),二者之间的 E_{max} 曲线特征消失殆尽,并与真实的暴露-效应关系产生较大偏离。因此,在暴露-效应模型中,高收缩可显著影响模型对暴露量-效应关系的辨识度。

(五) 参数估算

一阶条件估算法(first order conditional estimation, FOCE)是群体分析中应用最广的参数估计方法。但该方法每次迭代的过程都涉及经验贝叶斯估计,因此 ETA 收缩可能会影响 FOCE 的最终参数估计结果。图 7 - 14 显示:各个

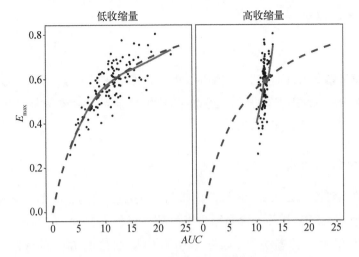

图 7-13　EPS 收缩对暴露-效应模型影响

虚线为真实的暴露-效应关系,实线是基于经验贝叶斯法估计的暴露-效应关系趋势线

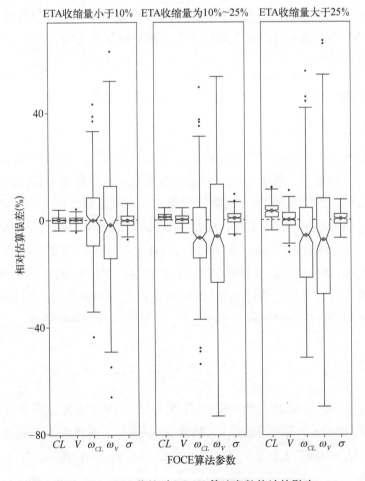

图 7-14　ETA 收缩对 FOCE 算法参数估计的影响

(https : //www. page-meeting. org/pdf_assets/9436-EBE_PAGE07_1_web. pdf)

药动学模型参数在不同 ETA 收缩时,使用 FOCE 进行参数估计的相对估算偏差。随着 ETA 收缩程度的增大,参数估计的精确度下降,参数估计出现偏差,特别是个体间变异相关的估计。

三、收缩的应对之策

收缩是对诊断方法的诊断,故应报告和关注变异的收缩值。建模者可据此更好地判断 EBE 相关的诊断图是否可信。评价模型时,可采用与经验贝叶斯估计不相关的诊断方法,如基于仿真的模型诊断方法的 VPC、pcVPC、NPC 等。

高收缩时,OFV 仍可用来判断模型的拟合优度,进行协变量的筛选。高收缩也提示了应对某些模型参数进行修改。例如,是否纳入场合间变异,个体间变异涉及的参数是否过多等。若欲减小收缩对算法的影响,可尝试其他算法如 SAEM 等。

四、个体收缩量

收缩量的计算是模型评价的有效手段,但传统的收缩量仅仅是基于个体平均信息量。当受试者间所包含的信息量差异较大时,平均水平难以有效全面反映个体的情况。例如,只有少部分受试者缺乏观测数据,大部分则拥有中等丰富程度的数据时,平均收缩量仍会出现一个较高值。此时的群体收缩量可能无法很好地指导建模工作。故近年来 Mats O Karlsson 提出了个体层面的收缩量——个体收缩(individual shrinkage)量,用来识别信息量较少的个体。

通常,群体模型估算过程中会同时计算出各个受试对象的 EBE 及其对应的估算精度。前者是点估计结果,而后者可以反映出点估计结果的可信度。假设某参数的群体分布方差计算结果为 ω_p^2,则个体收缩量的计算公式为

$$Ishr_{P,i} = \frac{se(\eta_i)^2}{\omega_p^2} \qquad (式7-7)$$

式中,$Ishr_{P,i}$ 表示受试个体 i 对于参数 P 的个体收缩量。需要注意区分(式7-2)中的 $var(\eta_i)$ 与(式7-7)中的 $se(\eta_i)^2$,前者表示所有受试个体 EBE 值的方差,后者表示某个具体受试对象 EBE 的估算标准误的平方。

以 NONMEM 输出结果为例,如图 7-15 所示:后缀为 phi 的文件会输出

EBE 和对应 EBE 的标准误平方。其中 ETA(n)列表示 EBE 的点估算值，EBE 对应的估算值方差和协方差在 ETC(m, n)列中。例如，ETA(1)对应第一个参数个体间变异的 EBE 值，ETC(1, 1)则表示该 EBE 的估算方差；ETC 内的交叉项如 ETC(2, 1)表示 ETA1 与 ETA2 之间的协方差。

TABLE NO. 1: First Order Conditional Estimation: Problem=1 Subproblem=0 Superproblem1=0 Iteration1=0 Superproblem2=0 Iteration2=0							
SUBJECT_NO	ID	ETA(1)	ETA(2)	ETC(1,1)	ETC(2,1)	ETC(2,2)	OBJ
1	1	-8.49752E-06	-4.92002E-07	3.59977E-05	-1.30732E-10	5.99999E-06	-0.1890
2	2	-4.37343E-05	-2.75348E-06	3.59963E-05	-2.31667E-10	5.99999E-06	0.4035
3	3	1.07676E-05	7.04132E-07	3.59980E-05	-1.30463E-10	5.99999E-06	-0.5423
4	4	-7.80292E-05	-5.44705E-06	3.59944E-05	-3.90958E-10	5.99997E-06	0.8188
5	5	-4.38266E-05	-2.76019E-06	3.59963E-05	-2.32039E-10	5.99999E-06	0.4047
6	6	-8.04140E-05	-5.64577E-06	3.59943E-05	-4.03284E-10	5.99997E-06	0.8453
7	7	4.91230E-05	4.48390E-06	3.59984E-05	-1.41934E-10	5.99999E-06	0.2650

图 7-15 NONMEM 输出的 phi 文件示例

个体收缩量是一个比值。因群体分布方差 ω_p^2 对于不同受试个体都是相同的，所以本质上个体收缩量反映的是个体 EBE 值的估算方差，即该个体 EBE 值的估算范围。如果个体信息量少，那么个体 EBE 值的估算范围就宽，个体 EBE 的估算范围越接近群体方差，个体收缩就越大。所以根据个体收缩量的大小，可以更加精细地考察不同受试对象所拥有的数据信息量大小，从而更好地指导建模和后续的诊断工作。另外，个体收缩量与群体收缩量相关，某参数个体收缩量的平均值约等于该参数的群体收缩量。

综上所述，所有模型均有收缩形象，而高收缩的主要原因是缺乏足够的个体信息。收缩可以被理解为是对模型诊断和应用的前置诊断。高收缩严重影响基于经验贝叶斯估计的模型诊断、协变量筛选和暴露-效应分析，使上述分析不可靠。在高收缩时，基于仿真的一系列诊断工具（如 VPC、pcVPC 和 NPC 等）仍然适用。此外，OFV 受收缩影响较小，仍可通过比较 OFV 来判断模型的优劣，进行协变量的筛选。同时，高收缩也提示进行模型简化的必要性。传统的收缩停留在群体平均层面，当个体间信息量差异较大时，群体收缩量并不能很好地反映个体的全貌。因此，计算个体收缩量可有助于更加精确地考察个体所拥有的信息量，从而更好地指导后续的模型构建和结果解读。

（王世俊，朱校）

| 参考文献 |

Karlsson M O, Savic R M. Diagnosing model diagnostics. Clin Pharmacol Ther, 2007, 82(1): 17 - 20.

Savic R M, Karlsson M O. Importance of shrinkage in empirical Bayes estimates for diagnostics: problems and solutions. AAPS J, 2009, 11(3): 558 - 569.

US Food and Drug Administration. Population pharmacokinetics guidance for industry (draft guidance). https://www.fda.gov/media/128793/download. [2021 - 10 - 31].

Xu X S, Yuan M, Karlsson M O, et al. Shrinkage in nonlinear mixed-effects population models: quantification, influencing factors, and impact. AAPS J, 2012, 14(4): 927 - 936.

肠肝循环模型

第一节　概　　述

肠肝循环（enterohepatic circulation，EHC）指部分以原型或代谢物经胆汁排泄的药物，可在肠道中由小肠上皮细胞吸收，经肝门静脉重新进入体循环的现象。药时曲线上可呈现多峰现象。

除 EHC 外，药时曲线的多峰现象亦可能由不规则吸收所致。数据分析时，应加以识别。如果同时有静脉和口服给药后的数据，且二者均可观察到多峰，则可考虑 EHC。反之，仅口服给药后观察到多峰现象，则应考虑不规则吸收；若无静脉给药数据，则可通过胆管引流术或口服药物后服用活性炭等方法加以识别。

在药物治疗中，药物的 EHC 特征可具双重作用：一方面，使药时曲线呈多峰现象，增加药物的吸收利用程度，延长药物作用时间，可对临床治疗有利；另一方面，可能造成药物在体内的蓄积，尤其对于治疗窗较窄的药物，可引起严重的药物不良反应或中毒反应。因此，必要时需要采取措施，阻断 EHC 过程，加快药物在体内的清除和排泄。

本节将介绍常用 EHC 模型的特点及常用模型化手段，并以免疫抑制药物麦考酚酸为实例，介绍群体药动学分析过程及 NONMEM 软件的实现方法，以期使读者对 EHC 模型化的理论和方法有较为全面的了解。

第二节　肠肝循环的生理过程

肠肝循环(EHC)是一个由肝脏转运与代谢、胆汁分泌、肠道代谢和重吸收所构成的复杂生理过程(图8-1)。具 EHC 特征的药物常在肝脏转化为极性较大的代谢产物,随后排入胆汁。亦有部分药物不经代谢而直接以原型排入胆汁。空腹状态下,约75%的胆汁经胆管排入胆囊,胆汁中约90%的水分被重吸收,胆汁内容物可被浓缩储存于胆囊中;其余约25%的胆汁则直接流入十二指肠。

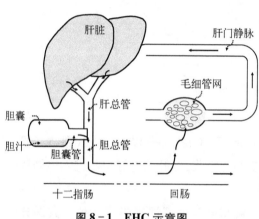

图8-1　EHC 示意图

食物的色、香、味的刺激均可使胆囊收缩,奥迪括约肌(Oddi sphincter)松弛,触发胆囊排空,释放约75%的内容物至十二指肠。进餐结束后,胆囊松弛,奥迪括约肌收缩,重启下一周期的胆汁浓缩储存。随胆汁进入肠道的代谢产物一部分可在肠道微生物作用下水解或还原为极性更低、分子量更小的母药,在肠道中重吸收,回到体循环,其余部分则排出体外。

具 EHC 特征的常见药物见表8-1,涉及了多个治疗领域的药物。

表8-1　EHC 药物列表

药物分类	举　　　例
抗菌药物	利福平,氯霉素,阿奇霉素,多西环素,头孢曲松
抗肿瘤药物	甲氨蝶呤,伊立替康
免疫抑制药物	环孢素,麦考酚酸
激素类药物	黄体酮,米非司酮,炔诺酮,托瑞米芬
维生素类药物	异维 A 酸,维生素 D,维生素 B_{12},维生素 E
非甾体抗炎药	吲哚美辛,双氯芬酸,布洛芬,美洛昔康,吡罗昔康
阿片类镇痛药	吗啡

药物分类	举 例
心血管药物	强心苷(地高辛、洋地黄毒苷),依折麦布,胺碘酮,厄贝沙坦,华法林
镇静催眠药物	地西泮,劳拉西泮
抗抑郁药	丙米嗪
抗痛风药物	秋水仙碱

第三节　肠肝循环模型的常见类型

与普通房室模型相比,EHC 模型需要额外考虑胆汁的分泌、释放入肠道及药物在此过程中的分布和转运。在建模过程中,通常需要根据生理、药理学知识和数据特征,对上述过程作合理假设。合适的模型化策略,应充分考虑 EHC 对药动学的影响,准确描述药物的 EHC 体内过程,有效改善模型拟合优度和预测性能。本节将对常用的 EHC 模型假设及模型化方法作一概述。为了便于理解,下文中将药物简化为一房室分布。

一、双向房室模型

双向房室模型是一种最简单的 EHC 模型,由双向连接的肠道室和体循环室组成,包括连续型和非连续型双向房室模型(图 8 - 2)。

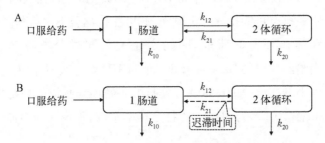

图 8 - 2　连续型(A)和非连续型(B)双向房室模型结构示意图

(一) 连续型双向房室模型

连续型双向房室模型(图 8 - 2A)假设:胆囊排空是一个固定速率常数的

连续过程。其中,k_{10}为肠道消除速率常数,代表药物经肠道菌群生物转化和粪便消除之和;k_{20}为体循环消除速率常数,代表药物经肾和非胆道的肾外途径消除之和;k_{12}为吸收速率常数,描述了药物从肠道吸收进入体循环的过程;k_{21}则描述了药物通过胆汁分泌、胆囊排空从体循环转运回肠道的过程。模型中肠道室和体循环室的药量-时间变化关系可用微分方程(式8-1)和(式8-2)表示。

$$\frac{\mathrm{d}A(1)}{\mathrm{d}t} = -(k_{12}+k_{10}) \cdot A(1) + k_{21} \cdot A(2) \qquad (式8-1)$$

$$\frac{\mathrm{d}A(2)}{\mathrm{d}t} = -(k_{21}+k_{20}) \cdot A(2) + k_{12} \cdot A(1) \qquad (式8-2)$$

式中,$A(1)$和$A(2)$分别代表了(1)肠道室和(2)体循环室中的药量。连续型双向房室模型最大限度地简化了模型,计算量小,易于实施。但连续性的胆囊排空假设不符合已知的生理学认知,难以准确反映药时曲线的双峰或多峰现象。

(二)非连续型双向房室模型

与连续型双向房室模型相比,非连续型双向房室模型(图8-2B)在给药间期内的胆囊排空过程是非连续的。模型假设:服药后药物由肠道室单向转运至体循环室,在此期间胆囊不向肠道分泌胆汁;在特定时间(T_{GB})由进餐(或其他特定因素)触发胆囊排空,在排空持续时间(T_{DUR})内,药物原型或代谢产物随胆汁经胆道系统,以特定速率常数(k_{21})释放至肠道,在肠道中重新吸收入体循环。胆囊排空可能持继一定时间,亦可能持继至下次给药。

肠道室和体循环室的药量-时间变化关系同微分方程(式8-1)和(式8-2)。当给药后时间(time after dosing, TAD)<T_{GB}或>T_{GB}+T_{DUR}时,k_{21}设定为0或一个极小的数值(如0.000 1),表明由体循环到肠道的药物转运可忽略不计;当T_{GB}+T_{DUR}>TAD>T_{GB}时,k_{21}为特定速率常数,表征药物由体循环到肠道的转运速度。

非连续型双向房室模型通过分时段函数的形式,适度增加模型复杂度,描述了给药间期内的单次EHC过程,可在一定程度上反映了药时曲线的多峰现象。但是,该模型难以描述一个给药间期内的多次EHC过程,亦难以准确反映药时曲线上的多峰现象。

二、胆囊室模型

在双向房室模型的基础上,胆囊室模型引入额外的胆囊室,描述生理性的胆汁分泌、胆囊排空与肠道吸收过程。该模型主要由肠道室、胆囊室和体循环室 3 个房室组成,胆囊室模型包括连续型胆囊室模型、非连续型胆囊室模型和脉冲型胆囊室模型 3 种类型(图 8 - 3)。

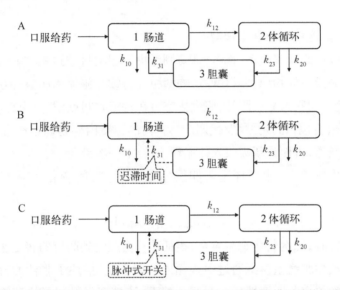

图 8 - 3　连续型(A)、非连续型(B)和脉冲型(C)胆囊室模型结构示意图

(一) 连续型胆囊室模型

连续型胆囊室模型(图 8 - 3A)假设药物从胆囊转运至肠道是一个连续的过程,其一级速率常数(k_{31})不随时间而改变。其中,k_{10}、k_{20} 和 k_{12} 含义同双向房室模型,k_{23} 代表药物从体循环室至胆囊室的转运速率常数,k_{31} 为胆囊排空速率常数,描述了药物从胆囊室转运至肠道室的过程。肠道室、体循环室和胆囊室的药量-时间变化关系可用微分方程(式 8 - 3)~(式 8 - 5)表示。

$$\frac{dA(1)}{dt} = -(k_{12} + k_{10}) \cdot A(1) + k_{31} \cdot A(3) \qquad (式 8 - 3)$$

$$\frac{dA(2)}{dt} = -(k_{23} + k_{20}) \cdot A(2) + k_{12} \cdot A(1) \qquad (式 8 - 4)$$

$$\frac{\mathrm{d}A(3)}{\mathrm{d}t} = -k_{31} \cdot A(3) + k_{23} \cdot A(2) \qquad (式 8-5)$$

式中，$A(1)$、$A(2)$ 和 $A(3)$ 分别代表了（1）肠道室、（2）体循环室和（3）胆囊室中的药量。类似于连续型双向房室模型，连续性的胆囊排空假设亦限制了该类模型的适用性，难以准确描述间断、非连续性的胆囊排空行为，无法反映药时曲线的双峰或多峰现象。

（二）非连续型胆囊室模型

非连续型胆囊室模型（图 8-3B）则考虑了胆囊排空过程的非连续性。该模型假设服药后药物原型或代谢产物随胆汁持续分泌流入胆囊并在其中浓缩储存，胆囊不向肠道分泌胆汁；胆囊排空可在特定时间点（T_{GB}）由特定因素（如进餐）触发，将包括药物原型/代谢产物在内的胆囊内容物以速率常数（k_{31}）持续释放至肠道，进而重新吸收入体循环，直至下一次给药。

模型中肠道室、体循环室和胆囊室的药量-时间变化关系同微分方程（式 8-3）～（式 8-5）。当 $TAD<T_{\mathrm{GB}}$ 时，k_{31} 设定为 0 或一个极小的数值（如 0.0001），表明胆囊排空处于关闭状态，由胆囊到肠道的药物转运可忽略不计；当 $TAD>T_{\mathrm{GB}}$ 时，k_{31} 为特定速率常数，表征药物由胆囊到肠道的转运速度。

非连续型胆囊室模型通过引入额外的胆囊室，描述了胆汁的持续分泌浓缩和胆囊的单次非连续性排空过程。然而，该模型仅描述了给药间期内的单次 EHC 过程，难以准确体现药时曲线的多峰现象。

（三）脉冲型胆囊室模型

脉冲型胆囊室模型（图 8-3C）进一步考虑了胆囊非连续性的多次排空特性。通过特定的脉冲式开关，控制给药间期内胆囊排空的多次启动和关闭循环。采用不同的开关函数，可呈现胆囊排空速率常数（k_{31}）随时间变化的不同特征。最常用的开关函数包括了 Switch 函数和 Sigmoid 函数（Sigmoid function）（图 8-4）。

本节将以一个给药周期内两次胆囊排空为例，介绍胆囊排空的开关调节过程。图 8-4 中 T_{start1} 和 T_{start2} 分别为第一次和第二次胆囊排空的开始时间，T_{end1} 和 T_{end2} 分别为第一次和第二次胆囊排空的结束时间。

模型中体循环室的药量-时间变化关系同微分方程（式 8-4），肠道室和胆囊室的药量-时间变化关系可用微分方程（式 8-6）和（式 8-7）表示：

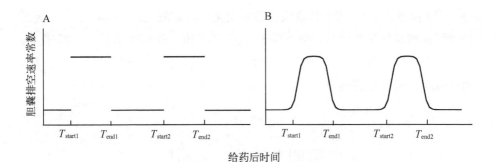

图8-4 脉冲型胆囊室模型中胆囊排空速率常数随时间变化示意图

A. Switch 函数;B. Sigmoid 函数

$$\frac{\mathrm{d}A(1)}{\mathrm{d}t} = -(k_{12} + k_{10}) \cdot A(1) + f(t) \cdot k_{31} \cdot A(3) \qquad (\text{式}8-6)$$

$$\frac{\mathrm{d}A(3)}{\mathrm{d}t} = -f(t) \cdot k_{31} \cdot A(3) + k_{23} \cdot A(2) \qquad (\text{式}8-7)$$

$f(t)$是描述胆囊排空"开关"的函数,常用 Switch 函数和 Sigmoid 函数表征。

1. Switch 函数

Switch 函数(式8-8)可控制胆囊排空过程的瞬时开关切换,胆囊排空速率常数的变化特征如图8-4A 所示。

$$f(t) = \begin{cases} 0, & t < T_{\text{start1}} \text{ 或} T_{\text{end1}} < t < T_{\text{start2}} \text{ 或} t > T_{\text{end2}} \\ 1, & T_{\text{start1}} \leqslant t \leqslant T_{\text{end1}} \text{ 或} T_{\text{start2}} \leqslant t \leqslant T_{\text{end2}} \end{cases} \qquad (\text{式}8-8)$$

NONMEM 软件中,可通过"MTIME"实现瞬时的开关切换,后文实例中将进一步详细讲述。

2. Sigmoid 函数

Sigmoid 函数(式8-9)可实现胆囊排空过程的双 S 状调节,胆囊排空速率常数的变化特征如图8-4B 所示。

$$f(t) = \frac{1}{1 + \mathrm{e}^{-N \cdot (t - T_{\text{start1}})}} - \frac{1}{1 + \mathrm{e}^{-N \cdot (t - T_{\text{end1}})}} + \frac{1}{1 + \mathrm{e}^{-N \cdot (t - T_{\text{start2}})}}$$

$$- \frac{1}{1 + \mathrm{e}^{-N \cdot (t - T_{\text{end2}})}} \qquad (\text{式}8-9)$$

当 t 接近 T_{start} 时,速率常数快速由 0 变化至特定值,启动 EHC;而当 t 接近 T_{end} 时,速率常数快速由特定值下降至 0,关闭 EHC,直至启动下一次循环。N 决定了 S 曲线的陡度,即开关切换的快慢。N 越大则开关切换越快。该模型的计算时间较其他模型更长。

第四节　案　　例

一、研究背景

吗替麦考酚酯(mycophenolate mofetil,MMF)是常用的免疫抑制剂,用于预防器官移植后的免疫反应。口服 MMF 后,MMF 在血浆酯酶的作用下迅速水解成活性代谢产物麦考酚酸(mycophenolic acid,MPA),后者在葡萄糖醛酸基转移酶(UGT)的作用下转化为无活性的 $7-O-$ 葡萄糖醛酸结合物(MPAG)。MPAG 经胆汁分泌进入小肠,在肠道中经微生物的作用,降解为 MPA 重新吸收进入体循环,从而形成 EHC。

二、试验设计

本试验纳入 20 例健康志愿者,空腹条件下,单次口服 MMF 750 mg,采集服药后 24 h 内的血浆样本。采样中考虑了吸收相和进餐前后的分布,包括给药前即刻,给药后 0.25 h、0.5 h、0.75 h、1 h、1.5 h、2 h、2.5 h、3 h、4.5 h、6 h、8 h、10 h、12 h 和 24 h。进餐时间控制为给药后 4 h 和 9 h。如图 8-5 所示,给药后 5 h 和 10 h 可见明显多峰现象。高效液相法测定每个血浆样本中的 MPA 和 MPAG 的浓度。

三、模型构建

(一) 模型假设

鉴于模型较为复杂,须对模型辨识性作考察。相关内容见本书的第二章,在此不再赘述。为了使模型可辨识,作如下假设:

(1) MMF 生物利用度为 100%。

(2) MMF 水解为 MPA、MPA 转化为代谢产物 MPAG 的转化比均

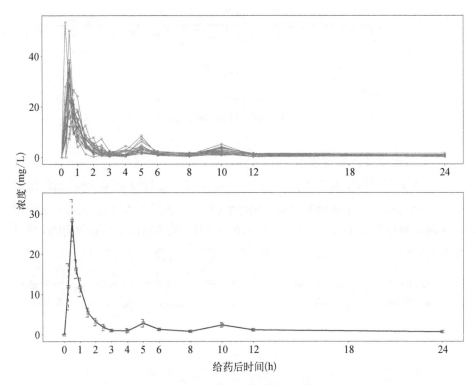

图 8－5　MPA 的药时曲线

为 100%。

（3）经胆汁分泌进入肠道的 MPAG 全部降解为 MPA，并全部重吸收进入体循环，不随粪便排出体外。

（4）各房室间药物转运均符合一级动力学过程，且各房室间的药物转运不受 EHC 的影响。

（5）进餐触发胆囊分泌胆汁和 EHC 过程。

（6）在脉冲型胆囊室模型中，胆囊排空时间固定为 0.5 h。

（7）24 h 内发生的两次 EHC 过程完全相同。

由于胆囊室模型更符合生理实际，应用较为广泛，故本节主要阐述胆囊室模型的构建过程与结果。为了便于读者理解，将模型简化，不考虑代谢产物 MPAG。EHC 的过程直接以 MPA 形式进行建模。

前期研究结果表明，MPA 的分布符合二房室模型，MPA 的 EHC 模型结构如图 8－6 所示。

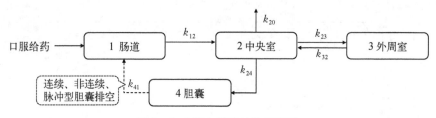

图 8-6 MPA 模型结构示意图

(二) 连续型胆囊室模型

该模型在两房室基础上加入胆囊室,并假设胆囊排空为连续性过程,模型代码如下所示。基于非房室分析、不包含 EHC 房室模型和连续型胆囊室模型的参数估算结果如表 8-2 所示。与不包含 EHC 的普通两房室模型相比,连续型胆囊室模型的 OFV 未见显著下降,提示模型拟合度无显著改善。

```
$ABBREVIATED COMRES      =2                    ;定义 COM(1)和 COM(2)两个变量
$SUBROUTINE ADVAN6 TOL   =6                    ;通用非线性模型(微分方程)
$MODEL
    COMP                 =(DEPOT,DEFDOSE);1,吸收室
    COMP                 =(CENT)             ;2,中央室
    COMP                 =(PERI)             ;3,外周室
    COMP                 =(GALLBLADDER)      ;4,胆囊室
    COMP                 =(AUC)              ;5,输出 AUC

$PK
    CL                   = THETA(1) * EXP(ETA(1))
    V2                   = THETA(2) * EXP(ETA(2))
    Q                    = THETA(3)
    V3                   = THETA(4)
    K12                  = THETA(5)
    K24                  = THETA(6)
    K41                  = THETA(7)
    K20                  = CL/V2
    K23                  = Q/V2
    K32                  = Q/V3
    S2                   = V2/1000          ;缩放因子
    IF(NEWIND.LE.1) THEN;处理新的受试者(ID)数据时,进行初始化
    COM(1)               = -1               ;初始变量 COM(1)= -1
    COM(2)               = -1               ;初始变量 COM(2)= -1
    ENDIF
```

```
$DES
   DADT(1)          = - K12 * A(1) + K41 * A(4)
   DADT(2)          = K12 * A(1) + K32 * A(3) - K23 * A(2) - K24 *
                     A(2) - K20 * A(2)
   DADT(3)          = - K32 * A(3) + K23 * A(2)
   DADT(4)          = K24 * A(2) - K41 * A(4)
   DADT(5)          = A(2)              ;中央室 MPA 的量
   AUC              = A(5)/S2           ;输出 AUC
   CT               = A(2)/S2           ;中央室药物浓度
   IF(CT .GT. COM(1)) THEN
   COM(1)           = CT                ;迭代更新,输出 Cmax
   COM(2)           = T                 ;迭代更新,输出 Tmax
   ENDIF
```

表 8-2　非房室分析、无 EHC 房室模型和连续型胆囊室模型参数表

参　　数	非房室分析	无 EHC	连续型胆囊室循环
$T_{max1}(h)$	0.76±0.81	0.35±0.03	0.35±0.04
$T_{max2}(h)$	4.61±0.65	/	/
$T_{max3}(h)$	10.0±1.09	/	/
$C_{max1}(mg/L)$	27.99±11.74	20.55±1.79	20.47±1.99
$C_{max2}(mg/L)$	3.74±1.79	/	/
$C_{max3}(mg/L)$	2.96±1.89	/	/
$AUC_{0\sim24h}(mg \cdot h/L)$	48.92±9.86	50.77±8.45	50.79±8.53
OFV	/	1 427.454	1 427.31
$k_{12}(/h)$	/	3.15	3.12
$CL/F(L/h)$	13.08±3.22	8.67	8.67
$V_C/F(L)$	160.91±48.31	10.8	10.8
$Q/F(L/h)$	/	20.1	18.1
$V_P/F(L)$	/	107	97.3
$k_{24}(/h)$	/	/	0.175
$k_{41}(/h)$	/	/	0.205

图 8-7 展示了连续型胆囊室模型的拟合曲线图,其中圆点代表实际观测值,曲线代表基于模型的个体预测值。由图可见,基于模型的预测峰浓度低于实际观测峰浓度,连续型模型无法准确描述实际观测数据的多峰特征。

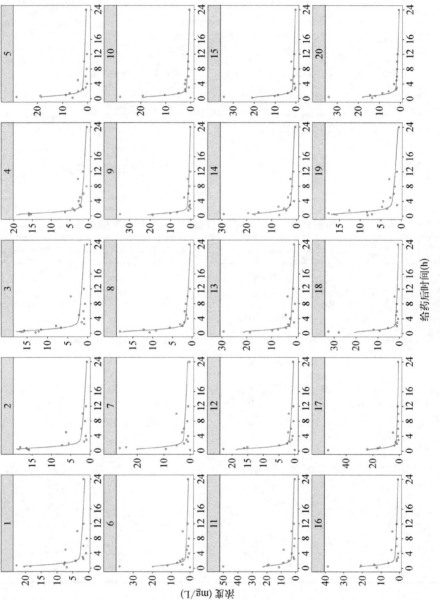

图 8-7 连续型胆囊型模室模型拟合曲线图

（三）非连续型胆囊室模型

该模型假设在一个给药间期内,胆囊排空为非连续性过程,在特定时间点 (T_{GB}) 触发后,将持续至下一次给药,模型代码如下所示,参数估算结果如表 8 - 3 所示。与连续型胆囊室模型相比,非连续型胆囊室模型的 OFV 下降了 53.153,提示非连续型胆囊室模型可显著改善模型拟合度。

```
$ABBREVIATED COMRES＝2              ;定义 COM(1)和 COM(2)两个变量
$SUBROUTINE ADVAN13 TOL＝6          ;通用非线性模型(微分方程)
$MODEL
    COMP        =(DEPOT,DEFDOSE) ;1,吸收室
    COMP        =(CENT)          ;2,中央室
    COMP        =(PERI)          ;3,外周室
    COMP        =(GALLBLADDER)   ;4,胆囊室
    COMP        =(AUC)           ;5,输出 AUC
$PK
    CL          = THETA(1) * EXP(ETA(1))
    V2          = THETA(2) * EXP(ETA(2))
    Q           = THETA(3)
    V3          = THETA(4)
    K12         = THETA(5)
    K24         = THETA(6)
    K41         = THETA(7)
    K20         = CL/V2
    K23         = Q/V2
    K32         = Q/V3
    S2          = V2/1000
    EHC         = K24 /(K24+K20)    ;计算 EHC 比例

    IF(NEWIND .LE. 1) THEN          ;处理新的受试者(ID)数据时,进行初始化
    COM(1)      = -1                ;初始变量 COM(1)= -1
    COM(2)      = -1                ;初始变量 COM(2)= -1
    ENDIF

$DES
    ;定义指示变量 FLAG
    IF(t .GE. 4) THEN
    FLAG        = 1                 ;t≥4 h 时,FLAG= 1,触发肠肝循环过程
    ELSE
```

```
FLAG        = 0                    ;t<4 h 时,FLAG=0,肠肝循环过程未触发
ENDIF

DADT(1)     = - K12 * A(1) + FLAG * K41 * A(4)
DADT(2)     = K12 * A(1) + K32 * A(3) - K23 * A(2) - K24 * A(2) - K20 * A(2)
DADT(3)     = - K32 * A(3) + K23 * A(2)
DADT(4)     = K24 * A(2) - FLAG * K41 * A(4)
DADT(5)     = A(2)
AUC         = A(5)/S2              ;输出 AUC
CT          = A(2)/S2             ;中央室药物浓度
IF(CT .GT. COM(1)) THEN
COM(1)      = CT                  ;迭代更新,输出 Cmax
COM(2)      = T                   ;迭代更新,输出 Tmax
ENDIF
```

表 8-3　非连续型胆囊室模型和脉冲型胆囊室模型参数表

参　　数	非连续型胆囊室模型	脉冲型胆囊室模型	
		Switch 函数	Sigmoid 函数
T_{max1}(h)	0.38±0.03	0.36±0.05	0.36±0.04
T_{max2}(h)	5	5	5
T_{max3}(h)	/	10	10
C_{max1}(mg/L)	20.64±1.95	21.77±4.45	21.87±4.43
C_{max2}(mg/L)	2.99±0.64	3.08±0.64	3.13±0.64
C_{max3}(mg/L)	/	2.31±0.57	2.30±0.57
$AUC_{0\sim24h}$(mg·h/L)	51.92±8.37	49.07±7.71	49.11±7.66
OFV	1 374.157	1 283.384	1 281.863
k_{12}(/h)	3.36	4.45	4.58
CL/F(L/h)	8	5.41	5.31
V_C/F(L)	12.2	14.7	14.8
Q/F(L/h)	15.4	12.9	12.8
V_P/F(L)	114	162	167
k_{24}(/h)	0.222	0.297	0.297
k_{41}(/h)	56.5	2.16	2.26

图 8-8 展示了非连续型胆囊室模型的拟合曲线图,其中圆点代表实际观测值,实线代表基于模型的个体预测值。由图 8-8 可见,对于多数个体而言,基于模型的预测峰浓度低于实际观测峰浓度。非连续型胆囊室模型只能描述一个给药间期内的一次 EHC 过程,因此在预测药时曲线上亦只能观察到单个次峰,同样无法准确反映实际观测数据的多峰特征。

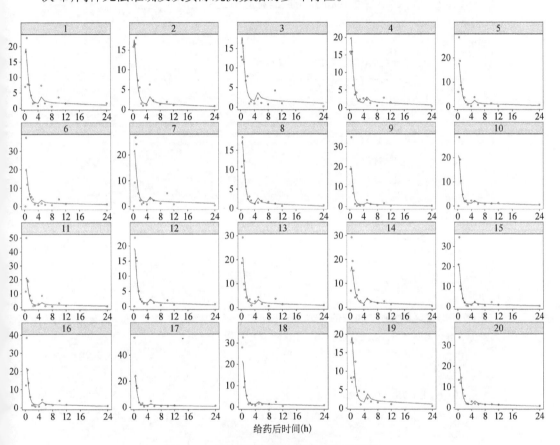

图 8-8 非连续型胆囊室模型拟合曲线图

(四) 脉冲型胆囊室模型

1. Switch 函数

Switch 函数可实现胆囊排空的瞬时开关切换,描述一个给药间期内的多次离散型 EHC。例如,假设在给药后存在两次 EHC 过程,分别在给药后 4 h 和 9 h 触发,每次 EHC 持续 0.5 h,模型代码如下:

```
$SUBROUTINE ADVAN13 TOL=6      ;通用非线性模型(微分方程)
$MODEL
    COMP    =(DEPOT,DEFDOSE);1,吸收室
    COMP    =(CENT)         ;2,中央室
    COMP    =(PERI)         ;3,外周室
    COMP    =(GALLBLADDER)  ;4,胆囊室


$PK
    CL      = THETA(1) * EXP(ETA(1))
    V2      = THETA(2) * EXP(ETA(2))
    Q       = THETA(3)
    V3      = THETA(4)
    K12     = THETA(5)
    K24     = THETA(6)
    K41     = THETA(7)
    K20     = CL/V2
    K23     = Q/V2
    K32     = Q/V3
    S2      = V2/1000


$DES
    ;定义胆囊是否排空的指示变量 FLAG
    IF(t .GE. 4 .AND. t .LE. 4.5) THEN
    FLAG    = 1                 ;当 t 在 4-4.5 h 之间时,FLAG=1,触发 EHC
    ELSE
    IF(t .GE. 9 .AND. t .LE. 9.5) THEN
    FLAG    = 1                 ;当 t 在 9-9.5 h 之间时,FLAG=1,触发 EHC 过程
    ELSE
    FLAG    = 0                 ;当 t 不在上述时段内,FLAG=0,不触发 EHC
    ENDIF
    ENDIF


    DADT(1) = - K12*A(1) + FLAG*K41*A(4)
    DADT(2) = K12*A(1) + K32*A(3) - K23*A(2) - K24*A(2) - K20*A(2)
    DADT(3) = - K32*A(3) + K23*A(2)
    DADT(4) = K24*A(2) - FLAG*K41*A(4)
```

上述 IF 条件语句的 t 为时钟时间,为连续型变量,只能处理单次给药数据。如果为多次给药数据,在 NONMEM 中可通过 MTIME 语句,控制胆囊排空开关"FLAG"。

```
$SUBROUTINE ADVAN13 TOL=6       ;通用非线性模型(微分方程)
$MODEL
    COMP      =(DEPOT,DEFDOSE);1,吸收室
    COMP      =(CENT)         ;2,中央室
    COMP      =(PERI)         ;3,外周室
    COMP      =(GALLBLADDER)  ;4,胆囊室


$PK
    CL        = THETA(1) * EXP(ETA(1))
    V2        = THETA(2) * EXP(ETA(2))
    Q         = THETA(3)
    V3        = THETA(4)
    K12       = THETA(5)
    K24       = THETA(6)
    K41       = THETA(7)
    K20       = CL/V2
    K23       = Q/V2
    K32       = Q/V3
    S2        = V2/1000


    inter     = II                 ;从数据集读取给药间隔并定义为 inter
        ;MTIME(i)代表第 i 个模型事件时间
    IF(newind .LE. 1) THEN     ;每个 ID 初始化变量 MTIME
    MTIME(1) = 4               ;每个 ID 的第 1 条记录初始化变量 MTIME(1)= 4
    MTIME(2) = MTIME(1) + 0.5  ;每个 ID 的第 1 条记录初始化变量 MTIME(2)= 4.5
    MTIME(3) = 9               ;每个 ID 的第 1 条记录初始化变量 MTIME(3)= 9
    MTIME(4) = MTIME(3) + 0.5  ;每个 ID 的第 1 条记录初始化变量 MTIME(4)= 9.5
    ELSE
    MTIME(1) = MTIME(1)
    MTIME(2) = MTIME(2)
    MTIME(3) = MTIME(3)
    MTIME(4) = MTIME(4)
    ENDIF
```

```
    IF(MNOW .EQ. 2) THEN              ;当 MTIME(2)达到时,更新 MTIME 变量值
    MTIME(1) = MTIME(1) + inter;MTIME(1) = 当前值 + 给药间隔
    MTIME(2) = MTIME(2) + inter;MTIME(2) = 当前值 + 给药间隔
    MTDIFF    = 1                     ;PK 计算重置
    ENDIF

    IF(MNOW .EQ. 4) THEN              ;当 MTIME(4)达到时,更新 MTIME 变量值
    MTIME(3) = MTIME(3) + inter;MTIME(3) = 当前值 + 给药间隔
    MTIME(4) = MTIME(4) + inter;MTIME(4) = 当前值 + 给药间隔
    MTDIFF    = 1                     ;PK 计算重置
    ENDIF

$DES
        ;定义胆囊是否排空的指示变量 FLAG
        ;当 t 在 MTIME(2)和 MTIME(2)之间或 MTIME(3)和 MTIME(4)之间时,
    FLAG=1,触发 EHC
        ;t 不在上述时间范围内时,FLAG = 0,EHC 过程未触发
    FLAG      = MPAST(1) - MPAST(2) + MPAST(3) - MPAST(4)

    DADT(1)  = - K12 * A(1) + FLAG * K41 * A(4)
    DADT(2)  = K12 * A(1) + K32 * A(3) - K23 * A(2) - K24 * A(2) - K20 * A(2)
    DADT(3)  = - K32 * A(3) + K23 * A(2)
    DADT(4)  = K24 * A(2) - FLAG * K41 * A(4)
```

两种方法的模型估算结果完全相同,参数结果详见表 8 - 3。与非连续型胆囊室模型相比,Switch 脉冲型胆囊室模型的 OFV 下降了 90.773,提示脉冲型胆囊室模型可进一步改善模型拟合度。

图 8-9 展示了脉冲型胆囊室模型的拟合曲线图,其中圆点代表实际观测值,实线代表基于模型的个体预测值。由图 8-9 可见,对于多数个体而言,基于模型的预测峰浓度低于实际观测峰浓度。脉冲型胆囊室模型可以描述一个给药间期内的多次 EHC 过程,在预测药时曲线上可以观察到多个次峰,能够准确反映实际观测数据的多峰特征。

2. Sigmoid 函数

脉冲型胆囊排空过程还可以通过 Sigmoid 函数来进行描述,代码如下所示。与 Switch 函数相比,Sigmoid 函数可以描述胆囊排空的双 S 状调节,更符

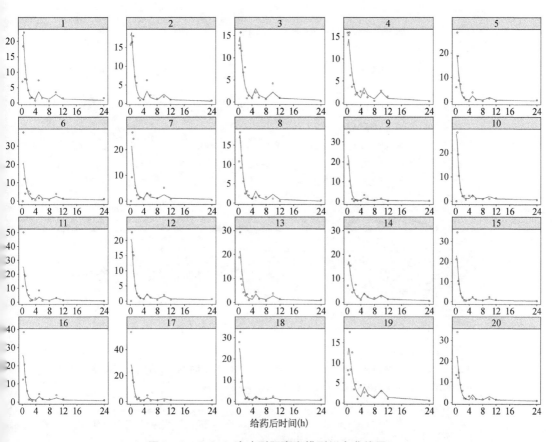

图 8 - 9　Switch 脉冲型胆囊室模型拟合曲线图

合 EHC 过程的生理特征,但模型的运算时间亦相应增加。Sigmoid 脉冲型胆囊室模型的 OFV 较非连续型胆囊室模型下降了 92.294,模型参数结果详见表 8 - 3,与 Switch 脉冲型模型的估算结果相近。该模型同样适用于多次给药的数据。

```
$SUBROUTINE ADVAN6 TOL = 6      ;通用非线性模型(微分方程)
$MODEL
    COMP    =(DEPOT,DEFDOSE);1,吸收室
    COMP    =(CENT)      ;2,中央室
    COMP    =(PERI)      ;3,外周室
    COMP    =(GALLBLADDER) ;4,胆囊室
```

```
$PK
    CL        = THETA(1) * EXP(ETA(1))
    V2        = THETA(2) * EXP(ETA(2))
    Q         = THETA(3)
    V3        = THETA(4)
    K12       = THETA(5)
    K24       = THETA(6)
    K41       = THETA(7)
    K20       = CL/V2
    K23       = Q/V2
    K32       = Q/V3
    S2        = V2/1000


$DES
    inter     = II                    ;从数据集读取给药间隔并定义为变量 inter
        ;第一次 EHC
    MT1       = inter * INT(T/inter)+ 4
        ;通过取整函数(INT)计算每一个给药间隔的第一次 EHC 触发时间点,适用于
    多次给药数据
    MT2       = MT1+ 0.5              ;第一次 EHC 关闭时间点,适用于多次给药数据
    HILL1     = EXP(-50 *(t-MT1))
    HILL2     = EXP(-50 *(t-MT2))


        ;定义胆囊是否排空的指示变量 FLAG
    FLAG1 = 1./(1+HILL1)              ;当 t 接近 MT1 时,FLAG1 快速由 0 变至 1
    FLAG2 = 1./(1+HILL2)              ;当 t 接近 MT2 时,FLAG2 快速由 0 变至 1


        ;第二次 EHC
    MT3       = inter * INT(T/inter)+ 9
        ;通过取整函数(INT)计算每一个给药间隔的第二次 EHC 触发时间点,适用于
    多次给药数据
    MT4       = MT3+ 0.5              ;第二次 EHC 关闭时间点,适用于多次给药数据
    HILL3     = EXP(-50 *(t-MT3))
    HILL4     = EXP(-50 *(t-MT4))


        ;定义胆囊是否排空的指示变量 FLAG
    FLAG3     = 1./(1+HILL3)          ;当 t 接近 MT3 时,FLAG3 快速由 0 变至 1
    FLAG4     = 1./(1+HILL4)          ;当 t 接近 MT4 时,FLAG4 快速由 0 变化至 1
```

```
;当 t 接近 MT1 或 MT3 时 FLAG=1,触发 EHC 过程
;当 t 接近 MT2 或 MT4 时 FLAG=0,EHC 过程结束
FLAG      = FLAG1- FLAG2 + FLAG3- FLAG4


DADT(1)   = - K12 * A(1) + FLAG * K41 * A(4)
DADT(2)   = K12 * A(1) + K32 * A(3) - K23 * A(2) - K24 * A(2) - K20 * A(2)
DADT(3)   = - K32 * A(3) + K23 * A(2)
DADT(4)   = K24 * A(2) - FLAG * K41 * A(4)
```

（盛长城）

第八章
代码示例

参考文献

Boeckmann A J, Sheiner L B, Beal S L. NONMEM users guide — Part VIII. https://nonmem. iconplc.com/nonmem741.［2021-10-31］.

Gao Y, Shao J, Jiang Z, et al. Drug enterohepatic circulation and disposition：constituents of systems pharmacokinetics. Drug Discov Today, 2014, 19(3)：326-340.

Ling J, Shi J, Jiang Q, et al. Population pharmacokinetics of mycophenolic acid and its main glucuronide metabolite：a comparison between healthy Chinese and Caucasian subjects receiving mycophenolate mofetil. Eur J Clin Pharmacol, 2015, 71(1)：95-106.

Okour M, Brundage R C. Modeling enterohepatic circulation. Curr Pharmacol Rep, 2017, 3(5)：301-313.

Roberts M S, Magnusson B M, Burczynski F J, et al. Enterohepatic circulation：physiological, pharmacokinetic and clinical implications. Clin Pharmacokinet, 2002, 41(10)：751-790.

Sheng C C, Zhao Q, Niu W J, et al. Effect of protein binding on exposure of unbound and total mycophenolic acid：a population pharmacokinetic analysis in Chinese adult kidney transplant recipients. Front Pharmacol, 2020, 11：340.

Sherwin C M, Fukuda T, Brunner H I, et al. The evolution of population pharmacokinetic models to describe the enterohepatic recycling of mycophenolic acid in solid organ transplantation and autoimmune disease. Clin Pharmacokinet, 2011, 50(1)：1-24.

靶点介导的药物处置模型

第一节　概　　述

一、定义

靶点介导的药物处置(target-mediated drug disposition，TMDD)是指由于药物与其药理学靶点高亲和性结合,进而影响药物在体内的药动学和药效学过程的现象。1994年,Gerhard Levy教授在早期关于容量限制和酶/受体之间相互作用研究的基础上,提出了TMDD的概念,用于描述药物与生物靶点高亲和力的现象,并阐述TMDD对药物体内药动学和药效学的影响。Gerhard Levy教授对TMDD做了如下描述"这些高亲和力化合物在体内有相当一部分与目标靶点(或受体)结合,这种结合影响了药物的药动学特征"。

当药物与受体的结合影响药物的分布和消除时,通常会观察到TMDD现象。很多种类的药物均可表现出TMDD特征。实际应用中,TMDD主要用于解释大分子药物的饱和清除机制,如肽类、蛋白质类和单克隆抗体(monoclonal antibodies，mAb,简称单抗)类药物等。单克隆抗体在药物设计之初即假设药物与特异性抗原具高亲和力,是目前应用TMDD模型较多的一类药物。

不同于小分子药物,大分子药物具有一些特殊的药动学行为。大分子药物大多采用静脉给药,也有皮下注射或肌内注射给药。皮下注射和肌内注射给药时,药物常通过淋巴系统吸收进入体循环,较静脉给药具较小的吸收速率和较低的生物利用度。并且,由于分子质量大、体内分布受限,具较低的分布容积。另外,大分子药物的体内清除机制与小分子药物不同,通常具较长的半衰期。大分子药物常与特定的靶点结合,药物与靶点的结合与解离过程可影响药物的体内处置(分布及清除)过程。大分子药物可通过线性清除机制(在高浓度靶点饱和时下占优势)和靶点介导的非线性清除(通过药物-靶点复合物的结合和内化)进行消除。由于体内靶点数量的限制,药物与靶点的结合具有饱和性,因此大分子药物的药动学-药效学行为常表现为非线性特征。

除大分子药物外,部分小分子药物,如华法林、波生坦等也具有 TMDD 行为。安国华等综述了大分子药物和小分子药物的 TMDD 特征和成因。由于大分子药物和小分子药物与靶点结合形成的复合物的代谢方式不同,大分子药物的药动学和药效学之间的相互作用更强,而小分子药物与靶点形成的复合物解离速率更慢。

在药动学-药效学模型建立过程中,通常会假设生物相中药物起效的药量或药物与靶点相互作用的量可忽略不计。即药物的起效过程不会影响体循环中的药量和药物本身的药动学行为。因此,在传统的药动学-药效学模型建立过程中,一般先基于血药浓度建立药动学模型,再进行药效学模型的构建。然而,具有 TMDD 特征的药物与受体、酶或转运蛋白存在一定比例的高亲和力,进而影响药物在体内的分布与处置过程。因此,TMDD 药物的药动学模型与药效学模型具有较强的相关性,药效学过程不影响药动学行为的假设将不再适用。例如,免疫检查点抑制剂纳武利尤单抗(nivolumab)的研究结果显示:纳武利尤单抗的清除率与患者的应答相关,疗效好的患者清除率更低。

二、特征

具有 TMDD 特征的药物在不同给药剂量和药物浓度时,在体内会表现出不同的药动学行为。本章将主要以单克隆抗体类药物为例进行详细阐述。

一般,单克隆抗体类药物主要通过以下两大途径从体内清除:

(1)与内源性 IgG 的消除类似,通过蛋白水解酶的异化作用,药物可分解代谢为肽类和氨基酸。其中,新生儿 Fc 受体(neonatal fc-receptor, FcRn)介导的胞内再循环是影响单克隆抗体类药物异化作用的重要因素之一。单克隆抗体通过与 FcRn 结合,可避免被溶酶体降解,在体内具有较长的半衰期。

(2)TMDD:本文所述的靶点主要指受体(receptor)。受体是存在于细胞膜上或细胞内的一类蛋白质分子,能接受外界的信号,并将这一信号转化为细胞内的一系列生物化学反应,从而对细胞的结构或功能产生影响。在药物研发中,拟结合的目标受体亦称为药物靶点(drug target)。广义的药物靶点可包括受体、基因位点、酶、离子通道等多种类型。受体所接受的外界信号又称为配体(ligand),包括神经递质、激素、生长因子、光子、某些化学物质及其他细胞外信号。本文所述的配体主要指作用于目标受体的药物。

TMDD 的程度主要取决于配体浓度(药物浓度)和受体浓度(药物所作用的靶点浓度)之间的相对关系。通常存在以下 3 种情况:

(1)当配体浓度远小于受体浓度时,TMDD 途径未达饱和,药物总体呈现为线性药动学特征。

(2)当配体浓度大于受体浓度时,TMDD 的消除途径达到饱和,表现为清除率随着剂量的增大而减小,药物呈非线性药动学特征。

(3)当配体浓度远大于受体浓度,且进一步增加配体浓度时,TMDD 的影响将远小于异化作用。以 TMDD 方式的消除可忽略不计,总体又呈线性药动学的特征。

在临床应用中,为了获得药物的最大疗效,体内药物通常达到最大靶点占有率(receptor occupation,RO),药物浓度一般远大于受体浓度。因此,在临床上比较常见的是后两种场景。

TMDD 途径的药时曲线见图 9-1,包含 4 个典型阶段:

A. 短暂的初始期(brief initial phase):药物与靶点间快速形成平衡。

B. 表观线性期(apparent linear phase):药物与靶点的结合处于饱和状态,药物主要通过异化作用消除,以一级动力学过程消除,总体呈现为线性药动学的特征。

C. 过渡期(transition phase):随着药物浓度的降低,药物与靶点的结合呈越来越强的非饱和状态。此时 TMDD 消除途径的影响越来越明显,总体呈现为非线性药动学的特征。

D. 线性终末期(linear terminal phase):药物浓度进一步降低,药物与靶点的结合远未达饱和,靶点介导的消除和异化作用都为一级动力学过程,总体又呈现为线性药动学的特征。

由于检测手段、采样方案和操作可行性等方面的限制,有时难以观察到TMDD 途径中的所有 4 个阶段,仅能观测到前 2 个或前 3 个阶段。

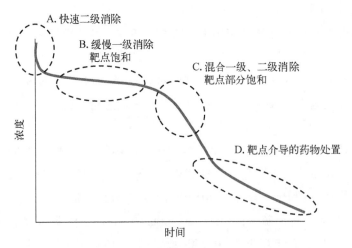

图 9 - 1　TMDD 途径药物的药时曲线图

三、应用

(一) 优势

目前,在多种大分子药物的研究中已应用到了 TMDD 模型,涉及单克隆抗体和融合蛋白等多种大分子药物,相关靶点有 Dkk-1、CD33、IL-4Rα、VEGF、CD4 等。与非房室模型分析和经典房室模型分析相比较,采用 TMDD 模型分析具有以下优势:

(1) TMDD 模型可以描述药物与靶点的相互作用,有助于从机制水平理解药物-靶点相互作用的过程。单纯以数据驱动(data-driven)的分析,如采用米氏方程进行拟合,即使可成功拟合数据,但由于缺乏生理机制的支持,难以对模型参数进行机制性解读。

(2) TMDD 模型可充分利用已有的研究数据,如文献报道数据或体外研究数据等,获得药物与靶点的亲和力参数、结合和解离速率常数等信息,提高了对已有数据和信息的综合运用和整合。

TMDD 模型化过程也是一种对已知信息的 Meta 分析,不仅可包括所采集的药物浓度数据,也可包括对于药物本身理化性质的认知(如分子量大小、亲水疏水性等)、机体生理特征的认知(生理参数等)、同类药物与靶点相互作用机制的认知等。整合的信息越全面,基于模型进行预测和推断的可靠性和参考价值越大。

（二）应用要点

通过近十几年的发展，TMDD模型从模型种类、参数辨识和计算等多方面均有长足的进步和发展，大大降低了建模与仿真的门槛。在大多情况下，研究者可以直接从已有的众多TMDD模型中进行选择，而并不需要构建新的模型结构。合理地运用TMDD模型可从以下几个方面进行考虑：

1. 研究目的

根据动物研究结果，TMDD模型可用于预测药物在人体内的药动学特征。在首次进入人体的临床研究的剂量估算中，选择完整TMDD模型或基于生理的TMDD模型，更利于整合各类临床前信息并作合理外推。

例如，在治疗骨质疏松的PF－04840082单抗研发中，研究者分别尝试采用了3种方法用于计算PF－04840082首次人体试验（first dose in human beings，FIH）的剂量。

（1）未见明显毒性反应剂量（no observed adverse effect level，NOAEL）法。

（2）基于体外受体结合数据的最低预期生物效应剂量（minimal anticipated biologicaleffect level，MABEL）法。

（3）基于TMDD模型的MABEL法。

采用NOAEL法时，尽管采用了较高的安全系数（100），但计算得到的初始剂量仍较高。由大鼠和猴子数据计算得到的最大推荐起始剂量（maximum recommended starting dose，MRSD）分别为0.16 mg/kg和0.32 mg/kg，存在较高的安全性风险。基于体外受体结合的MABEL法，定义10%最大受体占有率（RO）对应的剂量为FIH的剂量，计算得到的剂量1×10^{-6} mg/kg过低。而基于TMDD模型的MABEL法建立了猴子和大鼠体内基于机制的药动学－药效学模型，模型预测8×10^{-4} mg/kg无效，并预测当给药方案为每月给药1次、每次3.74 mg/kg时有效。该方案在后续的临床研究中得到证实。上述案例表明基于TMDD模型的MABEL法提供了一种更为准确的FIH剂量估算方法。

2. 数据的可及性和局限性

当仅有人体内数据时，建议选择简化的TMDD近似模型，使模型参数可辨识，且易成功拟合数据。简化模型的选择可参考本章第二节关于参数辨识部分的叙述。此外，当检测技术无法区分结合和未结合的受体或药物时，需要对受体或药物的总浓度进行分析，对应的TMDD模型也需要做相应的调整。当试验数据不完整,如采样点不充分或采样种类不完全时,也须采用合适的模型简化方式。

3. 药物和靶点性质

不同近似模型都有其相应的模型假设,可根据试验药物和靶点的性质判断其是否能够满足模型假设,进而选择合适的 TMDD 模型。此外,出于模型计算和参数辨识的考虑,常规 TMDD 模型往往假设药物与靶点作用在中心房室。但当药物的作用靶点分布在外周组织/淋巴房室中时,外周组织/淋巴房室中药物也可与靶点形成复合物,此时可考虑采用最简生理药动学(minimal PBPK)模型。

作为单克隆抗体生物类似药研究的第一步,药动学研究中受试群的选择、样本量估算等均需要充分考虑 TMDD 的影响;对于存在多个适应证的单克隆抗体,若临床相关的病理机制和/或有关受体相同,且作用机制及靶点相同,通常不要求开展所有适应证的药动学对比试验,但若在不同适应证中存在不同 TMDD 作用,则需要分别进行药动学研究。

TMDD 模型在药物研发和临床用药中已得到广泛应用,被行政监管部门所接受,且有相关的技术指导原则。近年来,我国国家药品监督管理局药品审评中心发布的《生物类似药临床药理学研究技术指导原则》《生物类似药相似评价和适应症外推技术指导原则》《贝伐珠单抗注射液生物类似药临床研究设计及审评的考虑》《注射用曲妥珠单抗生物类似药临床研究设计及审评考虑要点》等多个技术指南和审评考虑中,均涉及了靶点介导和非靶点介导药物清除,反映了 TMDD 在相关药物研发中的重要作用。

第二节 模型种类和参数估算

一、模型种类

目前的 TMDD 模型常采用房室模型,描述药物的消除和分布特征,并通过与受体的结合和解离描述非线性特征部分。与采用经典的米氏方程描述非线性特征相比较,TMDD 模型描述了药物与受体的相互作用,可更好利用靶点相关数据,并能更好地理解参数的生理意义和作用机制。

2001 年,纽约州立大学布法罗分校的 Mager 和 Jusko 教授提出了首个完整的 TMDD 模型。此后,不断有研究者尝试不同的数学模型对药物的 TMDD 进行描述,建立了多种不同结构的 TMDD 模型,以下作详细介绍。

(一) 一室 TMDD 模型

2011 年,Aston 等对 Mager 和 Jusko 教授提出的第一个 TMDD 模型进行了数学分析。该模型为简单的一室 TMDD 模型(图 9-2)。模型结构如图 9-2 所示。假设静脉滴注给药,k_{inf} 表示输注速率,给药剂量为 $Dose$,中央室的分布容积为 V_C,药物(C)与受体(R)相结合形成复合物(CR)。复合物的形成和解离均发生在中央室。复合物 CR 的结合和解离速率常数采用 k_{on} 和 k_{off} 表示,药物和复合物的消除速率常数分别采用 $k_{e(C)}$ 和 $k_{e(CR)}$ 表示。给药前受体浓度 R 在体内保持平衡,生成和消除速率分别为 k_{in} 和 k_{out}。

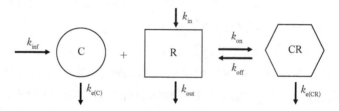

图 9-2　一室 TMDD 模型结构示意图

药物、受体和复合物在体内的过程可采用以下常微分方程(式 9-1 ~ 式 9-3)进行描述:

$$\frac{dC}{dt} = \frac{k_{inf}}{V_C} - k_{e(C)} \cdot C - k_{on} \cdot C \cdot R + k_{off} \cdot CR \qquad (式 9-1)$$

$$\frac{dR}{dt} = k_{in} - k_{out} \cdot R - k_{on} \cdot C \cdot R + k_{off} \cdot CR \qquad (式 9-2)$$

$$\frac{dCR}{dt} = k_{on} \cdot C \cdot R - k_{off} \cdot CR - k_{e(CR)} \cdot CR \qquad (式 9-3)$$

式中,C 为中央室药物浓度,R 为受体浓度,稳定状态下受体浓度 R 在体内保持平衡。零时刻的药物浓度和 CR 浓度均为零,受体浓度为 k_{in} 和 k_{out} 的比值 $R(0) = R_0 = \dfrac{k_{in}}{k_{out}}$。药物和受体结合的复合物可用间接效应模型(indirect response model, IDR)描述。

Aston 等分析了上述模型中影响药物效力(potency)的参数。药物效力指能够产生药理作用或起效所需的最低药物浓度或剂量,可通过计算给药后受体浓度最小值($R_{\min}$)表征。药物效力越高,$R_{\min}$ 值越小。

若定义平衡常数 $K_D\left(K_D = \dfrac{k_{\text{off}}}{k_{\text{on}}}\right)$,则由图 9-2 和公式可知:当 k_{on} 趋向于无穷大,k_{off} 趋向于 0 时,K_D 越小,$R_{\min}$ 越小。

Chimalakonda 等通过模拟,探索了靶点抑制的影响因素。研究发现:通过增加 k_{on}、降低 K_D,可延长受体抑制的持续时间。但靶点抑制的最大持续时间在特定药物和剂量下是固定的,与结合率无关。因此,提高药物与受体结合亲和力到一定程度以后,并不会延长抑制持续时间。

(二) 二室 TMDD 模型

1. 典型二室模型

假设游离药物可分布于外周室中,外周室中的药量以 A_P 表示,并且药物在中央室(血浆)和外周室(组织)间以一级速率常数 k_{CP} 和 k_{PC} 转运。典型二室模型的示意图见图 9-3。模型可采用(式 9-4)~(式 9-7)进行描述。由于增加了一个外周室,故在一室 TMDD 模型基础上,增加了一个微分方程式。

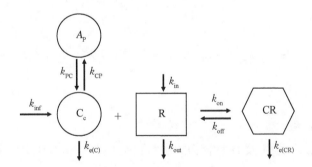

图 9-3　中央室形成复合物的二室 TMDD 模型

$$\frac{\mathrm{d}C}{\mathrm{d}t} = \frac{k_{\text{inf}}}{V_C} - (k_{e(C)} + k_{CP}) \cdot C - k_{\text{on}} \cdot C \cdot R + k_{\text{off}} \cdot CR + k_{PC} \cdot \frac{A_P}{V_P}$$

$$\text{(式 9-4)}$$

$$\frac{\mathrm{d}A_P}{\mathrm{d}t} = k_{CP} \cdot C \cdot V_C - k_{PC} \cdot A_P \qquad \text{(式 9-5)}$$

$$\frac{\mathrm{d}R}{\mathrm{d}t} = k_{\mathrm{in}} - k_{\mathrm{out}} \cdot R - k_{\mathrm{on}} \cdot C \cdot R + k_{\mathrm{off}} \cdot CR \qquad \text{(式 9-6)}$$

$$\frac{\mathrm{d}CR}{\mathrm{d}t} = k_{\mathrm{on}} \cdot C \cdot R - k_{\mathrm{off}} \cdot CR - k_{\mathrm{e(CR)}} \cdot CR \qquad \text{(式 9-7)}$$

零时刻时,各参数的值如下:

$$\begin{cases} C(0) = 0 \\ R(0) = R_0 = \dfrac{k_{\mathrm{in}}}{k_{\mathrm{out}}} \\ A_{\mathrm{P}}(0) = CR(0) = 0 \end{cases} \qquad \text{(式 9-8)}$$

前文所述的一室和二室 TMDD 模型中,药物均通过静脉输注进入体循环。若采用血管外给药,如皮下注射等,则需要在上述模型的基础上增加一个房室(A_{D})用于表征药物吸收的过程。此时,若给药剂量为 D_1,吸收速率常数为 k_{a},0 时所有药物均在给药房室 $A_{\mathrm{D}}(0) = D_1$,中央室浓度 $C(0) = 0$,模型中的给药过程可采用如下公式表示:

$$\frac{\mathrm{d}A_{\mathrm{D}}}{\mathrm{d}t} = -k_{\mathrm{a}} \cdot A_{\mathrm{D}} \qquad \text{(式 9-9)}$$

$$\frac{\mathrm{d}C}{\mathrm{d}t} = \frac{k_{\mathrm{a}} \cdot A_{\mathrm{D}}}{V_{\mathrm{C}}} - \left[k_{\mathrm{e(C)}} + k_{\mathrm{CP}} \right] \cdot C - k_{\mathrm{on}} \cdot C \cdot R + k_{\mathrm{off}} \cdot CR + k_{\mathrm{PC}} \cdot \frac{A_{\mathrm{P}}}{V_{\mathrm{P}}}$$

$$\text{(式 9-10)}$$

2. 二室模型的扩展

(1)不形成药物-受体复合物的房室:在上述二室 TMDD 模型(图 9-3)的基础上进行拓展,在模型结构中加入一个新的房室,并假设药物以恒定的速率进入、流出新的房室,且药物和受体在该房室中不形成复合物。新房室主要可包括如下两类。

第一类为在药物的吸收过程中加入的房室。如(式 9-9)和(式 9-10)所示,加入一个给药室(或称药物储库房室)。除给药室外,在吸收过程中还可加入淋巴室,药物首先从给药室中吸收进入淋巴室,再进入中央室。在这个过程中,药物不可反向转运,如图 9-4 所示。在给药时间和药物到达中央室时间之间存在较大的时间滞后的情形下,仅加入一个吸收室不足以描述吸收的时间滞后,则可考虑在模型中加入一个或数个转移室(详见第十章)。Kagan 等总结了近年来单抗类药物的吸收模型,其中一部分模型在吸收过程中,加入淋巴室,以更好地表征药物的吸收时滞现象。

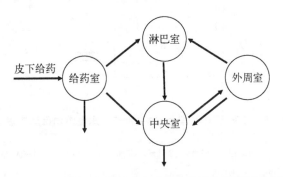

图 9-4　二室 TMDD 模型含淋巴室的吸收模型示意图

第二类房室用于描述药物与受体结合形成复合物后的体内过程。例如,可以添加位于细胞内部的内源性房室,受体和复合物可以进入内源性房室中,或者药物和复合物可以进入内源性房室中。该类房室描述靶点和复合物的细胞内吞和循环过程,或描述通过与 FcRn 受体结合而循环药物和复合物的过程,可更好地理解和描述受体介导的胞吞(receptor-mediated endocytosis,RME)和 FcRn 介导的胞内循环。后文将作详细介绍。

(2)非中央室形成复合物的模型:前文所述的模型均假设药物仅在中央室与受体结合形成复合物,且复合物的解离也仅发生在中央室。但实际情况会更复杂,特别是如果药物及其靶点能分布到组织中,或靶点本身就存在于多个房室中或某些药物皮下注射后被吸收到淋巴系统中。药物与受体的结合可发生于组织室或吸收室中。

外周室(组织)中形成复合物:Lowe、Retlich 和 Landersdorfer 等建立 TMDD 模型,描述药物在中央室和外周(组织)室中与靶点形成复合物(图 9-5)。在此基础上,进一步建立了更通用的模型,并通过数学解析,更好地解释了此类药物的药动学行为。

在吸收室中形成复合物:皮下注射后,药物通过皮下组织和淋巴系统两种吸收途径,到达中央室(图 9-4)。Kagan 等综述了药物在吸收室中与受体结合的模型。吸收室中的药物可被转运至中央室,也可在吸收室中被消

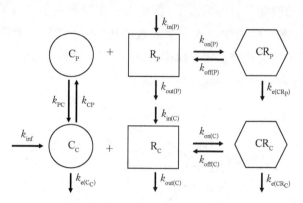

图9-5 二室 TMDD 模型, 中央室和外周室中均可形成复合物

除或与受体结合。目前, 该类 TMDD 模型的研究相对较少, 需要进一步探索。

(三) 不同作用机制的模型

1. 两种药物竞争结合同一靶点

Yan 等探索了两种药物(药物 A 和药物 B)竞争结合至同一靶点获得两种不同复合物的情况(图9-6)。该模型也可以应用于药物与内源性配体竞争同一靶点的情形。为了获得模型中 C_A 和 C_B 的血浆浓度, 需要求解 Gaddum 方程, 但目前尚无软件能够通过解析来求解 Gaddum 方程。故该模型目前仅有用

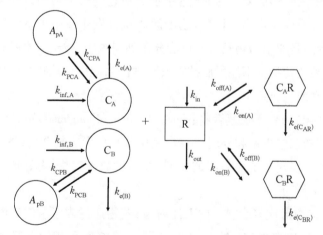

图9-6 两种药物竞争同一受体的 TMDD 模型示意图

A_{pA} 和 A_{pB} 分别代表外周组织室中药物 A 和 B 的药量

于仿真的研究。例如，Yan 等基于文献发表的参数值，模拟了内源性和外源性 IgG 竞争结合 FcRn 的浓度-时间曲线，以及促红细胞生成素与内源性促红细胞生成素竞争促红细胞生成受体的浓度-时间曲线。

2. 受体介导的胞吞

受体介导的胞吞描述了受体或复合物被内吞进入细胞，并被降解或再循环回到细胞表面的过程。Krippendorff 等开发了一种包含该过程的 TMDD 模型。该模型基于一个二室 TMDD 模型，描述了治疗性蛋白药物(therapeutic protein, TP)与表皮生长因子受体(epidermal growth factor receptor, EGFR)的结合行为。模型的示意图如图 9-7 所示:

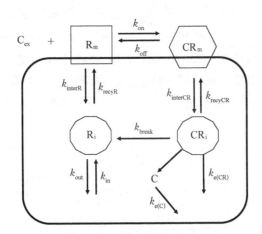

图 9-7　受体介导的胞吞机制示意图

图 9-7 中: C_{ex} 为细胞外的药物，药物以结合速率常数 k_{on}、解离常数 k_{off} 与细胞膜上的游离靶点 R_m 可逆结合，并在细胞膜上形成复合物(CR_m)。CR_m 以速率常数 $k_{interCR}$ 内化并形成复合物 CR_i。内吞后的复合物 CR_i 以速率常数 k_{recyCR} 回到细胞膜上，或以速率常数 $k_{e(CR)}$ 降解，或以速率常数 k_{break} 分解为游离的 R_i 和药物 C。分解后的药物 C 以速率 $k_{e(C)}$ 代谢，而细胞内的游离受体 R_i 以速率常数 k_{recyR} 可循环至细胞膜受体 R_m，游离的膜受体 R_m 可以速率常数 k_{interR} 内化。在细胞内部，受体 R_i 以 k_{in} 速率产生，并以速率常数 k_{out} 降解。

3. 细胞水平动力学和药动学模型

Krippendorff 等基于二室 TMDD 模型，开发了结合细胞水平动力学和药动学的半机制模型，融入了受体介导的胞吞模型和两个药物竞争结合同一受体的模型。在模型中，内源性配体可与细胞膜上的受体结合形成复合物。复合物进入细胞后可以下调信号表达。给予单抗药物后,单克隆抗体药物与内源性配体竞争性结合受体,从而在细胞水平阻止信号下调。

有研究者基于此模型开发了描述正常细胞和肿瘤细胞行为的模型,应用于机制相似的抗肿瘤药物的研发。此外,Krippendorff 等通过对该模型的分析,发现与参数值无关的"平台"效应,即某一特定受体被抑制的程度可存在最大限定值。

细胞水平动力学和药动学模型也可以基于一室 TMDD 模型。在此类模型中,仅包含中央室和细胞房室。例如,Jager 等开发了一个用于吉妥单抗(gemtuzumab ozogamicin, GO)个体化用药的细胞水平 TMDD 模型。吉妥单抗可与细胞表面的受体 CD33 结合,用于治疗急性髓细胞性白血病(acute myeloid leukemia, AML)。研究者通过细胞水平动力学模型描述进入细胞的药量,以及药物对肿瘤细胞的影响。建立的模型同时拟合了血药浓度及给药后血中游离和结合的 CD33 浓度,并采用预测的药物暴露量作为药效的替代指标。该研究中纳入了体内研究和体外试验的数据结果。首先从患者体内获得原发性 AML 胚细胞样本,对人 AML 细胞系 AML193 在不同吉妥单抗浓度下进行细胞培养,评估 CD33 抗原的饱和度。患者中的吉妥单抗药学采用以下公式表征:

$$\frac{dC}{dt} = (-k_{on} \cdot C \cdot R + k_{off} \cdot CR) \frac{N}{n_A \cdot V_t} + \frac{Dose}{\tau \cdot V_C} - k \cdot C$$

(式 9-11)

$$\frac{dR}{dt} = -k_{on} \cdot C \cdot R + k_{off} \cdot CR + R_p - k_e \cdot R \qquad (式 9-12)$$

$$\frac{dCR}{dt} = k_{on} \cdot C \cdot R - k_{off} \cdot CR - k_i \cdot CR \qquad (式 9-13)$$

$$\frac{dS}{dt} = k_i \cdot CR - k_d \cdot S \qquad (式 9-14)$$

$$N = N_0 \cdot e^{-\alpha \cdot t} \qquad (式 9-15)$$

零时刻时,各参数的值如下:

$$\begin{cases} C(0) = 0 \\ R(0) = \dfrac{R_p}{k_e} \\ S(0) = CR(0) = 0 \end{cases} \qquad (式 9-16)$$

式中, C 为吉妥单抗的游离浓度, $Dose$ 为给药剂量, V_C 为中央室分布容积, τ 为给药持续时间, k 为非特异性药物清除速率常数。 R 为细胞表面游离 CD33 的量, R_p 为游离靶点的生成速率, k_e 为游离靶点的内化速率常数, $R(0)$ 为基线时细胞表面 CD33。CR 为每个细胞上药物与靶点形成的复合物, 复合物的结合和解离速率常数分别为 k_{on} 和 k_{off}, 复合物内化进细胞的速率常数为 k_i。 S 为细胞内吉妥单抗的量, k_d 为药物外排的速率常数。 N_0 为初始白血病胚细胞数量, N 为白血病胚细胞数量, 假设细胞呈指数消除且药物清除细胞的速率为 α, n_A 是阿伏伽德罗常数, V_t 是试验孔的体积。

4. FcRn 循环模型(FcRn cycle model)

Xiao 等建立了一种半机制的 TMDD 模型, 描述了 FcRn 介导的胞内循环过程, 成功拟合了食蟹猴中单抗 Ab12B9m 和受体 H25 结合的体内药动学过程。

模型示意图如图 9-8 所示: 药物 C 和复合物 CR 首先从中央室分布到胞内(分别为 C_E 和 CR_E), 并分别与 FcRn 受体结合形成两种 FcRn 复合物(FcC$_E$ 和 FcCR$_E$)。之后, FcRn 复合物在循环过程中分解为药物和原始复合物 CR, 并回中央室。该模型为简化模型, 假设 FcRn 受体的数量恒定, 两种复合物的结合常数(k_{onA})和解离常数(k_{offA})相同, 且两种复合物的外排速率(k_{rec})亦相同, 结合常数受到 FcRn 受体总量(Fc_{tot})的影响。

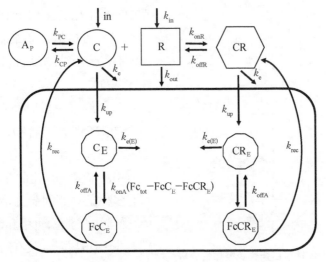

图 9-8 半机制的 FcRn 循环模型结构示意图

5. 免疫反应模型（immune response model）

Perez-Ruixo 等基于一室 TMDD 模型建立了一个扩展模型,描述治疗性蛋白药物的免疫原性对其药动学产生的影响。例如,单克隆抗体类药物在体内产生抗药抗体（anti-drugs antibody, ADA）和中和抗体（neutralizing antibody, Nab）,可对原药的药动学产生影响。

尽管治疗性蛋白药物,特别是重组蛋白和人源化单克隆抗体在药物设计时尽可能要求对人免疫原性较低,但临床应用时仍可监测到不同程度的免疫反应。免疫原性研究通常会贯穿生物大分子药物研发的整个过程,具有重要的临床意义。免疫原性主要通过检测 ADA 和 Nab 的发生率来评价。这类免疫反应可改变药物的药动学行为,导致治疗效果降低,且难以根据临床前的研究结果进行预测。目前治疗性蛋白药物药动学的行为随治疗时间变化被认为可能是体内产生抗体的早期迹象,可作为替代指标预测患者后续的有效性和安全性。

免疫原性（immunogenicity）反应发生机制较为复杂。由于药物、给药方案和遗传因素等的不同,不同患者的反应也存在较大差异。Perez-Ruixo 等提出的基于机制的 TMDD 模型,关联了治疗性蛋白药物、靶点和 ADA 之间的复杂相互作用。将一定剂量的治疗性蛋白药物（以 C 代表）静脉注射至体内。在没有免疫原性反应的情况下,药物以速率常数 $k_{e(C)}$ 被清除或以速率常数 k_{on} 与靶点（R）结合,形成复合物（CR）。部分受试者可产生免疫反应,即适应性免疫反应（包括细胞免疫和体液免疫）。在模型中考虑了免疫应答的两个阶段:

（1）药物刺激 B 细胞产生 IgM, IgM 不直接与药物结合,但会影响药物清除率。

（2）经过一段时间后产生 IgG, 与药物结合形成复合物,作为药物消除的另一种途径。

ADA 应答中产生的 IgM 和 IgG 均可有多种亚型,既可针对活性位点（配体/受体结合表位,可中和活性）,又可针对非中和性位点（仅有结合活性）。

如图 9-9 所示:在部分患者中,

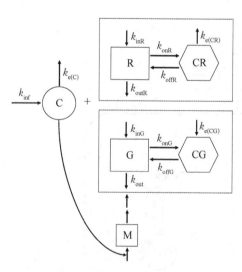

图 9-9　治疗性蛋白药物免疫原性介导的药物处置模型示意图

药物刺激 B 细胞产生 IgM(以 M 房室代表),经过一定时间后,初始 IgM 反应消失。特异性免疫原性作用由 IgG 驱动(以 G 房室代表)。根据产生的 IgG 的不同分为两种情形:

(1) 如果 IgG 是不干扰药物结合靶点的结合型 ADA,$k_{e(C)}$ 是否会被影响均有可能。ADA 的浓度会影响药物清除率改变的程度。药物清除率的增加可能是由于血液中免疫复合物的形成,从而触发了通过网状内皮系统介导的内源性消除过程,主要包括了肝脏和脾脏中的吞噬细胞,如单核细胞、巨噬细胞。此外,结合型 ADA 空间障碍干扰药物与靶点的结合,导致药物对靶点的亲和力降低,表观 k_{on} 降低,$K_D(k_{off}/k_{on})$ 增加。

(2) 如果 IgG 是中和型 ADA,ADA 与靶点、药物竞争结合,导致免疫原性介导的药物处置。这种情形是药效学介导的药物处置的特殊情况。描述此类现象的模型尚处于早期开发阶段;研究者仅应用模型作了仿真模拟。

6. 多靶点结合模型

上述模型中均假设药物分子结构中仅有一个靶结合位点,但部分单靶点治疗性单克隆抗体药物可存在两个靶结合位点。因此,Leonid Gibiansky 等对 TMDD 模型进行了拓展。如图 9-10 所示:假设 C 为治疗性单克隆抗体,具有两个均可与受体结合的位点,可分别与靶点 R 结合形成最终的复合物 RCR。C 与 R 在体内形成复合物的过程可分为两步:① 药物 C 与 R 先形成中间体复合物 $\overrightarrow{CR}$ 或 $\overrightarrow{RC}$,剩余有一个游离靶结合位点;② 中间体复合物 $\overrightarrow{CR}$ 或 $\overrightarrow{RC}$ 再与另

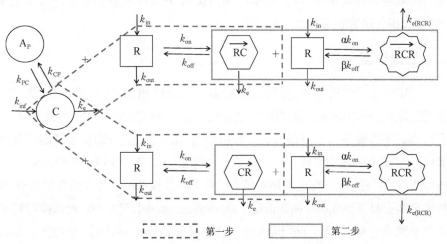

图 9-10 一室 TMDD 模型中一个药物有两个结合位点

一个靶点 R 结合形成最终的复合物$\overrightarrow{RCR}$。

目前已上市的多数治疗性单克隆抗体都设计为仅结合一个靶点,但目前已开发了可与同一靶点的可溶性形式(S)和膜形式(M)同时结合的单抗,以及能与多个不同靶点结合的双特异性和多特异性抗体。Gibiansky 等开发了能够与 N 个靶点结合的药物 TMDD 模型。模型结构如图 9 - 11 所示。

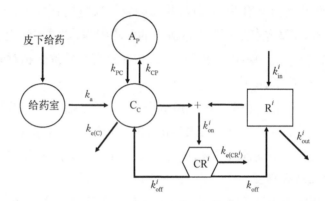

图 9 - 11 与 N 个靶点结合的药物 TMDD 模型结构示意图

图中 R^i 为第 i 个靶点,药物与第 i 个靶点形成的复合物为 CR^i。k_{on}^i 和 k_{off}^i 为药物与第 i 个靶点的结合和解离常数,k_{in}^i 和 k_{out}^i 为第 i 个靶点的生成和消除速率常数。

随着新药研发的进展,新型大分子药物层出不穷,如同时与两种不同受体结合的双特异性单抗等,检测技术的提高也为 TMDD 模型的发展提供了更多的数据,相关研究也将随之不断深化。

二、近似模型

TMDD 模型结构复杂、参数数量较多。实际应用时,因试验设计、采样方案等的限制,难以获得完整 TMDD 途径的信息。同时,对于不同的研究目的,有时也并不需要获得完整的特征。根据研究目的,为提高 TMDD 模型的适用性和可行性,TMDD 模型可作一定的简化。目前,由于二室(TMDD)模型(图 9 - 4)的应用最为广泛,以下将主要介绍基于二室 TMDD 模型的 3 种常用近似模型,包括准平衡近似模型(quasi-equilibrium approximate model,又称 QE 近似模型)[又称快速结合近似模型,rapid binding(RB)approximate model]、准稳态近似模型(quasi-steady-state approximate model,又称 QSS 近似模型)和米氏近似模型

（Michaelis-Menten approximate model，又称 MM 近似模型）。

（一）QE 近似模型

QE 近似模型的假设如下：假设药物可与靶点快速结合，且形成的复合物可快速达到结合和解离平衡，即

$$k_{on} \cdot C \cdot R = k_{off} \cdot CR \qquad (式 9-17)$$

对于大分子药物而言，复合物 CR 的结合和解离常数通常会比其他速率常数大几个数量级。因此，对于大多数大分子药物，QE 近似模型的假设是可以成立的。

QE 近似模型在完整 TMDD 模型的基础上中引入了 3 个新的参数，即平衡常数 $\left(K_D, K_D = \dfrac{k_{off}}{k_{on}} = \dfrac{C \cdot R}{CR}\right)$、总的药物浓度（$C_{tot}$，$C_{tot} = C + CR$）和总的受体浓度（$R_{tot}$，$R_{tot} = R + CR$），并通过以上 3 个参数对完整 TMDD 模型常微分方程进行简化。

中央室中形成复合物的二室 TMDD 模型（图 9-4）假设游离受体浓度不变 $\left(R = R(0) = \dfrac{k_{in}}{k_{out}}\right)$，简化后的模型可采用（式 9-18）~（式 9-22）表示：

$$\frac{dA_P}{dt} = k_{CP} \cdot C \cdot V_C - k_{PC} \cdot A_P \qquad (式 9-18)$$

$$\frac{dC_{tot}}{dt} = \frac{k_{inf}}{V_C} - \left[k_{e(C)} + k_{CP}\right] \cdot C - \frac{R_{tot} \cdot k_{e(CR)} \cdot C}{K_D + C} + k_{PC} \cdot \frac{A_P}{V_C}$$
$$(式 9-19)$$

$$\frac{dR_{tot}}{dt} = k_{in} - k_{out} \cdot R_{tot} - \left[k_{e(CR)} - k_{out}\right] \cdot \frac{R_{tot} \cdot C}{K_D + C} \qquad (式 9-20)$$

$$C = \frac{1}{2}\left[(C_{tot} - R_{tot} - K_D) + \sqrt{(C_{tot} - R_{tot} - K_D)^2 - 4K_D \cdot C_{tot}}\right]$$
$$(式 9-21)$$

$$C_{tot}(0) = 0, \ R_{tot}(0) = R_0 = \frac{k_{in}}{k_{out}}, \quad A_P = 0 \qquad (式 9-22)$$

QE 近似模型能够较好地预测药时曲线的线性终末期。因此,若主要研究目的为预测药物的终末相半衰期,则可考虑采用 QE 近似模型替代完整 TMDD 模型。但 QE 近似模型并不能很好地预测初始阶段中受体浓度的快速下降阶段及复合物的初始增加阶段,因此 QE 近似模型可能并不适用于给药间隔较短的研究数据。

Leonid Gibiansky 等的研究发现:QE 近似模型的准确性与复合物 CR 的清除速率相关,当复合物的清除速率远大于解离速率时[即 $k_{e(CR)} \gg k_{off}$ 时],QE 近似模型预测结果不再准确。尽管 QE 近似模型可以用来描述总的药物浓度和总受体浓度,但可能会高估受体浓度。

(二) QSS 近似模型

当复合物的清除速率远大于解离速率时,可考虑采用 QSS 近似模型,QSS 近似模型中存在如下假设:假设复合物的形成和总清除相等,即(式 9-23):

$$k_{on} \cdot C \cdot R = k_{off} \cdot CR + k_{e(CR)} \cdot CR \qquad (式 9-23)$$

并在完整 TMDD 模型的基础上引入新的平衡常数 K_{ss},$K_{ss} = K_D + \dfrac{k_{e(CR)}}{k_{on}}$。与 QE 近似模型相比,QSS 近似模型采用 K_{ss} 替代了 K_D,可用(式 9-24)~(式 9-28)描述:

$$\frac{dA_P}{dt} = k_{CP} \cdot C \cdot V_C - k_{PC} \cdot A_P \qquad (式 9-24)$$

$$\frac{dC_{tot}}{dt} = \frac{k_{inf}}{V_C} - [k_{e(C)} + k_{CP}] \cdot C - \frac{R_{tot} \cdot k_{e(CR)} \cdot C}{K_{ss} + C} + k_{PC} \cdot \frac{A_P}{V_C}$$

$$(式 9-25)$$

$$\frac{dR_{tot}}{dt} = k_{in} - k_{out} \cdot R_{tot} - [k_{e(CR)} - k_{out}] \cdot \frac{R_{tot} \cdot C}{K_{ss} + C} \qquad (式 9-26)$$

$$C = \frac{1}{2} \Big[(C_{tot} - R_{tot} - K_{ss}) + \sqrt{(C_{tot} - R_{tot} - K_{ss})^2 - 4 K_{ss} \cdot C_{tot}} \Big]$$

$$(式 9-27)$$

$$C(0) = 0, \ R_{tot}(0) = R_0 = \frac{k_{in}}{k_{out}}, \ A_P = 0 \qquad (式 9-28)$$

当复合物的清除速率远大于解离速率时［即 $k_{e(CR)} \gg k_{off}$ 时］，QE 近似模型不再适用，可考虑使用 QSS 近似模型。QSS 近似模型可以较好地预测受体浓度接近 0 时药物浓度（C）和复合物浓度（CR）的经时变化。

药物设计的重要考量因素之一，即药物需能够与特定的靶点紧密结合并保持结合状态。与药量相较，受体 R 的量更有限。给药后大部分受体 R 与药物结合，而致 R 趋近于 0。因此，QSS 近似模型具有较好的适用性。当 k_{on} 的参数值比较大时，受体浓度最小值（R_{min}）约等于 0，采用 QSS 近似模型可以较好地描述受体浓度几乎为 0 的阶段。但 QSS 近似模型不能准确预测初期药物与受体的快速结合阶段和线性终末相，若需要准确估算消除终末相半衰期，则可采用 QE 近似模型。

(三) MM 近似模型

MM 近似模型中，假设复合物的形成和总清除相等，即

$$k_{on} \cdot C \cdot R - \left[k_{off} + k_{e(CR)} \right] \cdot CR = 0 \qquad (式 9-29)$$

或

$$C \cdot R - K_m \cdot CR = 0 \qquad (式 9-30)$$

$$K_m = \frac{k_{off} + k_{e(CR)}}{k_{on}} = K_{ss} \qquad (式 9-31)$$

公式 9-25 左端的药物总浓度随时间变化率可以化简为游离药物浓度随时间的变化率，受体总浓度不变 R_{tot} 为一常数，即

$$R_{tot} = R(0) = \frac{k_{in}}{k_{out}} \qquad (式 9-32)$$

公式 9-26 的右端将相关参数替换为米氏方程中的参数 V_{max} 和 K_m，在此基础上得到了（式 9-34）：

$$\frac{dA_P}{dt} = k_{CP} \cdot C \cdot V_C - k_{PC} \cdot A_P \qquad (式 9-33)$$

$$\frac{dC}{dt} = \frac{k_{inf}}{V_C} - \left[k_{e(C)} + k_{CP} \right] \cdot C - \frac{V_{max} \cdot C}{K_m + C} + k_{PC} \cdot \frac{A_P}{V_C} \qquad (式 9-34)$$

$$C(0) = 0, \ R_{\text{tot}}(0) = R_0 = \frac{k_{\text{in}}}{k_{\text{out}}}, \ A_{\text{P}} = 0 \qquad (式 9-35)$$

米氏方程中 V_{max} 是常数，而在 MM 近似模型中 V_{max} 为一变量，参数值受 R_{tot} 的影响。在 MM 近似模型中，假设靶点是完全饱和的，MM 近似模型可用于初始药物浓度较高的情形。除了观测时间范围内复合物浓度 CR 的变化可以忽略不计外，当靶点的数量远小于药物量时，MM 近似模型也可以适用。

采用数学分析的方法对以下情形中 MM 近似模型的适用性进行了验证：当靶点数量不变（该假设也被称为 Wagner 假设）且药物并不会分布到组织中时，MM 近似模型具有较好的预测作用。但在实际情况中，靶点通常需要一定的时间才能达到饱和，特别是当皮下给药时，药物需要通过皮下吸收进入血液循环。此时应考虑药物的吸收速率等因素，是否可满足 MM 近似模型的假设条件。

MM 近似模型可以准确地预测受体数量大约为零，以及在达到第四阶段之前受体浓度增加的过程。因此，相较于 QE 近似模型，MM 近似模型具有更广泛的应用范围。在试验数据不完整（如采样不足）时，可考虑使用 MM 近似模型。

除了上述二室 TMDD 模型的近似外，对于结构复杂、参数众多的其他模型，如 Gibiansky 等开发的模型等，研究者进一步开发了针对两个靶点（S 和 M）的近似模型。该模型基于 QSS 近似模型，并使用了 MM 近似模型来估计模型参数。

以上 QE、QSS 及 MM 近似计算模型的假设总结如下：

（1）QE 近似模型：复合物的结合和解离达到了平衡。

（2）QSS 和 MM 近似模型：复合物的生成和总清除相同。除上述假设外，还可在模型中同时假设总靶点的浓度不变，即 $\left[R_{\text{tot}} = R(0) = \dfrac{k_{\text{in}}}{k_{\text{out}}} \right]$。完整 TMDD 模型和不同近似模型之间的关系见图 9-12。

实际应用时，应根据研究目的和数据情况选择合适的近似模型。当主要研究目的为预测药物的终末相且给药间隔较长时，可考虑采用 QE 近似模型来替代完整 TMDD 模型；QSS 近似模型可以较好地预测受体浓度接近 0 时药物浓度和复合物浓度的变化，但难以准确预测初期药物与靶点的快速结合阶段

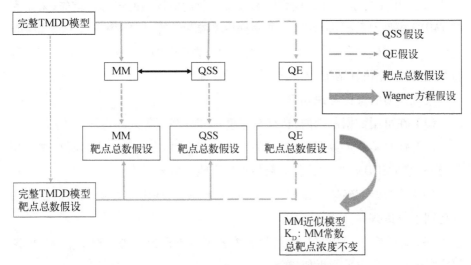

图 9-12 完整 TMDD 模型和简化模型

和第四阶段的线性终末期,因此不能准确估算消除半衰期。MM 近似模型可较为准确地预测受体数量大约为零时的阶段,以及在达到线性终末期之前受体浓度增加的过程,但当复合物消除速率较低时采用 MM 近似模型须谨慎评估。

三、模型辨识和参数估算

(一)模型辨识

只有在药物-受体结合和解离过程具有充足数据信息的情况下,才可对完整 TMDD 模型的所有参数进行估算。然而在实际建模时,常无法获取参数估算所需的全部试验数据。例如,实验中可能难以测定和区分游离型和结合型的药物或受体浓度,仅可获取总药物浓度(C_{tot})和总受体浓度(R_{tot}),有时仅能获取血浆中的药物浓度。在半衰期较长的单抗药物研究中,研究者感兴趣的时间跨度比药物-受体结合过程的时间跨度大得多,难以获得完整的药物-受体结合过程的数据。因此,模型辨识是 TMDD 模型应用中的重要问题之一。

通过数学分析,Abraham 等发现模型参数的敏感度和可辨识性是密切相关的。若改变某一参数对模型拟合不造成显著影响,则该参数在模型拟合时也不易被辨识。

Gibiansky 等提出了可适用于个体(或平均数据)和群体药动学建模的启

发式算法,用于探索 TMDD 模型的参数辨识及近似模型的选择。首先,采用完整 TMDD 模型对数据进行拟合,并根据模型参数计算结果预测 QE、QSS 和 MM 近似模型中相应的参数值;然后,分别采用完整 TMDD 模型和 3 种近似模型进行仿真,并对比仿真结果。

近似模型的选择考虑如下:

(1)在可用数据范围内,选择与完整 TMDD 模型等效的最简化模型。

(2)针对某特定数据集,若近似模型与完整 TMDD 模型的预测相同或相似,则完整 TMDD 模型的部分参数估算值可能不可靠。

(3)若需要准确估算完整 TMDD 模型的参数,应考虑在更大的剂量和浓度范围中收集数据。

(4)即使近似模型在某些剂量和浓度范围下偏离完整 TMDD 模型,根据研究目的也可考虑采用近似模型。

(二)参数估算

通过模型仿真方法,Peletier 等探索了在药时曲线的不同阶段 TMDD 模型的参数辨识(图 9-13)。阶段一即初始期:药物与靶点快速结合达到形成平衡,可获得参数 R_0 和 k_{on} 的信息;阶段二即表观线性期:靶点处于饱和状态,药物主要通过一级动力学过程清除,总体呈现为线性药动学特征,可获得参数 $k_{e(C)}$ 和 k_{in}、k_{out} 的信息;阶段三即过渡期:靶点不再饱和,TMDD 途径的影响越来越明显,总体呈现为非线性,可获得参数 K_D 和 k_{off} 的信息;阶段四即线性终末

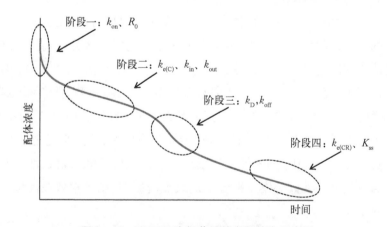

图 9-13 TMDD 途径药物的参数信息示意图

端期：药物浓度进一步降低，靶点远未达饱和，TMDD 途径呈现一级动力学特征，重新呈现为线性特征，可获得参数 $k_{e(CR)}$ 和 K_{ss} 信息。

第三节　案　　例

一、研究背景和目的

药物（X）是一种抗前蛋白转化酶枯草溶菌素 9（PCSK - 9）的单克隆抗体，拟用于降低血清胆固醇水平。其给药方式为皮下注射。在每例受试者中收集了药物的总浓度和游离 PCSK - 9 浓度，拟建立给予药物后血浆中药物浓度和游离 PCSK - 9 的 TMDD 模型。

二、模型构建

完整 TMDD 模型参数包含药物的药动学参数，与 PCSK - 9 结合及解离参数和复合物降解参数。因此，为分别估算药物的药动学参数及药物与靶（PCSK - 9）结合的动力学参数，需要在用药后早期及药物与靶结合未达平衡时，进行密集采样获取 PCSK - 9 及药物浓度。临床试验难以获取到充分信息用于估算结合参数，因此利用体外试验数据获取的平衡解离常数（K_D）和近似方法简化模型，从而进行模型拟合。

探索性分析表明：给药后游离靶点 PCSK - 9 浓度迅速下降接近 0，之后逐渐回升。如前文所述，当复合物的清除速率远大于解离速率时，QE 近似模型不再适用，此时可考虑使用 QSS 近似模型。QSS 近似模型可以较好地预测受体浓度接近 0 时药物浓度（C）和复合物浓度（CR）的变化。

因此，选择 QSS 近似的 TMDD 模型作为总药物浓度（游离药物浓度和与 PCSK - 9 形成复合物的药物浓度之和）的药动学模型和游离 PCSK - 9 的药效学模型。其中，给药剂量、药物浓度与游离 PCSK - 9 的浓度均为摩尔单位。

估算参数包括药物的吸收速率常数（k_a）、在中央室的清除速率常数（k_e）或中央室清除率（CL_1，可通过 $k_e \times V_C$ 计算获得），中央室分布容积（V_C），稳态常数（K_{ss}），复合物降解速率常数 $[k_{e(CR)}]$，游离 PCSK - 9 的基线水平（BPCSK - 9）与降解速率常数(k_{out}),PCSK-9生成速率(k_{in})可通过$B_{PCSR-9} \cdot k_{out}$计算得到。模型参数的估算结果见表9-1。

表9-1 药物与PCSK-9的TMDD模型的药动学-药效学参数估算值

参　　数	参　数　释　义	估算值 [RSE(%)]	个体间变异 [RSE(%)]
$k_a(\mathrm{d}^{-1})$	一级吸收速率常数	0.30(4%)	28.6(9%)
$CL1/F(\mathrm{L/d})$	中央室清除率	0.18(5%)	33.3(14%)
$V_c/F(\mathrm{L})$	中央室分布容积	3.4(1%)	/
$B_{\mathrm{PCSK}-9}(\mathrm{nmol/L})$	游离PCSK-9浓度的基线值	7.1(3%)	19.8(10%)
$k_{out}(\mathrm{d}^{-1})$	游离PCSK-9一级降解速率常数	0.76(2%)	/
$K_{ss}(\mathrm{nmol/L})$	稳态常数	0.65(5%)	34.6(11%)
$k_{e(CR)}(\mathrm{d}^{-1})$	药物-PCSK-9复合物的一级降解速率常数	0.15(1%)	/
药动学残差($CV\%$)	比例型	5.5(13%)	/
药效学残差($CV\%$)	比例型	7.5(16%)	/

注：$RSE(\%)$表示相对标准误。

NONMEM的控制文件见下：

```
$PROBLEM  QSS TMDD model for PK and PD
$INPUT  ID TIME AMT DV FLAG CMT BPCSK9
$DATA  sim_dataset.csv IGNORE=@
$SUBROUTINE ADVAN6 TOL=3
$MODEL
   COMP(DOSING)
   COMP(CENTRAL)
   COMP(PCSK9)


$PK
   TVKA     =THETA(1)/24.
   KA       =TVKA * EXP(ETA(1))


   TVCL1    =THETA(2)/24.
   CL1      =TVCL1 * EXP(ETA(2))


   TVVC     =THETA(3)
```

```
   VC         = TVVC


   TVBPCSK9 = THETA(4)
   BPCSK9E  = TVBPCSK9 * EXP(ETA(3))


   TVKOUT   = THETA(5)/24
   KOUT     = TVKOUT


   TVKSS    = THETA(6)
   KSS      = TVKSS * EXP(ETA(4))


   TVKECR   = THETA(7)/24
   KECR     = TVKECR


   S2       = VC
   S3       = 1


   PKW1     = THETA(8)
   PCSKW1   = THETA(9)


   KE       = CL1/VC


   A_0(3)   = BPCSK9E
   KIN      = BPCSK9E * KOUT


$DES
   DADT(1)  = -KA * A(1)
   DADT(2)  = KA * A(1) - KE * A(2) * KSS/(KSS+A(3))-KECR*A(2)*A(3)/
(KSS+A(3))
   DADT(3)  = KIN - KOUT * A(3) - KECR * A(2) * A(3)/(KSS+A(3))/VC
$ERROR
   IPRD     = F
   IPRED    = 0
   IF(FLAG.EQ.1.AND.F.GT.0) IPRED = LOG(F)
   IF(FLAG.EQ.2)IPRED = F


   IRES     = DV-IPRED
   W        = SQRT(PKW1 * *2)
```

```
    IF(FLAG.EQ.2) W   = SQRT((PCSKW1 * F) * * 2)
    IWRES             = IRES/W

    IF(FLAG.EQ.1) THEN
    Y                 = IPRED + W * EPS(1)
    ELSE
    Y                 = IPRED + W * EPS(2)
    ENDIF

$THETA
    (0.0001,0.308872,10)      ;KA
    (0.0001,0.179844,10)      ;CL1
    (0.01,3.41285,100)        ;VC
    (0.0001,6.78823,100)      ;BPCSK9
    (0.0001,0.76827,10)       ;KOUT
    (0.0001,0.641172,100)     ;KSS
    (0.0001,0.152288,20)      ;KECR
    (0.0001,0.235112,10)      ;PKW1
    (0.0001,0.398032,10)      ;PCSKW1

$OMEGA
    0.38257                   ;1_KA
    0.516569                  ;2_CL1
    0.0525613                 ;3_BPCSK9
    0.55645                   ;4_KSS
$SIGMA
    1  FIX                    ;PK
    1  FIX                    ;PD

$ESTIMATION MAXEVAL=9999 METHOD=1 INTE PRINT=5 NOABORT
$COVARIANCE PRINT=E
$TABLE ID TIME DV FLAG CMT IPRED PRED CWRES IWRES NOPRINT NOAPPEND
ONEHEADER FILE=sdtab001
```

三、模型评价

模型的拟合优度见图 9 - 14 ~ 图 9 - 15,预测值校正的可视化预测检验

（prediction corrected visual predictive check，pcVPC）见图 9 - 16。结果表明：
模型估算结果可靠。

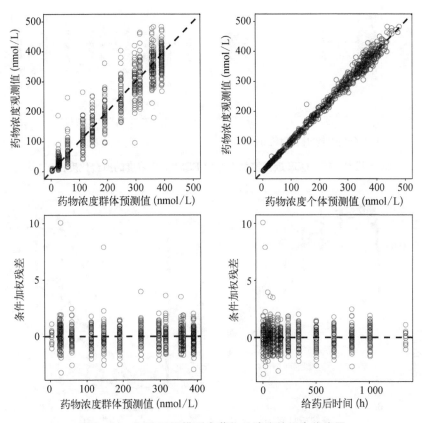

图 9 - 14　QSS 近似模型中药物总浓度的拟合优度图

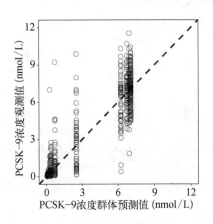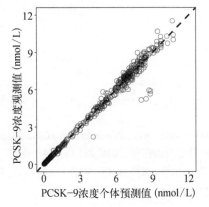

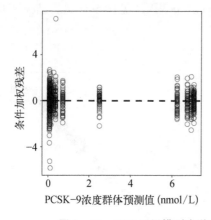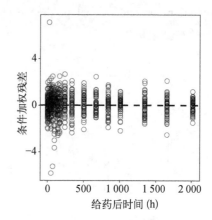

图 9 – 15　QSS 近似模型中游离 PCSK – 9 浓度的拟合优度图

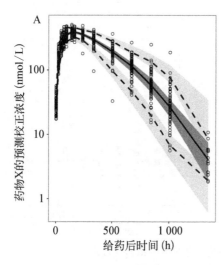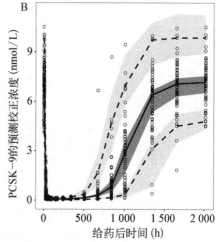

图 9 – 16　QSS 近似模型的 pcVPC

药物总浓度（A）和游离 PCSK – 9（B）

（季双敏，邓晨辉）

第九章
代码示例

参考文献

季双敏,朱校. 靶点介导的药物处置模型在单克隆抗体药物研发中应用的探讨. 中国临床
　药理学与治疗学,2018,23(3): 241 – 246.

季双敏,朱校,高柳村,等. 靶介导的药物处置模型研究进展. 中国临床药理学与治疗学,
　2018,23(5): 481 – 487.

Abraham A K, Krzyzanski W, Mager D E. Partial derivative-based sensitivity analysis of models describing target-mediated drug disposition. AAPS J, 2007, 9(2): E181 − E189.

An G. Concept of pharmacologic target-mediated drug disposition in large-molecule and small-molecule compounds. J Clin Pharmacol, 2020, 60(2): 149 − 163.

Aston P J, Derks G, Agoram B M, et al. A mathematical analysis of rebound in a target-mediated drug disposition model: II. with feedback. J Math Biol, 2017, 75(1): 33 − 84.

Aston P J, Derks G, Raji A, et al. Mathematical analysis of the pharmacokinetic-pharmacodynamic(PKPD) behaviour of monoclonal antibodies: predicting in vivo potency. J Theor Biol, 2011, 281(1): 113 − 121.

Betts A M, Clark T H, Yang J, et al. The application of target information and preclinical pharmacokinetic/pharmacodynamic modeling in predicting clinical doses of a Dickkopf − 1 antibody for osteoporosis. J Pharmacol Exp Ther, 2010, 333(1): 2 − 13.

Cao Y, Balthasar J P, Jusko W J. Second-generation minimal physiologically-based pharmacokinetic model for monoclonal antibodies. J Pharmacokinet Pharmacodyn, 2013, 40(5): 597 − 607.

Chimalakonda A P, Yadav R, Marathe P. Factors influencing magnitude and duration of target inhibition following antibody therapy: implications in drug discovery and development. AAPS J, 2013, 15(3): 717 − 727.

Dua P, Hawkins E, van der Graaf P H. A Tutorial on target-mediated drug disposition(TMDD) models. CPT Pharmacometrics Syst Pharmacol, 2015, 4(6): 324 − 437.

EMA. Guideline on similar biological medicinal products containing monoclonal antibodies — non-clinical and clinical issue. https://www. ema. europa. eu/en/documents/scientific-guideline/guideline-similar-biological-medicinal-products-containing-monoclonal-antibodies-non-clinical _ en.pdf. [2021 − 10 − 31].

Gibiansky L, Gibiansky E, Kakkar T, et al. Approximations of the target-mediated drug disposition model and identifiability of model parameters. J Pharmacokinet Pharmacodyn, 2008, 35(5): 573 − 591.

Gibiansky L, Gibiansky E. Target-mediated drug disposition model for drugs that bind to more than one target. J Pharmacokinet Pharmacodyn, 2010, 37(4): 323 − 346.

Gibiansky L, Gibiansky E. Target-mediated drug disposition model for drugs with two binding sites that bind to a target with one binding site. J Pharmacokinet Pharmacodyn, 2017, 44(5): 463 − 475.

Gibiansky L, Sutjandra L, Doshi S, et al. Population pharmacokinetic analysis of denosumab in patients with bone metastases from solid tumours. Clin Pharmacokinet, 2012, 51(4): 247 − 260.

Jager E, van der Velden V H, te Marvelde J G, et al. Targeted drug delivery by gemtuzumab ozogamicin: mechanism-based mathematical model for treatment strategy improvement and therapy individualization. PLoS One, 2011, 6(9): e24265.

Kagan L, Turner M R, Balu-Iyer S V, et al. Subcutaneous absorption of monoclonal antibodies: role of dose, site of injection, and injection volume on rituximab pharmacokinetics in rats.

Pharm Res, 2012, 29(2): 490－499.

Kagan L. Pharmacokinetic modeling of the subcutaneous absorption of therapeutic proteins. Drug Metab Dispos, 2014, 42(11): 1890－1905.

Kakkar T, Sung C, Gibiansky L, et al. Population PK and IgE pharmacodynamic analysis of a fully human monoclonal antibody against IL4 receptor. Pharm Res, 2011, 28(10): 2530－2542.

Krippendorff B F, Kuester K, Kloft C, et al. Nonlinear pharmacokinetics of therapeutic proteins resulting from receptor mediated endocytosis. J Pharmacokinet Pharmacodyn, 2009, 36(3): 239－260.

Krippendorff B F, Oyarzún D A, Huisinga W. Predicting the F(ab)-mediated effect of monoclonal antibodies in vivo by combining cell-level kinetic and pharmacokinetic modelling. J Pharmacokinet Pharmacodyn, 2012, 39(2): 125－139.

Landersdorfer C B, He Y L, Jusko W J. Mechanism-based population pharmacokinetic modelling in diabetes: vildagliptin as a tight binding inhibitor and substrate of dipeptidyl peptidase Ⅳ. Br J Clin Pharmacol, 2012, 73(3): 391－401.

Levy G. Pharmacologic target-mediated drug disposition. Clin Pharmacol Ther, 1994, 56(3): 248－252.

Lowe P J, Tannenbaum S, Wu K, et al. On setting the first dose in man: quantitating biotherapeutic drug-target binding through pharmacokinetic and pharmacodynamic models. Basic Clin Pharmacol Toxicol, 2010, 106(3): 195－209.

Ma P. Theoretical considerations of target-mediated drug disposition models: simplifications and approximations. Pharm Res, 2012, 29(3): 866－882.

Mager D E, Jusko W J. General pharmacokinetic model for drugs exhibiting targetmediated drug disposition. J Pharmacokinet Pharmacodyn, 2001, 28(6): 507－532.

Mager D E, Krzyzanski W. Quasi-equilibrium pharmacokinetic model for drugs exhibiting target-mediated drug disposition. Pharm Res, 2005, 22(10): 1589－1596.

Peletier L A, Gabrielsson J. Dynamics of target-mediated drug disposition: characteristic profiles and parameter identification. J Pharmacokinet Pharmacodyn, 2012, 39(5): 429－451.

Perez Ruixo J J, Ma P, Chow A T. The utility of modeling and simulation approaches to evaluate immunogenicity effect on the therapeutic protein pharmacokinetics. AAPS J, 2013, 15(1): 172－182.

Retlich S, Duval V, Graefe-Mody U, et al. Impact of target-mediated drug disposition on Linagliptin pharmacokinetics and DPP－4 inhibition in type 2 diabetic patients. J Clin Pharmacol, 2010, 50(8): 873－885.

Tiwari A, Abraham A K, Harrold J M, et al. Optimal affinity of a monoclonal antibody: guiding principles using mechanistic modeling. AAPS J, 2017, 19(2): 510－519.

Wang Y, Booth B, Rahman A, et al. Toward greater insights on pharmacokinetics and exposure-response relationships for therapeutic biologics in oncology drug development. Clin Pharmacol Ther, 2017, 101(5): 582－584.

Xiao J J, Krzyzanski W, Wang Y M, et al. Pharmacokinetics of anti-hepcidin monoclonal antibody Ab 12B9m and hepcidin in cynomolgus monkeys. AAPS J, 2010, 12(4): 646–657.

Yan X, Chen Y, Krzyzanski W. Methods of solving rapid binding target-mediated drug disposition model for two drugs competing for the same receptor. J Pharmacokinet Pharmacodyn, 2012, 39 (5): 543–560.

Yan X, Mager D E, Krzyzanski W. Selection between Michaelis-Menten and target-mediated drug disposition pharmacokinetic models. J Pharmacokinet Pharmacodyn, 2010, 37(1): 25–47.

转 移 室 模 型

第一节 概 述

药物的吸收过程受多种生理因素的影响,常常较为复杂。常用的吸收模型假设药物吸收呈一级或零级吸收过程。如发生药物吸收的延迟,常在一级或零级吸收的基础之上,加上吸收滞后时间。尽管如此,有时仍难以恰当地描述药物的延迟吸收过程。此时,可采用转移室模型进行表征。

转移室模型(transit compartment model)假设:吸收延迟是由于药物在到达观察室之前,经过一系列中间隔室的转移而产生。而滞后时间模型(lag time model)则假设:在特定时间点吸收速率突然发生切换。转移室模型假设吸收速率随着时间的推移逐渐增加,可以更合理地反映吸收的生理过程,因此能描述复杂的吸收情况。例如,Cirincione 等采用转移室模型来描述 3 个缓释药物的肠道释放阶段;凌静等将转移室模型与 EHC 模型相结合,用于描述麦考酚酸的体内药动学过程;Hong 等应用转移室模型考察了食物对吸收过程的影响。

除了吸收延迟以外,药物进入体循环以后,在体内起效常有较长的时间延迟现象。故转移室模型也被用于描述药效的延迟现象。此外,人体内细胞的生成过程中涉及细胞的分化,转移室模型在描述细胞的生命周期时也可取得较好的效果。例如,在药物刺激造血干细胞分化为血小板的研究中,Wu 和 Hayes 用转移室模型描述了血小板在体内成熟的过程。此外,转移室模型还被用来描述药物诱导的 B 细胞耗竭、血糖变化及 QT 间期变化之间的延迟、嗜酸性粒细胞的细胞周期、药物血浆浓度与神经肌肉阻滞之间的时间延迟等。本章将对转移室模型的原理、特点和实现方法进行阐述。

第二节　原　　理

一、定义

转移室模型中包含一系列具有相同转移速率常数(transfer rate constant, k_T)的转移室。药物通过在转移室之间的转运,形成药物的吸收滞后。药物进入给药室(储药室)后,需要经过 n 个转移室,才能进入吸收室和中央室。可形成吸收滞后的一级吸收、一级消除的转移室模型见图 10-1。

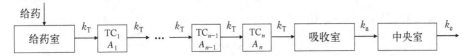

图 10-1　含转移室的一级吸收血管外给药的模型结构示意图

k_T 表示转移速率常数,TC_i 表示第 i 个转移室,A_i 表示第 i 个转移室的药量,k_a 表示吸收速率常数,k_e 表示消除速率常数

既往文献中对隔室的描述可有不同。在部分文献的模型结构示意图中,图 10-1 中的给药室和吸收室未能明确标识。在吸收室和中央室间加入转移室描述吸收滞后亦是可行方式。

给药室中药物量(A_0)的变化率和第 i 个转移室中药物量(A_i)的变化率分别由(式 10-1)和(式 10-2)表示:

$$\frac{\mathrm{d}A_0}{\mathrm{d}t} = -k_T \cdot A_0 \qquad (式 10-1)$$

$$\frac{\mathrm{d}A_i}{\mathrm{d}t} = k_T \cdot A_{i-1} - k_T \cdot A_i \qquad (式 10-2)$$

当需要考察转移室不同数量的拟合效果时,可用手动编码逐一添加或移出转移室,探索转移室的最佳数量。当转移室数量较多时,手动编码非常耗时。此外,手动编码时,转移室的数量对于整个研究群体来说是固定的,个体之间没有变异。如能对转移室的最佳数量进行数值估计,可解决上述问题。因此,需要求解从药物进入给药隔室到最后一个转移室的药物转移过程的 n 阶微分方程组,

且需要对最后一个转移室的药量(A_n)进行分析。方程组的解见(式10-3):

$$A_n(t) = F \cdot Dose \cdot \frac{(k_T \cdot t)^n}{n!} \cdot e^{-k_T \cdot t} \qquad (式10-3)$$

式中,F 为生物利用度,$Dose$ 为给药剂量,k_T 是转移速率常数,$n!$ 表示 n 的阶乘。

二、斯特林近似公式

求解(式10-3)时,可采用斯特林近似公式(Stirling's approximation formula),估算 n 的阶乘(式10-4)。当 $n \geqslant 2$ 时,斯特林近似公式估算准确,但当 $n < 2$ 时,斯特林近似公式估算值不准确。实际建模过程中,$n < 2$ 或需要更高精确度的近似求解,可使用改进的斯特林近似公式(improved Stirling's approximation formula,式10-5)。

$$n! \approx \sqrt{2\pi} \cdot n^{n+0.5} \cdot e^{-n} \qquad (式10-4)$$

$$n! \approx \sqrt{2\pi} \cdot n^{n+0.5} \cdot e^{-n} \cdot \left(1 + \frac{1}{12 \cdot n}\right) \qquad (式10-5)$$

但是,$n = 0$ 时,改进的斯特林近似公式(式10-5)无法使用,需要设置 $n > 0$。如图10-2所示:改进的斯特林近似公式可利用较少的计算资源,对 n 的阶乘进行更准确地计算。

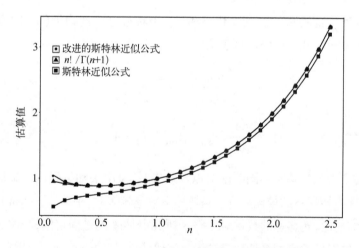

图10-2 斯特林近似公式计算 n 的阶乘

对于非整数 $n!$,可采用伽马函数进行计算,即 $n! = \Gamma(n+1)$

药物从最后一个转移室到中央室的转运是通过吸收室实现的。其中,药物从吸收室进入中央室的速率常数为吸收速率常数 k_a。应用改进的斯特林近似公式后,吸收室中药物量(A_a)的变化率如(式 10-6)所示:

$$\frac{\mathrm{d}A_a}{\mathrm{d}t} = F \cdot Dose \cdot k_T \cdot \frac{(k_T \cdot t)^n \cdot e^{-k_T \cdot t}}{\sqrt{2\pi} \cdot n^{n+0.5} \cdot e^{-n} \cdot \left(1 + \frac{1}{12 \cdot n}\right)} - k_a \cdot A_a$$

(式 10-6)

斯特林近似公式是 n 的连续函数,能估计转移室 n 的非整数数量。但是,计算时可遇到困难。例如,当 $n = 1\,000$ 时,需要计算(式 10-6)分母中的 $1\,000^{1\,000.5}$ 项。这是一个极大的数值,难以直接计算。此时,可使用(式 10-7)进行自然对数转换,计算 $1\,000.5 \cdot \ln(1\,000)$ 即可。

$$\frac{\mathrm{d}A_a}{\mathrm{d}t} = e^{\ln\left(F \cdot Dose \cdot k_T \cdot \frac{(k_T \cdot t)^n \cdot e^{-k_T \cdot t}}{\sqrt{2\pi} \cdot n^{n+0.5} \cdot e^{-n} \cdot \left(1 + \frac{1}{12 \cdot n}\right)}\right)} - k_a \cdot A_a$$

(式 10-7)

上述模型中须定义的参数包括转移室的数量(n)、转移速率常数(k_T)和平均转移时间(mean transit time,MTT)。其中,平均转移时间表示药物从第一个转移室转运到吸收室的平均时间。3 个参数之间的关系如(式 10-8)所示。

$$k_T = \frac{n + 1}{MTT}$$

(式 10-8)

三、与滞后时间模型的比较

若单次给药 10 mg、该药的表观清除率为 1 L/h、中央室表观分布容积(V_c/F)为 4.5 L,平均转移时间为 1 h,吸收速率常数 k_a 为 2/h,分别采用转移室模型和滞后时间模型进行模拟,结果见图 10-3。

如图 10-3 所示:随着转移室数量增加(1~1 000),转移室模型所得的药时曲线与滞后时间模型所得的药时曲线逐渐接近。若假设吸收滞后时间(t_{lag})为 1 h,滞后时间模型模拟的药时曲线显示:1 h 处药时曲线有一个明显的突变。而通过转移室模型获得的吸收过程的药时曲线较平滑。与滞后时间模型相比,转移室模型更符合药物在体内吸收的生理过程。

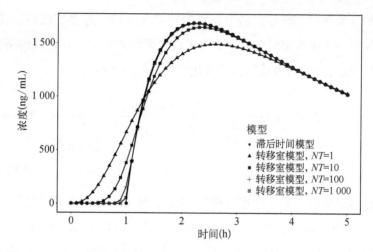

图 10 - 3　不同数量的转移室模型与滞后时间模型模拟药时曲线的比较

NT 表示模型中的转移室数量

四、多剂量给药的转移室模型

前述的方法中,给药剂量仅可在 0 时刻设置,而无法在之后的时间点引入给药剂量,故仅适用于单剂量给药的试验数据。为了将该模型应用于多剂量给药的场景,需要做必要修改。在(式 10 - 6)中减去最后一次给药的时间(t_d),将实际给药时间 t 更改为最近一次给药后时间(time after dose,TAD),即(式 10 - 9)。

$$\frac{\mathrm{d}A_a}{\mathrm{d}t} = F \cdot Dose \cdot k_T \cdot \frac{\left[k_T \cdot (t - t_d) \right]^n \cdot \mathrm{e}^{-k_T \cdot (t - t_d)}}{\sqrt{2\pi} \cdot n^{n+0.5} \cdot \mathrm{e}^{-n} \cdot \left(1 + \dfrac{1}{12 \cdot n} \right)} - k_a \cdot A_a$$

$$（式 10 - 9）$$

上述公式可使每次给药均在 0 时刻发生,满足计算要求,从而使转移室模型适用于多次给药方案。同时假设在下一次给药前,上一次给药剂量($F \cdot Dose$)已全部进入吸收室,离开了转移室链,可适用于大多数药物。

第三节　案　　例

一、研究背景和目的

慢性肝病患者常见血小板减少,且血小板减少的程度与肝病的严重程度相关。有研究显示,血小板减少症在肝硬化患者中的发生率高达76%。其主要原因为血小板生成素产生下降,其他因素包括脾功能亢进、血小板破坏增加及病毒对骨髓的抑制等。血小板生成素是主要由肝脏产生的调节血小板生成的关键生长因子。血小板生成素与造血干细胞、巨核系祖细胞及巨核细胞表面的血小板生成素受体结合,促进造血干细胞向巨核系祖细胞分化,并调节骨髓巨核系祖细胞及巨核细胞的分化成熟,释放血小板,促进血小板的生成。

药物X为重组人血小板生成素,可用于原发免疫性血小板减少性紫癜、实体瘤化疗后的血小板减少等疾病的治疗。为优化后期Ⅱ/Ⅲ期患者试验的剂量选择,建立了药物X的群体药动学模型和以血小板计数为疗效观察指标的药动学-药效学模型。

二、数据探索性分析

本研究分为3个剂量组,每个剂量组20例受试者,分别单次给予30 μg、60 μg、120 μg药物X。药物X经皮下注射给药(血管外给药)后,监测药物X的血药浓度和血小板计数。

数据集中包含变量为试验编号(ID)、访视时间(TIME)、药动学-药效学观测值(DV)、事件标识(FLAG=0为给药事件、FLAG=1为药动学事件、FLAG=2为药效学事件)、房室(CMT=1为给药室、CMT=2为药动学采样室及CMT=6为药效学采样室)、给药剂量(AMT)、低于定量下限(BQL=0为未低于定量下限;BQL=1为低于定量下限)、事件识别码(EVID=0为药动学或药效学事件及EVID=1为给药事件)和缺失因变量(MDV=0为因变量未缺失、MDV=1为因变量缺失)。NONMEM数据文件示例如表10-1所示。

表10-1　NONMEM数据文件示例

编号 (ID)	访视 时间 (TIME)	药动学- 药效学 数据(DV)	事件 标识 (FLAG)	房室 (CMT)	给药 剂量 (AMT)	剂量组 (GRP)	低于定 量下限 (BQL)	事件 (EVID)	缺失 因变量 (MDV)
1	0	0	0	1	30	30	0	1	1
1	0	0	1	2	0	30	1	0	0
1	0	4.24	2	6	0	30	0	0	0
1	0.5	-4.75	1	2	0	30	0	0	0

续 表

编号 （ID）	访视 时间 （TIME）	药动学- 药效学 数据（DV）	事件 标识 （FLAG）	房室 （CMT）	给药 剂量 （AMT）	剂量组 （GRP）	低于定 量下限 （BQL）	事件 （EVID）	缺失 因变量 （MDV）
1	1	−0.81	1	2	0	30	0	0	0
1	1.5	0.6	1	2	0	30	0	0	0
1	2	1.41	1	2	0	30	0	0	0
1	2.5	1.69	1	2	0	30	0	0	0
1	3	1.37	1	2	0	30	0	0	0
1	3.5	1.34	1	2	0	30	0	0	0
1	4	1.11	1	2	0	30	0	0	0
1	6	0.94	1	2	0	30	0	0	0
1	8	0.5	1	2	0	30	0	0	0
1	10	0.12	1	2	0	30	0	0	0
…	…	…	…	…	…	…	…	…	…

分别绘制不同剂量组药物 X 的药时曲线（图 10-4）和血小板计数-时间曲线（图 10-5）。由图可见：血小板计数的变化明显滞后于药物 X 的药动学特征。

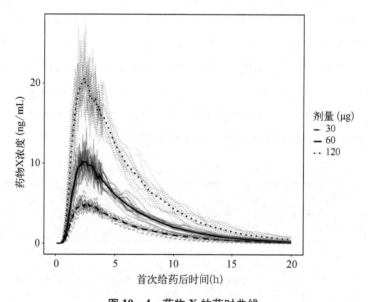

图 10-4 药物 X 的药时曲线

粗实线为各剂量组的平均药时曲线；细实线为受试者个体药时曲线

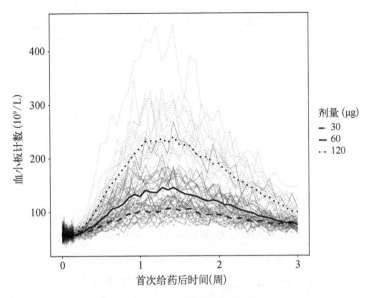

图 10-5　血小板计数-时间曲线

粗实线为各剂量组的平均血小板计数-时间曲线;细实线为受试者个体血小板计数-时间曲线

三、模型构建

药物 X 存在吸收滞后现象,故分别评估了吸收滞后模型和吸收转移室模型。转移室模型可更好地描述药物 X 的吸收滞后。一室模型用于描述药物 X 的药物分布。有人报道,采用 4 个转移室和线性模型描述药物 X 对血小板的生成的促进作用。图 10-6 为药物 X 的药动学-药效学模型结构示意图。

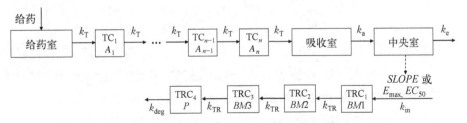

图 10-6　含转移室的药动学-药效学模型结构示意图

k_T 是吸收转移室转移速率常数,TC_i 表示第 i 个吸收转移室,A_i 表示第 i 个吸收转移室的药量,k_a 是吸收速率常数,k_e 是消除速率常数,TRC_1、TRC_2、TRC_3 及 TRC_4 隔室共同描述血小板成熟过程(其中,TRC_1 代表血小板前体生成隔室,TRC_2 和 TRC_3 代表血小板前体转移和成熟隔室;TRC_4 代表血小板循环隔室),$BM1$、$BM2$、$BM3$ 和 P 分别代表对应隔室的血小板前体或血小板的数量,k_{in} 为血小板前体生成速率,$SLOPE$ 为药物 X 对 k_{in} 线性影响的斜率,E_{max} 和 EC_{50} 分别为药物 X 对 k_{in} 的最大刺激效应及达到最大刺激程度一半时药物 X 的浓度,k_{TR} 为血小板前体的一级成熟速率,k_{deg} 为血小板的一级降解速率

图 10-6 中,药物的药动学过程可用微分方程(式 10-10)和(式 10-11)表示：

$$\frac{\mathrm{d}A_a}{\mathrm{d}t} = Dose \cdot k_T \cdot \frac{(k_T \cdot t)^n \cdot \mathrm{e}^{-k_T \cdot t}}{\sqrt{2\pi} \cdot n^{n+0.5} \cdot \mathrm{e}^{-n} \cdot \left(1 + \dfrac{1}{12 \cdot n}\right)} - k_a \cdot A_a$$

(式 10-10)

$$\frac{\mathrm{d}A_c}{\mathrm{d}t} = k_a \cdot A_a - k_e \cdot A_c \qquad (式 10-11)$$

式中,A_a 和 A_c 分别是吸收室和中央室的药量,V_C/F 为中央室的表观分布容积。A_a 和 A_c 的 0 时刻初始状态为 0,即 $A_a(0) = A_c(0) = 0$。

药物 X 的血药浓度达峰 10 天后,血小板计数才达峰。本例根据文献报道,中采用了含有 4 个转移室的模型拟合。相应的微分方程式见(式 10-12)~(式 10-16)：

$$\frac{\mathrm{d}BM1}{\mathrm{d}t} = k_{in} \cdot (1 + EFF) - k_{TR} \cdot BM1 \qquad (式 10-12)$$

$$EFF = SLP \cdot A_c / V_C \qquad (式 10-13)$$

$$\frac{\mathrm{d}BM2}{\mathrm{d}t} = k_{TR} \cdot BM1 - k_{TR} \cdot BM2 \qquad (式 10-14)$$

$$\frac{\mathrm{d}BM3}{\mathrm{d}t} = k_{TR} \cdot BM2 - k_{TR} \cdot BM3 \qquad (式 10-15)$$

$$\frac{\mathrm{d}P}{\mathrm{d}t} = k_{TR} \cdot BM3 - k_{deg} \cdot P \qquad (式 10-16)$$

(式 10-12)中,EFF 为 PD 模型部分的效应系数,与药物浓度呈线性关系(式 10-13)。(式 10-13)中,SLP 为药效学影响斜率。$BM1(0)$、$BM2(0)$ 和 $BM3(0)$ 分别表示了 $BM1$、$BM2$ 和 $BM3$ 的 0 时刻初始状态,见(式 10-16)：

$$BM1(0) = BM2(0) = BM3(0) = k_{in} / k_{TR} \qquad (式 10-17)$$

0 时刻,(式 10-16)为 0,结合(式 10-17)可得(式 10-18)：

$$P(0) = k_{in} / k_{deg} \qquad (式 10-18)$$

(式 10-18)中,$P(0)$ 为血小板计数基线值(即 0 时刻值)。分析中采用 PLTB 进行估算。上述模型的药动学-药效学参数估算值参见表 10-2。

表 10 - 2 药动学-药效学参数估算值表

参　　数	解　释	估算值 [RSE(%)]	个体间变异 (CV%)
$k_a(1/h)$	吸收速率常数	2.02(3)	10.7(56)
$CL/F(L/h)$	表观清除率	0.998(1)	8.2(4)
$V_C/F(L)$	中央室表观分布体积	4.57(1)	9.3(4)
$MTT(h)$	平均转移时间	0.992(2)	11.5(3)
N	吸收转移室数量	10(3)	21.3(1)
$k_{in}[10^9/(L \cdot h)]$	血小板前体生成速率	0.845(8)	/
$k_{TR}(1/h)$	血小板前体的一级成熟速率	0.013 9(3)	8.9(19)
$SLP[1/(ng/mL)]$	药效学影响的斜率	7.22(5)	36.1(5)
$PLTB(10^9/L)$	血小板计数基线值	59.4(1)	6.3(28)
PK 残差变异(%)	比例型	30.5(3)	/
PD 残差变异(%)	比例型	31.2(3)	/

注：RSE(%)表示相对标准误%。

最终模型的 NONMEM 控制文件如下：

```
$PROBLEM PopPKPD for Drug X WITH LINEAR DRUG EFFECT
$INPUT   ID TIME DV FLAG CMT AMT RDOSE BQL EVID MDV
        ;FLAG 0 FOR DOSE
        ;FLAG 1 FOR PK RECORD
        ;FLAG 2 FOR PLT RECORD
$DATA    PKPD_of_drug_X_dataset.csv IGNORE=@
$SUBROUTINE ADVAN6 TOL=3
$MODEL
     COMP(DOSING)              ;储药室
     COMP(CENTRAL)             ;中央室
     COMP(BM1)                 ;血小板前体转移生成室1
     COMP(BM2)                 ;血小板前体转移生成室2
     COMP(BM3)                 ;血小板前体转移生成室3
     COMP(P)                   ;血小板室

$PK
     ;PK PARAMETERS
     TVKA    =THETA(1)          ;吸收速率常数 KA 典型值
     KA      =TVKA * EXP(ETA(1)) ;吸收速率常数 KA
```

```
TVCL1   =THETA(2)              ;中央室表观清除率 CL1 典型值
CL1     =TVCL1 * EXP(ETA(2));中央室表观清除率 CL1


TVVC    =THETA(3)              ;中央室表观分布容积 VC 典型值
VC      =TVVC * EXP(ETA(3))  ;中央室表观分布容积 VC


TVMTT   =THETA(5)              ;平均转移时间 MTT 典型值
MTT     =TVMTT * EXP(ETA(4));平均转移时间 MTT


TVNT    =THETA(6)              ;转移室数量 NT 典型值
NT      =TVNT * EXP(ETA(5))  ;转移室数量 NT


KE      =CL1/VC                ;消除速率常数 KE
S2      =VC
KT      =(NT+1)/MTT            ;转移室间转移的速率常数
SCDO    =RDOSE                 ;皮下给药量
LNFAC   = LOG(2.5066)+(NT+.5) * LOG(NT)-NT
     ;斯特林近似公式计算的 NT 阶乘的对数值
F1      =0                     ;第一隔室药量已计算获得,F1 须为 0
F2      =1


   ;PARAMETER ESTIMATES FOR PKPD OF PLT


TVKIN   =THETA(7)              ;血小板生成速率 KIN 典型值
KIN     =TVKIN * EXP(ETA(6));血小板生成速率 KIN


TVKTR   =THETA(8)              ;血小板的一级成熟速率 KTR 典型值
KTR     =TVKTR * EXP(ETA(7));血小板的一级成熟速率 KTR


TVSLP   =THETA(9)              ;药物对 KIN 线性影响的斜率典型值
SLP     =TVSLP * EXP(ETA(8));药物对 KIN 线性影响的斜率 SLP


TVPLTB  =THETA(11)             ;血小板计数基线值 PLTB 典型值
PLTB    =TVPLTB * EXP(ETA(9));血小板计数基线值 PLTB


   ;RESIDUAL ERROR FOR PK AND PLT
PKW1    =THETA(4)              ;PK 残差
PLTW1   =THETA(10)             ;PD 残差
```

```
      ;CALCULATE TRANSFORM
      ;A_0(1)        = 0
      ;A_0(2)        = 0
   A_0(3)            = KIN/KTR
   A_0(4)            = KIN/KTR
   A_0(5)            = KIN/KTR
   A_0(6)            = PLTB

   KDG               = KIN/ PLTB    ;血小板的一级降解速率 KDG
   S6                = 1


$DES
   DADT(1)= EXP(LOG(SCDO+.00001)+LOG(KT)+NT * LOG(KT * T+0.00001)-
KT * T-LNFAC)-KA * A(1)
   DADT(2)           = KA * A(1)-KE * A(2)
   EFF               = SLP * (A(2)/VC)
   DADT(3)           = KIN * (1+EFF)-KTR * A(3)
   DADT(4)           = KTR * A(3)-KTR * A(4)
   DADT(5)           = KTR * A(4)-KTR * A(5)
   DADT(6)           = KTR * A(5)-KDG * A(6)


$ERROR
   PKCONC            =A(2)/VC
   PLTC              =A(6)
   IPRED             =0
   IF(F.GT.0) IPRED = LOG(F)


   IRES              = DV-IPRED
   W                 = PKW1
   IF(FLAG.EQ.2)W    = PLTW1


   IWRES             =IRES/W
   Y                 =IPRED+EPS(1) * PKW1
   IF(FLAG.EQ.2)  Y = IPRED+EPS(2) * PLTW1


$THETA
   (0.,2,100)                 ;1_TVKA
   (0.,1,100)                 ;2_TVCL1
```

```
    (0.,4.5,100)                        ;3_TVVC
    (0,0.1,10)                          ;4_PKW1
    (0.,1,10)                           ;5_TVMTT
    (0,10,1000)                         ;6_TVNT
    (0,0.7,100)                         ;7_KIN
    (0,0.015,10)                        ;8_KTR
    (0,7,100)                           ;9_SLP
    (0,0.01,100)                        ;10_PLTW1
    (0,50,100)                          ;11_TVPLTB

$OMEGA
    0.1                                 ;1_ETA_KA
    0.1                                 ;2_ETA_CL1
    0.1                                 ;3_ETA_VC
    0.1                                 ;4_ETA_MTT
    0.1                                 ;5_ETA_NT
    0 FIX                               ;6_ETA_KIN
    0.01                                ;7_ETA_KTR
    0.1                                 ;8_ETA_SLP
    0.1                                 ;9_ETA_PLTB

$SIGMA
    1 FIX                               ;PKW1
    1 FIX                               ;PLTW1

$ESTIMATION MAXEVAL=9990 METHOD=1 INTE PRINT=5 MSFO=pkpd.msf
NOABORT
$COVARIANCE PRINT=E
$TABLE ID TIME DV FLAG CMT AMT PKCONC PLTB PLTC KT LNFAC IPRED PRED
CWRES IWRES NOPRINT NOAPPEND ONEHEADER FORMAT=s1PE14.7 FILE=sdtab
```

四、模型评价

图 10-7 和图 10-8 分别为药物 X 浓度和血小板计数的拟合优度图。结果显示：观测值在 $y=x$ 或 $y=0$ 参考线对称分布，模型可以较好地描述药物 X 和血小板计数的动力学过程。

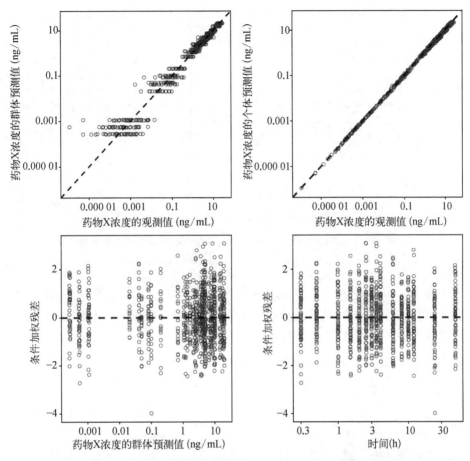

图 10-7 药动学-药效学链式模型中药物 X 浓度的拟合优度图

上半部分图中虚线为 $y=x$；下半部分图中虚线为 $y=0$

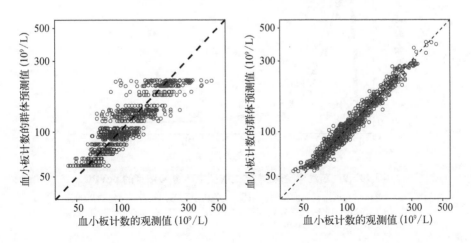

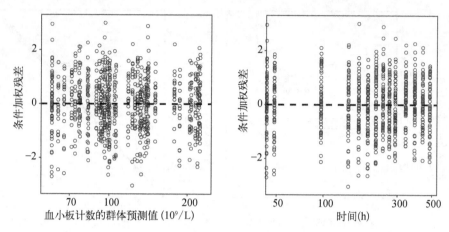

图 10 - 8　药动学-药效学链式模型中血小板计数的拟合优度图

上半部分图中虚线为 $y=x$;下半部分图中虚线为 $y=0$

　　图 10 - 9 和图 10 - 10 分别为药物 X 浓度和血小板计数的预测校正可视化预测检验(pcVPC),结果显示:观测值的 90%分位线、中位线和 10%分位线大部分都位于所对应的模型预测百分位数的 95%CI 内,大部分观测值位于80%预测区间内,提示模型的预测能力较好。

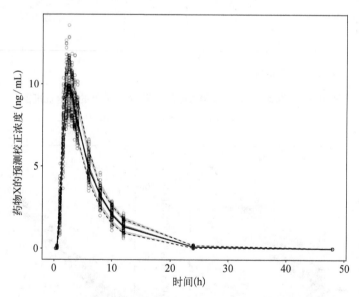

图 10 - 9　药动学-药效学链式模型中药物 X 浓度的 pcVPC

图中空心点为观测的药物 X 浓度;线条从上至下分别为观测值的 90%分位数、中位数和 10%分位数;阴影部分为观测百分位数对应的预测校正观测值的模型预测百分位数的 95%CI

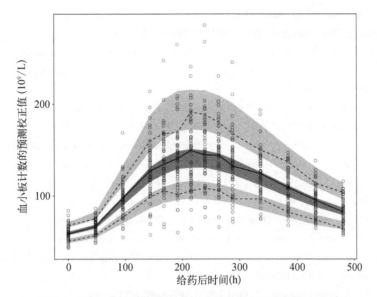

图 10－10　药动学-药效学链式模型中血小板计数的 pcVPC

图中空心点为观测的血小板计数;线条从上至下分别为观测值的 90%分位数、中位数和 10%分位数;阴影部分分别为观测百分位数对应的预测校正的观测值模型预测百分位数的 95%*CI*

　　本研究采用转移室模型描述了升高围手术期患者血小板计数的药物 X 的吸收过程及给药后血小板计数升高的过程。结果显示,转移室模型能较好地拟合药物 X 的浓度数据及血小板计数的动力学过程。因此,当存在吸收滞后或药物在体内起效需较长时间生理学过程时,转移室模型可作为重要的候选模型进行考察。基于建立药动学-药效学模型,模拟不同给药方案后的药动学及血小板计数动力学特征,可推荐后期试验的给药方案。

（邓晨辉）

第十章
代码示例

------------------------------| **参考文献** |------------------------------

Birgersson S, Van Toi P, Truong N T, et al. Population pharmacokinetic properties of artemisinin in healthy male Vietnamese volunteers. Malar J, 2016, 15: 90.

Chen J, Herceg-Harjacek L, Groopman J E, et al. Regulation of platelet activation in vitro by the c-Mpl ligand, thrombopoietin. Blood, 1995, 86(11): 4054－4062.

Cirincione B, Edwards J, Mager D E. Population pharmacokinetics of an extended-release formulation of exenatide following single- and multiple-dose administration. AAPS J, 2017, 19(2): 487－496.

Cirincione B, Sager P T, Mager D E. Influence of meals and glycemic changes on QT interval dynamics. J Clin Pharmacol, 2017, 57(8): 966 - 976.

Denti P, Martinson N, Cohn S, et al. Population pharmacokinetics of rifampin in pregnant women with tuberculosis and HIV coinfection in Soweto, South Africa. Antimicrob Agents Chemother, 2015, 60(3): 1234 - 1241.

Gao Y, Shao J, Jiang Z, et al. Drug enterohepatic circulation and disposition: constituents of systems pharmacokinetics. Drug Discov Today, 2014, 19(3): 326 - 340.

Hayes S, Ouellet D, Zhang J, et al. Population PK/PD modeling of eltrombopag in healthy volunteers and patients with immune thrombocytopenic purpura and optimization of response-guided dosing. J Clin Pharmacol, 2011, 51(10): 1403 - 1417.

Hong T, Han S, Lee J, et al. Comparison of oral absorption models for pregabalin: usefulness of transit compartment model. Drug Des Devel Ther, 2016, 10: 3995 - 4003.

Kaullen J D, Owen J S, Brouwer K L R, et al. Pharmacokinetic/pharmacodynamic model of CW002, an investigational intermediate neuromuscular blocking agent, in healthy volunteers. Anesthesiology, 2018, 128(6): 1107 - 1116.

Kaushansky K. Thrombopoietin. N Engl J Med, 1998, 339(11): 746 - 754.

Ling J, Shi J, Jiang Q, et al. Population pharmacokinetics of mycophenolic acid and its main glucuronide metabolite: a comparison between healthy Chinese and Caucasian subjects receiving mycophenolate mofetil. Eur J Clin Pharmacol, 2015, 71(1): 95 - 106.

Nomoto M, Ferry J, Hussein Z. Population pharmacokinetic/pharmacodynamic analyses of avatrombopag in patients with chronic liver disease and optimal dose adjustment guide with concomitantly administered CYP3A and CYP2C9 inhibitors. J Clin Pharmacol, 2018, 58(12): 1629 - 1638.

Roepcke S, Plock N, Yuan J, et al. Pharmacokinetics and pharmacodynamics of the cytolytic anti-CD38 human monoclonal antibody TAK - 079 in monkey - model assisted preparation for the first in human trial. Pharmacol Res Perspect, 2018, 6(3): e00402.

Seng K Y, Hee K H, Soon G H, et al. Population pharmacokinetics of rifampicin and 25-deacetyl-rifampicin in healthy Asian adults. J Antimicrob Chemother, 2015, 70(12): 3298 - 3306.

Wang B, Yan L, Yao Z, et al. Population pharmacokinetics and pharmacodynamics of benralizumab in healthy volunteers and patients with asthma. CPT Pharmacometrics Syst Pharmacol, 2017, 6(4): 249 - 257.

Witters P, Freson K, Verslype C, et al. Review article: blood platelet number and function in chronic liver disease and cirrhosis. Aliment Pharmacol Ther, 2008, 27(11): 1017 - 1029.

Wu K, Thapar M, Farrell C, et al. Population pharmacokinetic and pharmacodynamic modeling and effects on platelet counts of different dosages of eltrombopag in Chinese patients with chronic primary immune thrombocytopenia. Clin Ther, 2015, 37(7): 1382 - 1395.

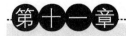

第十一章

效应室模型

第一节 概　述

药效学是药物对机体的作用,描述的药物作用机制及药物浓度与药效的关系。相较于药物暴露,药物效应常存在延迟现象。在效应与体内药物浓度的关系图中,呈现的逆时针回路(counterclockwise loop),称为滞后。

如图 11 - 1 A 和 B 所示:峰效应落后于峰浓度的时差,即为滞后。例如,神经肌肉阻断剂或抗焦虑药、镇静剂和麻醉剂等。又如,部分药物在体内真正产生药效的物质不是母药,而是活性代谢产物。母药转化为代谢产物的时间过程,亦可能导致药物效应的滞后。

另外,在药效学范围内,顺时针磁滞(clockwise hysteresis)现象亦可见,如图 11 - 1C 和 D 图所示。例如,药物主要作用于某一种酶,当该酶被耗尽时,即使药物保持高暴露水平,药物效应可能反而会下降。

由于静脉采血的便利性,通常在静脉血中测量药物浓度。但是,很少有药物在血中直接起作用。若能获得产生药效部位(即与药物作用相关的受体部位)的药物浓度,则更有利于构建药物暴露与药物效应之间的关系。药物通过体循环,"输送"至其作用靶部位,方能发挥药物的效应。药物输送的过程可致药效与血药浓度之间的滞后。此外,药物到达作用部位,无法立刻产生效应,而是通过刺激或抑制与效应相关的内源性物质的生成,从而间接产生药效。这也是产生滞后效应的原因之一。

滞后曲线所包围的区域表示浓度和效应之间的延迟量,该区域面积越大表示药效滞后越久。该面积仅为初步判断,单纯依靠滞后曲线面积不能很好

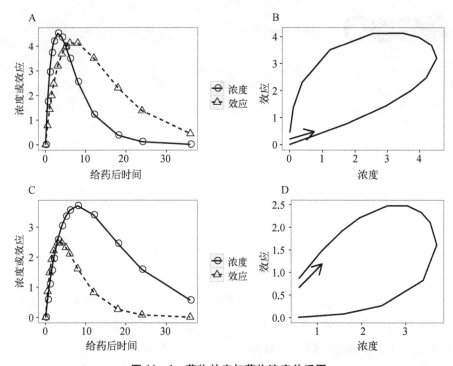

图 11-1　药物效应与药物浓度关系图

　　A. 药物起效时间滞后于药物浓度,药物浓度峰值(峰浓度)与药物效应峰值之间的偏移即为滞后;B. A 图的药物浓度对药物效应的逆时针图;C. 药物效应起效时间早于药物浓度,即药物效应峰值早于药物浓度峰值;D. C 图的药物浓度对药物效应的顺时针图

地量化具体延迟时间。因此,需要构建相应的药效学模型,描述滞后现象。效应室模型是常用来描述药效学滞后的数学模型。

第二节　原　　理

　　效应室模型(effect compartment model)又称生物相模型(biophase model)。通过在中央室与药效之间增加一个隔室-效应室,描述药效的滞后现象。效应室模型假设药效学的延迟是由药物从体循环分布到靶组织的过程造成的,并假定仅有少量的药物进入效应室,对药物清除的影响可忽略不计。效应室模型结构见图 11-2。

　　相对于血药浓度的延迟,效应室中药物浓度的"输入"可用一阶速率常数 k_{e0} 或用平衡半衰期[$Ln(2)/k_{e0}$]表示。k_{e0} 越大,效应室达到平衡需要的时间越

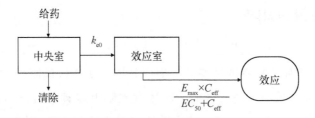

图 11−2 效应室模型结构

短,效应室药物浓度(C_e)与血浆药物浓度(C_p)之间的滞后越小;k_{e0}越小,效应室达到平衡需要的时间越长,效应室浓度与血浆药物浓度之间的滞后越大。效应室浓度(C_e)随时间的变化可用(式11−1)表达。

$$\frac{\mathrm{d}C_e}{\mathrm{d}t} = k_{e0} \cdot (C_p - C_e)$$　　　　(式11−1)

药物浓度和效应的关系,可用(式11−2)描述。

$$E = E_{\mathrm{base}} \cdot \left(1 - \frac{E_{\max} \cdot C_e}{EC_{50} + C_e} \right)$$　　　　(式11−2)

(式11−2)中,E_{base}为效应基线值,$E_{\max}$为药物的最大效应,EC_{50}是达到药物最大效应一半时的效应室药物浓度。

虽然可将k_{e0}理解为药物在效应室中达到平衡的生理基础,但该假设仅适用于部分情景。例如,药物作用于可识别的靶器官或组织(如中枢神经系统或心肌)时,可用靶器官或组织来表征效应室。

通常,测量静脉血浓度时,k_{e0}表示手臂平衡速率(在手臂静脉采集血样)与靶器官之间的净差。而由于靶器官平衡可能快于手臂平衡,药物效应的达峰亦可能早于血药浓度达峰,产生顺时针而非逆时针的滞后曲线。当靶器官平衡等于手臂平衡的速率时,不会观察到滞后现象。效应室模型不适合上述两类情况。

第三节 案 例

本节以镇静药物 X 的群体药动学-药效学分析为例,说明效应室模型的构建、评价方法和过程。

一、研究背景和目的

药物 X 是静脉麻醉药物,用于成人手术的麻醉诱导、成人内镜诊疗的镇静和麻醉、成人重症监护室的镇静等。现已开展了 112 例健康受试者单剂量给药的临床研究。采集了受试者的血药浓度和脑电双频指数(bispectral index, *BIS*)数据。其中,*BIS* 反映了大脑皮质的兴奋或抑制状态,用 0~100 分表示。清醒状态时,*BIS*=100。*BIS* 数值越小,代表受试者麻醉状态越深。本例构建了该药的药动学-药效学模型,为后期临床研究的给药方案的制订提供依据。

二、模型构建

共 112 例受试者 *BIS* 观测数据纳入分析。药动学模型采用了零级输注、一级清除的三室模型。药动学参数的个体间变异采用了指数模型,残差模型采用了混合型模型。

静脉给药后,药物立即进入体内,给药停止后血药浓度达峰。而给药后 2 min 内 *BIS* 值未见明显下降,与基线值持平或轻微升高,然后再迅速下降,4 min 左右至最大疗效,随后再逐渐恢复(图 11-3)。相对于药物暴露,药物的效应有滞后现象。

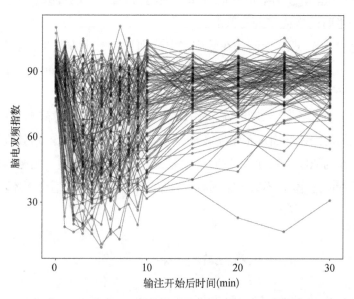

图 11-3　静脉给药后的 *BIS* 观测值随时间变化的曲线

加粗实线为给药后 *BIS* 平均值随时间的变化趋势

根据该类镇静药物的药理特性和数据探索性分析结果,采用了效应室模型描述药效的延迟。药动学–药效学模型结构图如图11-4所示。

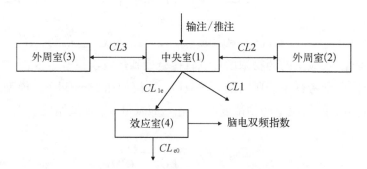

图 11-4　药动学–药效学结构图

$CL1$ 为中央室清除率,$CL2$ 为中央室与第一外周室间清除率,$CL3$ 为中央室与第二外周室间清除率,CL_{1e} 为药物进入效应室的速率,CL_{e0} 为药物从效应室离开的速率

药效学参数的个体间变异采用指数模型,残差变异采用了加和型模型。

效应室模型假设:药物进入与离开效应室均为一级动力学过程,并且两者的一级速率相同。以上假设可用(式11-3)描述如下:

$$CL_{1e} = CL_{e0} \qquad (式11-3)$$

根据 $CL = K \cdot V$, 可得

$$k_{1e} \cdot V_1 = k_{e0} \cdot V_e \qquad (式11-4)$$

式中,k_{1e} 为药物从中央室进入效应室的速率常数,k_{e0} 为药物离开效应室的速率常数。(式11-4)转换可得

$$k_{1e} = \frac{k_{e0} \cdot V_e}{V_1} \qquad (式11-5)$$

效应室药量的变化可用(式11-6)描述。

$$\frac{dA_e}{dt} = k_{1e} \cdot A_c - k_{e0} \cdot A_e \qquad (式11-6)$$

将(式11-5)代入(式11-6),整理可得

$$\frac{dC_e}{dt} \cdot V_e = \frac{k_{e0} \cdot V_e}{V_1} \cdot C_c \cdot V_1 - k_{e0} \cdot C_e \cdot V_e \qquad (式11-7)$$

其中 C_c 为中央室的药物浓度，简化得

$$\frac{\mathrm{d}C_e}{\mathrm{d}t} = k_{e0} \cdot (C_c - C_e)$$ （式 11 - 8）

由（式 11 - 8）可知，仅需要参数 k_{e0}，便可描述效应室的药物浓度（C_e）随时间的变化，效应室的药物浓度可以直接链接到药效学模型。

此外，分别考察了经典的最大效应（E_{max}）模型和 Sigmoid E_{max} 模型，以期更好地描述 BIS 随效应室药物浓度的变化。Sigmoid E_{max} 模型用（式 11 - 9）表示。

$$E_{BIS} = E_0 - \frac{E_{max} \cdot C_e^{\gamma}}{EC_{50}^{\gamma} + C_e^{\gamma}}$$ （式 11 - 9）

式中，E_0 为未给药时的 BIS 值，C_e 为效应室的药物浓度，E_{max} 为给予该药后 BIS 所能达到的最大降低值，EC_{50} 为达到 E_{max} 一半时的 C_e，γ 为形状因子，决定曲线的陡峭程度。最终模型参数估算值列于表 11 - 1。参数值的估算精度（RSE）<15%，说明模型参数值估算可靠。

表 11 - 1　最终模型参数估算值

参　数	含　义	估算值 [RSE(%)]	个体间变异 [RSE(%)]	收缩 (%)
E_0	BIS 基线值	89.4(0.3)	/	/
E_{max}	最大效应	57.7(4)	13(14)	49
EC_{50}(ng/mL)	达最大效应一半时的药物浓度	384(4)	23(13)	23
k_{e0}（1/min）	药物离开效应室的速率常数	0.462(7)	72(8)	14
γ	形状因子	3.06(9)	44(11)	20
加和型残差(ng/mL)	剩余残差	7.04(2)	/	8

注：[RSE(%)]表示相对标准误。

最终模型的 NONMEM 代码如下：

```
$PROBLEM PK-PD EMAX for BIS
$INPUTID TIME RATE AMT EVID MDV DV ICL1 ICL2 ICL3 IV1 IV2 IV3
$DATA  BIS_SIM_DV_20200318.csv
    IGNORE=@ IGNORE(IV1.LE.0) IGNORE(DV.LT.0)
$SUBROUTINE ADVAN6 TOL=3
$MODEL
    COMP(CENTRAL,DEFDOSE)
```

```
    COMP(PERIPH1)
    COMP(PERIPH2)
    COMP(EFFECT)
$PK
    K10       =ICL1/IV1
    K12       =ICL2/IV1
    K21       =ICL2/IV2
    K13       =ICL3/IV1
    K31       =ICL3/IV3

        ;PD
    TVE0      =THETA(1)
    E0        =TVE0*EXP(ETA(1))       ;E0

    TVEMAX    =THETA(2)
    EMAX      =TVEMAX*EXP(ETA(2))    ;Emax

    TVEC50    =THETA(3)
    EC50      =TVEC50*EXP(ETA(3))    ;EC50

    TVGAMMA   =THETA(4)
    GAMMA     =TVGAMMA*EXP(ETA(4))

        ;Biophase
    TVKEO     =THETA(5)
    KEO       =TVKEO*EXP(ETA(5))

$DES
    DADT(1)  = -(K10+K12+K13)*A(1)+K21*A(2)+K31*A(3)
    DADT(2)  = K12*A(1)-K21*A(2)
    DADT(3)  = K13*A(1)-K31*A(3)
    DADT(4)  = KEO*(A(1)/IV1-A(4))

$ERROR
    CA        =A(1)/IV1
    CE        =A(4)
    IPRED     =E0-EMAX*CE**GAMMA/(EC50**GAMMA+CE**GAMMA)
    IRES      = DV-IPRED
```

```
W           = SQRT(THETA(6) * * 2)
IWRES       = IRES/W
Y           = IPRED+EPS(1) * W


$THETA
   (20,94.1547,120)              ;E0
   (0,59.936,100)                ;EMAX
   (50,380.846,10000)            ;EC50
   (0,3.05867,10)                ;GAMMA
   (0,0.473877,10)               ;KEO
   (0,7.31075,100)               ;ADDITIVE_ERROR


$OMEGA
   0 FIX                         ;E0_IIV
   0.0155661                     ;EMAX_IIV
   0.0528834                     ;C50_IIV
   0.182687                      ;KE0_IIV
   0.529696                      ;IIVGAMMA_


$SIGMA  1  FIX
$ESTIMATION METHOD=1 INTER MAXEVAL=9999 PRINT=5 POSTHOC
$COVARIANCE PRINT=E
$TABLE ID AMT TIME DV CE EVID MDV IPRED PRED IWRES CWRES ONEHEADER
NOAPPEND NOPRINT FILE=sdtab1002 FORMAT=s1PE15.8:160
$TABLE ID ICL1 ICL2 ICL3 IV1 IV2 IV3 E0 EMAX EC50 GAMMA KEO ETA2 ETA3
ETA4 ETA5 ONEHEADER  NOAPPEND  NOPRINT  FILE=patab1002  FORMAT=
s1PE15.8:160
```

供药动学和药效学分析的 NONMEM 数据文件示例见表 11-2。表中为 2 例受试者的数据。

表 11-2　数据文件示例

受试者 编号 （ID）	采样 时间点 （TIME）	输注 速率 （RATE）	给药 剂量 （AMT）	事件标识（EVID） （0：给药时间； 1：观测事件）	观测值缺失 标识（MDV） （0：观测值未缺失； 1：观测值缺失）	*BIS* 观测值 （DV）
11010	0	9 612.8	15 020	1	1	/
11010	0	0	0	0	0	91.967 06

续　表

受试者 编号 （ID）	采样 时间点 （TIME）	输注 速率 （RATE）	给药 剂量 （AMT）	事件标识（EVID） （0：给药时间； 1：观测事件）	观测值缺失 标识（MDV） （0：观测值未缺失； 1：观测值缺失）	*BIS* 观测值 （DV）
11010	1	0	0	0	0	101.178 5
11010	2	0	0	0	0	79.994 08
11010	3	0	0	0	0	104.146 2
11010	4	0	0	0	0	79.212 54
11010	5	0	0	0	0	80.402 72
11010	6	0	0	0	0	78.762 65
11010	7	0	0	0	0	76.676 85
11010	8	0	0	0	0	83.132 12
11010	9	0	0	0	0	88.150 07
11010	10	0	0	0	0	72.927 37
11010	15	0	0	0	0	87.406 63
11010	20	0	0	0	0	92.977 27
11010	25	0	0	0	0	91.452 83
11010	30	0	0	0	0	79.887 87
11011	0	10 508.8	16 420	1	1	／
11011	0	0	0	0	0	88.704 45
11011	1	0	0	0	0	101.352 3
11011	2	0	0	0	0	85.645 48
11011	3	0	0	0	0	89.480 06
11011	4	0	0	0	0	81.618 97
11011	5	0	0	0	0	92.058 49
11011	6	0	0	0	0	93.996 49
11011	7	0	0	0	0	83.637 48
11011	8	0	0	0	0	88.608 77
11011	9	0	0	0	0	81.525 63
11011	10	0	0	0	0	94.626 55
11011	15	0	0	0	0	84.864 12
11011	20	0	0	0	0	87.218 87
11011	25	0	0	0	0	96.261 52
11011	30	0	0	0	0	84.829 6

三、模型评价

模型的拟合优度图见图 11-5。群体预测值、个体预测值分别与观测值有较好的相关性,均匀分布在参考线($y=x$)周围,显示模型能很好地拟合观测值。同时,群体预测值-条件加权残差散点图可见:条件加权残差值分布于 $-4 \sim +4$,且较为均匀地分布在 $y=0$ 两侧,说明模型拟合无明显偏倚,显示建立的模型可以较好地拟合观测值。

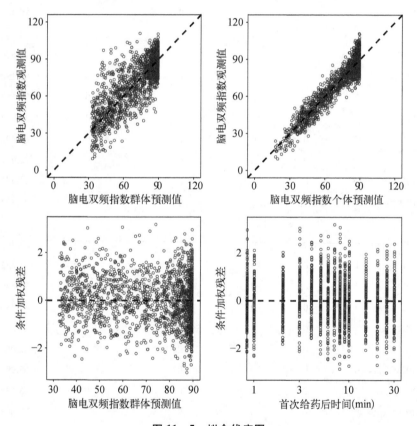

图 11-5 拟合优度图

上部分图中虚线为 $y=x$;下部分图中虚线为 $y=0$

可视化预测(VPC)结果显示,观测值的 10%、50% 和 90% 的分位数线绝大多数分别位于预测的各个相应的分位数的 95%CI 内(图 11-6)。表明模型具有较好的预测性能。

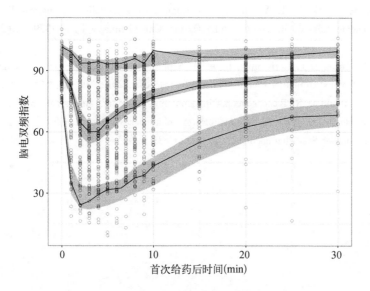

图 11 - 6　可视化预测检验

空心点为脑电双频指数观测值。3 条线从上至下分别为观测数据的 90%，
中位值和 10% 分位数值;阴影部分为每条线对应的模型预测的分位数的 95% CI

　　根据最终模型,当效应室浓度为 384 ng/mL(EC_{50})时,BIS 典型值为 60.5;
效应室清除半衰期为 1.5 min。给予药物 X 时,受试者 BIS 最大的降低幅度为
57.7,即 BIS 值最低可达到 31.7(本研究中 BIS 的基线均值为 89.4)。同时,药
效学参数的个体间变异较大(例如,k_{eo} 的个体间变异为 72%),提示后续试验
中应密切关注患者的药物效应。

(邓晨辉)

第十一章
代码示例

| 参考文献 |

柳晓泉,陈渊成,郝琨等. 药动学-药效学结合模型的研究进展及在新药研发中的应用. 中国
　　药科大学学报,2007, 38(6): 481 - 488.

孙敏捷,许颖. 药动学-药效学结合模型的研究进展及应用. 中国现代应用药学,2010, 27
　　(12): 1084 - 1089.

Hull C J, Van Beem H B, McLeod K, et al. A pharmacodynamic model for pancuronium. Br J
　　Anaesth, 1978, 50(11): 1113 - 1123.

Mould D R, DeFeo T M, Reele S, et al. Simultaneous modeling of the pharmacokinetics and
　　pharmacodynamics of midazolam and diazepam. Clin Pharmacol Ther, 1995, 58(1): 35 - 43.

Sheiner L B, Stanski D R, Vozeh S, et al. Simultaneous modeling of pharmacokinetics and pharmacodynamics: application to d-tubocurarine. Clin Pharmacol Ther, 1979, 25(3): 358 – 371.

Upton R N, Foster D J, Christrup L L, et al. A physiologically-based recirculatory meta-model for nasal fentanyl in man. J Pharmacokinet Pharmacodyn, 2012, 39(5): 561 – 576.

Upton R N, Mould D R. Basic concepts in population modeling, simulation, and model-based drug development: part 3-introduction to pharmacodynamic modeling methods. CPT Pharmacometrics Syst Pharmacol, 2014, 3(1): e88.

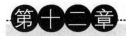

第十二章

间接效应模型

第一节 概　　述

有些药物的作用机制相对简单,不需要经过复杂的生理过程而直接产生效应,效应强度与其作用部位的药物浓度直接相关。这类药物效应称为直接效应(direct response)。然而,有些药物作用机制相对复杂,药物到达作用部位不能立刻产生效应,而是通过刺激或抑制与效应相关的内源性成分的分泌或消除而间接产生药效,表现出与作用部位的药物浓度间接相关,称为间接效应。间接效应的特点是药物效应较血药浓度存在明显的滞后。

药物的间接效应可采用间接效应模型(indirect response model),又称翻转模型(turnover model)来描述。如图 12 – 1 所示:效应物质由前体合成或分泌,并以一定的速率从体内消除。通常效应物质的生成速率以零级动力学描述,而消除速率采用一级动力学描述。

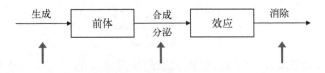

图 12 – 1　间接效应模型
箭头代表 3 种间接作用机制:调节前体的生成、调节前体合成或
分泌为效应物质、调节效应的消除

正常生理条件下,效应物质的生成速率与消除速率相等,机体内效应强度的变化处于动态平衡。当药物或外源性成分进入机体,通过调节效应物质的

生成或消除途径,改变效应的强度。药物的调节作用包括促进或抑制:① 前体的生成;② 前体合成或分泌为效应物质;③ 效应物质的消除。药物可通过上述间接作用机制,调节机体的生理功能,达到干预或治疗疾病的目的。

例如,抗凝药物华法林即为典型案例。既往研究证明,生理性凝血主要依赖于凝血酶原等凝血因子的作用,而凝血因子在肝脏的合成须有维生素 K 的参与。华法林通过抑制维生素 K 的合成,参与凝血因子的合成,抑制或减慢生理性的凝血功能,达到抗凝血的目的。

第二节　常用模型

一、模型结构

1964 年,Ariens 提出了利用数学模型描述药物的间接效应机制。之后,Dayneka 等提出间接效应模型的通用形式,得到了广泛认可和推广应用。间接效应模型结构如图 12 - 2 所示:Ⅰ 和 Ⅱ 表示抑制作用,分别代表抑制效应物质的生成和消除。Ⅲ 和 Ⅳ 表示促进作用,分别代表促进效应物质的生成和消除。

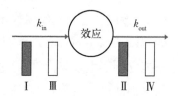

图 12 - 2　4 种间接效应模型

k_{in}:零级生成速率常数;
k_{out}:一级消除速率常数

(式 12 - 1)表示药物的抑制作用,(式 12 - 2)表示药物的促进作用。

$$I(t) = 1 - \frac{I_{max} \cdot C}{IC_{50} + C} \qquad (式 12 - 1)$$

$$S(t) = 1 + \frac{S_{max} \cdot C}{SC_{50} + C} \qquad (式 12 - 2)$$

式中,C 为血药浓度,I_{max} 和 S_{max} 分别代表药物对效应的最大抑制作用和最大促进作用。IC_{50} 为达到最大抑制作用一半时的药物浓度,SC_{50} 为达到最大促进作用一半时的药物浓度。

间接效应模型存在以下平衡(式 12 - 3)。

$$\frac{dR}{dt} = k_{in} - k_{out} \cdot R_0 \qquad (式 12 - 3)$$

式中,前体物质以零级生成速率(k_{in})转化为效应物质,效应物质以一级消除速率(k_{out})从体内消除。R_0为初始效应值。当药物进入机体前,机体中生成和消除效应物质的速率相等,效应物质总量变化处于动态平衡。

由于效应物质的生成与消除速率相等,效应物质的总量在单位时间内无变化,因此 $dR/dt = 0$,即初始效应值(R_0)是 k_{in} 和 k_{out} 的比值(式12-4)。

$$R_0 = \frac{k_{in}}{k_{out}} \tag{式12-4}$$

式中,R_0常称为基线效应,可作为常数纳入模型或在模型中进行估算。

常用的药物暴露与效应的数学关系式,包括以下4类:抑制生成 k_{in} 模型(模型Ⅰ)、抑制消除 k_{out} 模型(模型Ⅱ)、促进生成 k_{in} 模型(模型Ⅲ)和促进消除 k_{out} 模型(模型Ⅳ),具体公式如下所示:

$$模型Ⅰ:\frac{dR}{dt} = k_{in} \cdot I(t) - k_{out} \cdot R \tag{式12-5}$$

$$模型Ⅱ:\frac{dR}{dt} = k_{in} - k_{out} \cdot I(t) \cdot R \tag{式12-6}$$

$$模型Ⅲ:\frac{dR}{dt} = k_{in} \cdot S(t) - k_{out} \cdot R \tag{式12-7}$$

$$模型Ⅳ:\frac{dR}{dt} = k_{in} - k_{out} \cdot S(t) \cdot R \tag{式12-8}$$

(式12-5)~(式12-8)中,R 为效应值,k_{in} 为效应物质的零级生成速率常数,k_{out} 为效应物质的一级消除速率常数,$S(t)$ 表示药物的促进作用,$I(t)$ 表示药物的抑制作用。4种常用的间接效应模型的示意图如图12-3所示。

药效学建模分析前,应了解药物在体内的作用机制。这将有助于选择合适的生物标志物和药效学模型。如果药物的具体作用机制不详,可通过构建和比较不同的模型来辅助判断、加深对药物作用机制的理解。若药物浓度与效应强度间接相关,可基于以上4种基本模型,设置模型参数,模拟不同剂量下的效应-时间曲线,并与实际观测值比较(图12-3),从中选取拟合最佳的模型。

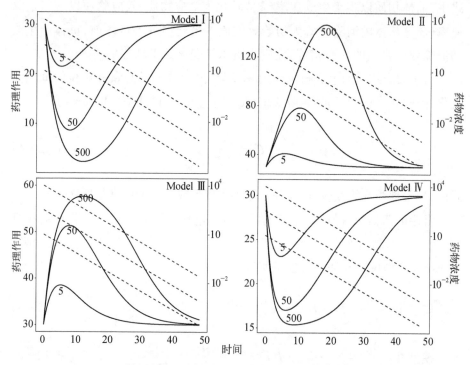

图 12-3 4种间接效应模型效应-时间曲线

实线表示模拟单次静脉推注给药后不同剂量(5 μg、50 μg、500 μg)下4种模型的效应强度随时间的变化曲线。虚线表示对应的血药浓度随时间变化的半对数曲线。模拟采用的参数为：$V = 30$ L, $k_{el} = 0.3$/h, $I_{max} = 1.0$, $S_{max} = 1.0$, $IC_{50} = 100$ ng/mL, $SC_{50} = 100$ ng/mL, $k_{in} = 9$/h, $k_{out} = 0.3$/h, $R_0 = 30$

二、模型机制

给药后,药物通过抑制前体生成或分泌效应物质,或促进效应物质的消除,使效应强度随药物浓度增大而减弱。因此模型 Ⅰ 和Ⅳ的效应较基线效应下降。理论上效应强度 R 最小值可降为 0。

若药物通过促进前体生成或分泌效应物质,或抑制效应物质的消除,可使效应强度随药物浓度增大而增强。因此,模型 Ⅱ 和Ⅲ的效应较基线效应上升。理论上效应强度 R 可趋近于 ∞。最终当药物完全消除时,血药浓度 C 趋近于 0,效应强度恢复至基线效应值。

模型 Ⅰ 处于初始状态时, $k_{in} = k_{out} \cdot R_0$,当药物刚静脉注射进入机体后, $I(t)$ 值最小, $k_{out} \cdot R_0$ 最大,因此 $k_{in} \cdot I(t) < k_{out} \cdot R$ 且 $k_{in} \cdot I(t) - k_{out} \cdot R$ 有最小值。随时间推移,药物浓度逐渐降低时,$I(t)$ 逐渐增大,R 逐渐减小;当 k_{in}

$I(t) = k_{out} \cdot R$ 时，R 有最小值，如图 12－3 所示的模型 I 中的效应谷值。之后血药浓度进一步降低，$k_{in} \cdot I(t) > k_{out} \cdot R$，效应物质的生成大于消除，效应强度转而增大，当药物完全被清除时，效应恢复至基线效应值的水平。

假设影响效应值的内源性成分不会因为外界作用而被耗尽，且在给药期间 R 不会被完全抑制，即效应仅随血药浓度大小而变化，且 R 值不会降为 0。当多次连续静脉给药时，血药浓度不断累积，直至达稳态，并在最大和最小稳态血药浓度之间波动。在连续给药的过程中，效应强度也会随着血药浓度的不断增大，而不断减小直至达到最小值（$R \neq 0$），在最大和最小稳态效应之间波动。因此，当药物作用符合上述机制时，便可以通过间接效应模型拟合，获取模型参数值，进而通过模型模拟筛选最优的给药方案，使药物效应保持在理想范围内，获取对疾病最佳的治疗效果。

通过以上模拟获得的实验数据和曲线，可获得基线效应强度（R_0）、初始斜率（S_1）和相对基线改变的最大效应强度（R_{max}）及达到 R_{max} 时的 $T_{R_{max}}$。假设给药剂量足够大，药物产生的最大效应值为 R_{max}（即 I_{max} 或 S_{max}）。当效应达 R_{max}，曲线斜率（dR/dt）为 0，且 C_{max} 远大于 IC_{50} 或 SC_{50} 时，则 $I(t) = 1 - I_{max}$ 或 $S(t) = 1 + S_{max}$。

对于抑制效应物质生成的模型（模型 I），可得

$$\frac{dR}{dt} = k_{in} \cdot \left[1 - \frac{I_{max} \cdot C_{R_{max}}}{C_{R_{max}} + IC_{50}} \right] - k_{out} \cdot R_{max} = 0 \qquad （式 12－9）$$

（式 12－9）转置，可得

$$k_{in} \cdot (1 - I_{max}) = k_{out} \cdot R_{max} \qquad （式 12－10）$$

基于 $R_0 = k_{in}/k_{out}$，可得 R_{max} 与 I_{max}（或 S_{max}）的数学关系式，进而计算 I_{max} 或 S_{max}。此外，还可以通过上述参数，计算 k_{in} 和 k_{out}。估算 IC_{50} 或 SC_{50} 时，需获取参数 $C_{R_{max}}$。该参数为效应强度达到峰值时的血药浓度，可在低剂量静脉给药时获得。

间接效应模型中重要参数的计算公式见表 12－1。

表 12－1　间接效应模型的重要参数

参数	I_{max} 或 S_{max}	k_{in}	k_{out}	IC_{50} 或 SC_{50}
模型 I	$(R_0 - R_{max})/R_0$	$-S_1/I_{max}$	k_{in}/R_0	$C_{R_{max}}[R_{max} - (1 - I_{max})R_0]/(R_0 - R_{max})$
模型 II	$(R_{max} - R_0)/R_{max}$	S_1/I_{max}	k_{in}/R_0	$C_{R_{max}}[R_0 - (1 - I_{max})R_{max}]/(R_{max} - R_0)$

续　表

参　数	I_{max}或S_{max}	k_{in}	k_{out}	IC_{50}或SC_{50}
模型Ⅲ	$(R_0 - R_{max})/R_0$	S_1/S_{max}	k_{in}/R_0	$C_{R_{max}}[R_0(1 + S_{max}) - R_{max}]/(R_{max} - R_0)$
模型Ⅳ	$(R_0 - R_{max})/R_{max}$	$-S_1/S_{max}$	k_{in}/R_0	$C_{R_{max}}[R_{max}(1 + S_{max}) - R_0]/(R_0 - R_{max})$

第三节　案　　例

一、研究背景和目的

PCSK-9 是一种丝氨酸蛋白酶,广泛存在于人类及啮齿类动物。PCSK-9 的表达和生成主要依赖于肝脏。既往研究表明:PCSK-9 与机体内的脂质循环和代谢紧密相关。PCSK-9 可影响脂质循环,减少细胞表面再摄取低密度脂蛋白(LDL-C),影响 LDL-C 的消除,从而提升机体 LDL-C 的水平。目前,已有多种药物通过干预体内 PCSK-9 水平,降低 LDL-C 的水平。

药物 X 为重组全人源抗 PCSK-9 单克隆抗体注射液,用于冠状动脉粥样硬化或伴随血脂过高的心血管疾病的治疗。药物 X 通过皮下注射和静脉注射两种方式给药。临床疗效指标为 LDL-C 给药前后的变化。药物 X 研发过程中,通过对药物 X 总浓度(药动学)和 LDL-C 浓度的药动学-药效学分析,为优化后续Ⅱ/Ⅲ期试验的给药方案提供依据。

二、模型构建

药物 X 的研发过程中,已开展了 3 个剂量组的临床研究,每个剂量组有 30 例受试者,分别单次皮下注射 50 mg、100 mg、200 mg 药物 X,共 90 例受试者。另有 30 例受试者单次静脉注射 100 mg 药物 X。

药动学-药效学建模中首先建立了药物 X 的群体药动学模型,获取受试者的个体药动学参数后,整合个体的 LDL-C 观测数据,建立药动学-药效学模型。基于 PCSK-9 抑制剂的机制,药物 X 可以促进 LDL-C 消除,因此采用间接效应模型。药动学-药效学模型结构如图 12-4 所示。

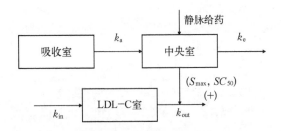

图 12 - 4   药物 X 的药动学-药效学模型结构

k_a 为药物从吸收室进入循环的一级吸收速率常数,k_e 为中央室清除速率常数,k_{in} 与 k_{out} 分别为 LDL - C 的零级生成速率与一级消除速率常数,S_{max} 与 SC_{50} 分别为药物 X 对 LDL - C 消除速率的最大促进作用及达到最大促进作用一半时所需的药物 X 浓度

上述模型可以用以下方程描述:

$$\frac{\mathrm{d}A_a}{\mathrm{d}t} = -F \cdot k_a \cdot A_a \qquad (式 12 - 11)$$

$$\frac{\mathrm{d}A_C}{\mathrm{d}t} = F \cdot k_a \cdot A_a - \frac{CL}{V_C} \cdot A_C \qquad (式 12 - 12)$$

$$\frac{\mathrm{d}C_{LDL-C}}{\mathrm{d}t} = k_{in} - k_{out} \cdot \left(1 + \frac{S_{max} \cdot C}{SC_{50} + C}\right) \cdot C_{LDL-C} \qquad (式 12 - 13)$$

式中,A_a 和 A_C 分别是吸收隔室和中央隔室的药物 X 药量,k_a 为一级吸收速率常数,F 为绝对生物利用度,CL 为中央室的清除率,V_C 为中央室的分布容积,k_e 为中央室清除速率常数。C_{LDL-C} 为 LDL - C 的浓度,C 为中央室药物 X 浓度,k_{in} 为 LDL - C 零级生成速率,k_{out} 为 LDL - C 一级消除速率常数,S_{max} 和 SC_{50} 分别为药物 X 对 LDL - C k_{out} 的最大促进作用及达到最大促进作用一半时所需的药物 X 浓度。

零时刻的 C_{LDL-C} 浓度为 k_{in} 与 k_{out} 的比值。由于同时有皮下给药和静脉注射给药的数据,因此可计算药物 X 的绝对生物利用度(F)。药物 X 和 LDL - C 浓度的最终链式模型 NONMEM 代码见下:

```
$PROBLEMPK PKPD for drug X and LDL - C
$INPUT   ID TIME ODV DV FLAG CMT AMT DROUTE RDOSE
     ;FLAG  = 0 FOR DOSE
     ;FLAG  = 1 FOR PK
```

```
        ;FLAG   =2 FOR LDL－C
        ;ODV: ORIGINAL DV
        ;DV: LOGARITHM OF ODV


$DATA   PKPD_of_drug_X_dataset_Fit.csv IGNORE=@
$SUBROUTINE ADVAN6 TOL=3
$MODEL
    COMP(DOSING)              ;储药室(皮下给药室)
    COMP(CENTRAL)             ;中央室(静脉给药室)
    COMP(LDLC)                ;LDL－C室


$PK

      ;PK PARAMETERS
    TVKA       =THETA(1)/24
    KA         =TVKA * EXP(ETA(1))


    TVCL1      =THETA(2)/24
    CL1        =TVCL1 * EXP(ETA(2))
    TVVC       =THETA(3)
    VC         =TVVC * EXP(ETA(3))


    F1         =THETA(4)


    KE         =CL1/VC


      ;PARAMETER ESTIMATES FOR LDL－C
    TVLDLCB    =THETA(5)       ;基线LDL－C群体典型值
    LDLCB      =TVLDLCB * EXP(ETA(4))


    TVKOUT     =THETA(6)/24  ;LDL－C一级消除速率常数群体典型值
    KOUT       =TVKOUT * EXP(ETA(5))


    TVSMAX     =THETA(7)      ;最大促进作用群体典型值
    SMAX       =TVSMAX * EXP(ETA(6))
    TVSC50     =THETA(8)       ;达最大药效一半时浓度SC50群体典型值
    SC50       =TVSC50 * EXP(ETA(7))


      ;RESIDUAL MODEL FOR PK AND LDL－C
```

```
    PKW1          =THETA(9)        ;药物浓度残差
    LDLCW1        =THETA(10)       ;LDC-C残差


       ;INITAL STATE
    A_0(3)        = LDLCB          ;LDC-C房室初始值设置
    KIN           =LDLCB*KOUT      ;LDL-C生成的零级速率常数的计算


    S2            =VC
    S3            =1


$DES
    DADT(1)       =-KA * A(1)
    DADT(2)       = KA * A(1) - KE * A(2)
    CONC          =A(2)/VC
    DADT(3)       = KIN - KOUT * (1+SMAX * CONC/(SC50+CONC)) * A(3)


$ERROR
    PKC           =A(2)/VC
    LDLC          =A(3)


    IPRED         = 0
    IF(F.GT.0)  IPRED=LOG(F)


    W             = PKW1
    IF(FLAG.EQ.2)   W=LDLCW1
    IRES          =DV -IPRED
    IWRES         =IRES/W
    Y             =IPRED + W * EPS(1)
    IF(FLAG.EQ.2)   Y=IPRED+W * EPS(2)


$THETA
    (0,0.5,10)                     ;KA
    (0,0.2,10)                     ;CL1
    (0,4,10)                       ;VC
    (0,0.6,10)                     ;F1
    (0.1,6,100)                    ;BLDLC
    (0,0.15,10)                    ;KOUT
    (0,3,10)                       ;SMAX
```

```
(0,30,100)                    ;SC50
(0,0.20,10)                   ;PKW1
(0,0.20,10)                   ;LDLCW1

$OMEGA
    0.04                      ;IIV_KA
    0.04                      ;IIV_CL1
    0.04                      ;IIV_VC
    0.04                      ;IIV_BLDLC
    0.04                      ;IIV_KOUT
    0 FIX                     ;IIV_SMAX
    0.04                      ;IIV_SC50

$SIGMA
    1   FIX                   ;PK
    1   FIX                   ;LDL-C

$ESTIMATION MAXEVAL=9990 METHOD=1 INTE PRINT=5 NOABORT
$COVARIANCE PRINT=E
$TABLE ID TIME PRED IPRED FLAG CMT AMT RDOSE DROUTE NOPRINT
    NOAPPEND ONEHEADER FILE=sdtab002 FORMAT=s1PE14.7
$TABLE ID ETA1 ETA2 ETA3 KIN KOUT SMAX SC50 FILE=patab002
    FORMAT=s1PE14.7 NOPRINT NOAPPEND ONEHEADER
$TABLE ID NOPRINT NOAPPEND ONEHEADER FILE=cotab002
    FORMAT=s1PE14.7
$TABLE ID DROUTE NOPRINT NOAPPEND ONEHEADER FILE=catab002
    FORMAT=s1PE14.7
```

模型估算的药动学-药效学参数见表 12-2。

表 12-2　药物 X 的药动学-药效学参数估算结果

参数(参数)	含　义	估算值 [RSE(%)]	个体间变异 [RSE(%)]	收缩 (%)
$k_a(1/d)$	吸收速率常数	0.491(13)	21.6(12)	26
$CL(L/d)$	清除率	0.196(3)	20.9(7)	3
$V_C(L)$	分布容积	3.96(3)	20.5(8)	8
$F(\%)$	绝对生物利用度	58.9(3)	—	—
$B_{LDL-C}(nmol/L)$	基线 LDL-C 水平	6.30(2)	19.2(7)	6
$k_{out}(1/d)$	LDL-C 一级消除速率	0.162(9)	24.0(48)	62

续　表

参数(参数)	含　义	估算值 [$RSE(\%)$]	个体间变异 [$RSE(\%)$]	收缩 (%)
S_{max}	药物 X 对 k_{out} 的最大促进作用	2.65(19)	—	
$SC_{50}(\mu g/mL)$	达到 S_{max} 一半时的药物 X 浓度	26.01(30)	33.2(29)	48
药动学残差变异(%)	比例型残差	20.0(2)	—	—
药效学残差变异(%)	比例型残差	20.1(2)	—	—

三、模型评价

图 12-5 和图 12-6 分别为药物 X 浓度和 LDL-C 浓度的拟合优度图。结果显示：观测值散点在参考线 $y=x$ 或 $y=0$ 参考线对称分布,构建的模型可以较好地描述药物 X 和 LDL-C 浓度的动力学过程。

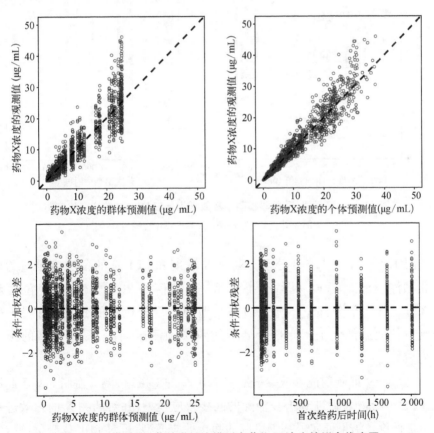

图 12-5　药动学-药效学链式模型中药物 X 浓度的拟合优度图

上半部分图中虚线为 $y=x$；下半部分图中虚线为 $y=0$

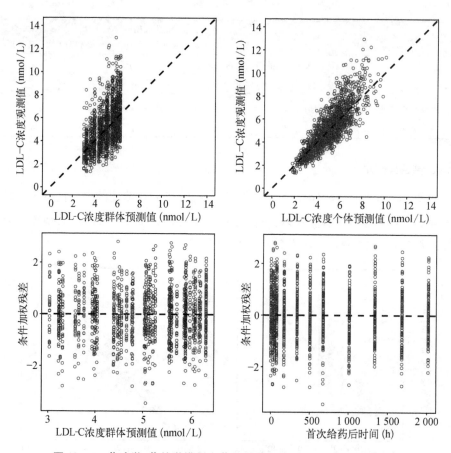

图 12 - 6　药动学-药效学模型中药效学指标(LDL-C)的拟合优度图

上半部分图中虚线为 $y=x$;下半部分图中虚线为 $y=0$

　　图 12 - 7 和图 12 - 8 分别为药物 X 浓度和 LDL-C 的预测值校正的可视化预测检验(pcVPC)图,结果显示:观测值的 90% 分位线、中位线和 10% 分位线大部分都位于所对应的模型预测百分位数的 95% CI 内,大部分观测值散点都位于阴影部分展示的 80% 预测区间内,提示模型的预测能力较好。

　　PCSK - 9 抑制剂能够改变肝脏对 LDL-C 的重摄取,调节血脂。基于此原理,构建了药物 X 促进 LDL-C 消除的间接效应模型,并对药物 X 的疗效进行了定量评价。结果证实了基于机制的间接效应模型,可对 LDL-C 变化进行较好的拟合,具有较强的应用价值。

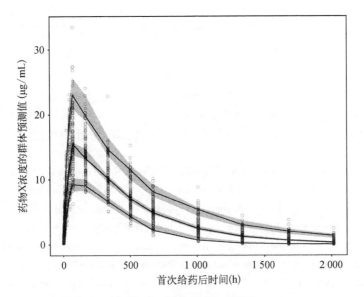

图 12 - 7　药物 X 的 pcVPC

　　线条从上至下分别为观测值的90%分位数、中位数和10%分位数；阴影部分观测值对应的模型预测百分位数的95%*CI*

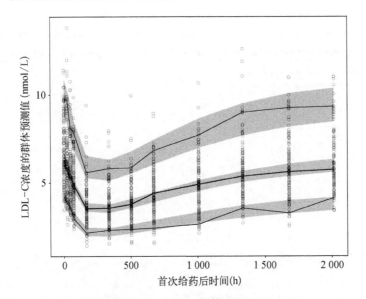

图 12 - 8　LDL - C 的 pcVPC

　　圆点为观测数据，线条从上至下分别为观测值的90%分位数、中位数和10%分位数；阴影部分为观测值对应的模型预测值的95%*CI*

（邓晨辉）

第十二章
代码示例

参考文献

李新刚,周田彦,赵志刚,等. 基于机制的药动学药效动力学模型介绍. 中国新药杂志,2013, 22(10): 1179 - 1185.

柳晓泉,陈渊成,郝琨,等. 药动学-药效学结合模型的研究进展及在新药研发中的应用. 中国药科大学学报,2007,38(6): 481 - 488.

孙敏捷,许颖. 药动学-药效学结合模型的研究进展及应用. 中国现代应用药学,2010,27 (12): 1084 - 1089.

Blom D J, Dent R, Castro R C, et al. PCSK9 inhibition in the management of hyperlipidemia: focus on evolocumab. Vasc Health Risk Manag, 2016, 12: 185 - 197.

Dayneka N L, Garg V, Jusko W J. Comparison of four basic models of indirect pharmacodynamic responses. J Pharmacokinet Biopharm, 1993, 21(4): 457 - 478.

Sharma A, Jusko W J. Characteristics of indirect pharmacodynamic models and applications to clinical drug responses. Br J Clin Pharmacol, 1998, 45(3): 229 - 239.

Sheiner L B, Stanski D R, Vozeh S, et al. Simultaneous modeling of pharmacokinetics and pharmacodynamics: application to d-tubocurarine. Clin Pharmacol Ther, 1979, 25(3): 358 - 371.

Tonelli M, Muntner P, Lloyd A, et al. Association between LDL - C and risk of myocardial infarction in CKD. J Am Soc Nephrol, 2013, 24(6): 979 - 986.

Upton R N, Mould D R. Basic concepts in population modeling, simulation, and model-based drug development: part 3-introduction to pharmacodynamic modeling methods. CPT Pharmacometrics Syst Pharmacol, 2014, 3(1): e88.

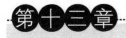

细胞生命周期模型

第一节　概　　述

一、定义

　　细胞生命周期模型(cell lifespan model)一般用于描述细胞在给予干预前后的动力学变化,主要描述细胞的生成和消亡两个过程。目前,已有研究者对造血细胞、中性粒细胞和血小板生成建立了生命周期模型。其中,采用了隔室模型描述细胞生命周期,隔室的数目可根据需要进行设置。通过在祖细胞和前体细胞增殖、分化和成熟过程中加入相关参数,对造血刺激因子的调节作用进行表征。基于细胞生命周期的模型假设细胞是自然凋亡清除的,而不是一级清除过程。

　　细胞生命周期(cell lifespan)的一个基本假设是每个细胞的寿命(存活时间)为 T,细胞达到寿命后便会凋亡,离开细胞群体。该假设使生命周期成为细胞群体的一个随机变量。假设细胞寿命连续分布,具有概率密度函数 $\ell(t, \tau)$ 的特征,且其概率密度函数随时间变化。细胞生命周期分布的概率密度函数可用无限小的时间间隔 $\Delta\tau$ 表征:

$$\ell(t, \tau)\Delta\tau = 细胞寿命等于 \tau 的细胞存在概率　　　(式 13-1)$$

(式 13-1)中,t 代表 t 时刻,τ 代表设定的细胞寿命,$\ell(t, \tau)$ 为细胞寿命分布的概率密度函数,t 时刻 $\tau < T < \tau + \Delta\tau$。

　　若细胞生命周期的分布不随时间变化而发生改变,则 $\ell(t, \tau) = \ell(\tau)$,即细胞生命周期的分布主要取决于细胞寿命的变异程度。通常,当细胞群体处于稳态时,其生命周期分布可认为不随时间变化。另外,如果细胞的生存受到环境变化、疾病进展、药物作用等其他因素的影响,则细胞生命周期的分布将具有时变性。

细胞群体的动态变化主要取决于两个过程:生成和消除。如果细胞的生成速率 $k_{in}(t)$ 和消除速率 $k_{out}(t)$ 与时间相关,则细胞数量(N)的变化可用(式 13-2)描述。

$$\frac{dN}{dt} = k_{in}(t) - k_{out}(t) \qquad (式 13-2)$$

若细胞生命周期的分布已知,假设每个细胞的生命到期后退出群体,则

$$k_{out}(t) = \int_0^\infty k_{in}(t-z)\ell(t-z, z)dz \qquad (式 13-3)$$

式中,z 代表细胞寿命,ℓ 为 $(t-z)$ 时细胞寿命等于 z 时的概率。细胞消亡速率的概率为 $(t-z)$ 的生成乘以细胞寿命为 z 时的概率。若(式 13-3)进行积分为 $k_{in}\ell(t)$,则(式 13-2)可简化为

$$\frac{dN}{dt} = k_{in}(t) - k_{in}\ell(t) \qquad (式 13-4)$$

假设对细胞群体的任何干预均发生于 $t>0$ 时刻,在此之前系统处于稳态,该稳态下细胞生成速率为 $k_{in}(0)$,不具有时变性的生命周期分布为 $\ell(\tau)$,细胞总数为一常数 N_0(式 13-5)。

$$N_0 = k_{in}(0) \cdot T_R \qquad (式 13-5)$$

式中,T_R 为稳态下的平均细胞寿命(式 13-6)。

$$T_R = \int_0^\infty z\ell(z)dz \qquad (式 13-6)$$

细胞生命周期亦可广义地解释为细胞进入某一特定细胞群体之后所经历的时间。细胞生成的时间不再是有丝分裂发生的时间,而是出现特定细胞群体形态或特性的时间。同样,细胞死亡的时间可定义为细胞特性消失的时间。在此情形下,细胞寿命可定义为进入和退出特定细胞群体的时间。因此,细胞生命周期模型除了可以描述细胞的生成和衰老过程以外,也可用来描述细胞的分化和成熟过程。

二、原理

细胞生命周期的动力学过程主要由细胞的生成及消亡两个过程决定,可分别用 k_{in} 和 k_{out} 两个参数描述。k_{in} 和 k_{out} 均为可随时间变化的参数。t 时刻的细胞变化量可用(式 13 - 7)进行描述。

$$\frac{\mathrm{d}N}{\mathrm{d}t} = k_{in}(t) - k_{out}(t) \qquad (式 13 - 7)$$

细胞生命周期模型假设一个细胞达到其寿命时消亡,且细胞的生命周期为 T_{LF}。若所有细胞具有相同的 T_{LF},则 t 时刻的细胞消亡速率 $k_{out}(t)$ 为 $(t - T_{LF})$ 时刻的细胞生成速率 $k_{in}(t - T_{LF})$,故(式 13 - 7)可转化为

$$\frac{\mathrm{d}N}{\mathrm{d}t} = k_{in}(t) - k_{in}(t - T_{LF}) \qquad (式 13 - 8)$$

(式 13 - 8)可用于描述细胞的动力学过程,但缺少初始状态的描述。假设 $t \geq 0$ 时,细胞数量处于平衡状态,即细胞的生成与消除速率保持一致,则平衡状态时的细胞数量(N_0)可用 0 时刻无药物干预时的生成速率 k_{in} 和细胞生命周期 T_{LF} 计算获得

$$N_0 = k_{in} \cdot T_{LF} \qquad (式 13 - 9)$$

药物作用于细胞,可抑制或促进细胞的生成速率(k_{in})。假设药物对细胞生成的作用可用(式 13 - 10)的 E_{max} 函数进行描述。

$$k_{in}(t) = k_{in} \cdot \left[1 \pm \frac{E_{max} \cdot C(t)}{EC_{50} + C(t)} \right] \qquad (式 13 - 10)$$

(式 13 - 10)中,"+"代表药物对细胞的生成具促进作用,"-"代表药物对细胞的生成具抑制作用;E_{max} 为药物对 k_{in} 的最大抑制或促进作用,EC_{50} 为达到 E_{max} 一半时的药物浓度,$C(t)$ 代表 t 时刻的药物浓度,通过药动学模型进行描述。因此,t 时刻的细胞变化量可用(式 13 - 11)描述。

$$\frac{\mathrm{d}N}{\mathrm{d}t} = k_{in} \cdot \left[1 \pm \frac{E_{max} \cdot C(t)}{EC_{50} + C(t)} \right] - k_{in} \cdot \left[1 \pm \frac{E_{max} \cdot C(t - T_{LF})}{EC_{50} + C(t - T_{LF})} \right]$$

$$(式 13 - 11)$$

若药物抑制细胞生成时,可用 I_{max} 及 IC_{50} 参数对 E_{max} 和 EC_{50} 进行替换;若药物促进细胞生成,可用 S_{max} 及 SC_{50} 参数进行替换。

当给予的药物为非内源性物质时,零时刻初始状态的 N_0 可用(式 13 – 9)计算。而当给予的药物为内源性物质(或给予药物的主要成分为内源性物质,且生物样品检测方法无法准确区分药物与内源性物质),零时刻初始状态的 N_0 采用(式 13 – 12)计算。

$$N_0 = k_{in} \cdot T_{LF} \cdot \left(1 \pm \frac{E_{max} \cdot C_0}{EC_{50} + C_0} \right) \qquad (式\ 13 - 12)$$

式中,C_0 为零时刻(基线)的内源性物质浓度。以上公式中"+"代表对细胞的生长具促进作用,"−"代表对细胞的生长具抑制作用。

三、应用

目前,血液学领域已建立了一系列基于细胞生命周期的模型,用于描述不同种类的血细胞在体内的动态变化过程。在稳态下,干细胞和前体细胞会增殖、分化产生新的细胞。这些新生成的细胞在血液循环中保留一定的时间,而保留时间的长短取决于细胞的消除方式,如组织吸收、分化成熟、随机损伤或细胞凋亡。疾病和药物治疗等也可影响血液循环中细胞的数量,因此可采用细胞数量的变化作为药效学指标反映疾病或药物的影响。

在用于描述红细胞、粒细胞和血小板生成的模型中,需要考虑药物起效时间延迟所造成的影响。药物起效时间的滞后通常由生理过程或药物作用所致。

例如,干细胞和前体细胞的分化和成熟时间是中性粒细胞产生的重要影响因素,若一个药物作用于干细胞增殖过程,通常要在给药 4~5 天后才会观察到中性粒细胞计数的变化。其中,药效延迟时间与细胞分化和成熟所需的时间是相当的。

又如,贫血的慢性肾病患者中给予促红细胞生成素后,通常在 2~3 个月才可观察到血红蛋白逐渐恢复达稳态。滞后时间与红细胞的寿命相当。因此,建模中应考察细胞的生理过程,以正确表征药物起效的过程。

药物起效时间滞后的另一个重要原因是药理作用的信号转导过程。例如,在糖皮质激素的作用下,受体激活至药效反应的时间延迟,主要是由信号转导的延迟导致。延迟过程的数学建模,可参考第十章"转移室模型",本章不再赘述。

第二节　案　例

一、研究背景和目的

促红细胞生成素(erythropoietin，EPO，简称促红素)是一种调节红细胞生成的细胞因子。EPO 是由 165 个氨基酸组成的糖蛋白。根据 EPO 所含糖链的不同，可分为 α 和 β 两种类型。两种类型的 EPO 在生物学特性、抗原性及临床应用上效果相近。EPO 主要由肾脏的皮质-髓质交界处的球旁细胞合成，胎儿和新生儿的肝脏也能合成 EPO。重组人促红素(recombinant human erythropoietin，rhEPO)是通过基因工程技术表达产生的人 EPO。目前，rhEPO 被批准用于慢性肾病患者的贫血和肿瘤患者化疗引起的贫血的治疗，并可用于艾滋病的联合治疗。

药物 X 为 rhEPO，皮下注射给药，拟开发用于慢性肾病患者的贫血症。临床应用时，疗效观察指标为血红蛋白(hemoglobin，Hb)。在健康受试者中已完成了 I 期剂量爬坡试验，拟根据健康受试者服用药物 X 后的体内 Hb 变化水平，构建药物 X 的群体药动学模型和以 Hb 为药效学指标的药动学-药效学模型，为 II 期临床试验给药方案的选择提供依据。

二、模型构建

根据既往研究报道和数据探索性分析，采用一级吸收的一室模型描述药物 X 的药动学特征。另外，由于 Hb 主要来自红细胞，其体内的动态变化与红细胞的生命周期相似，故采用细胞生命周期模型描述 Hb 的动力学过程。模型结构见图 13-1。

药动学模型采用以下微分

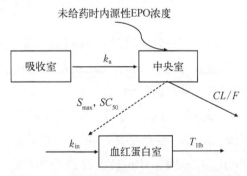

图 13-1　药物 X 的药动学-药效学模型结构图

药动学检测总 EPO 浓度，包括内源性 EPO 浓度和药物 X 的 EPO 浓度；k_a 为药物从吸收室进入循环的一级吸收速率常数；CL/F 为中央室表观清除率；k_{in} 为体内生成 Hb 的零级速率，T_{Hb} 为血红蛋白的寿命；S_{max} 为促进 k_{in} 的最大程度，SC_{50} 为达到 S_{max} 值一半时的浓度

方程进行描述。

$$\frac{dX_a}{dt} = -k_a \cdot F \cdot X_a \qquad\qquad (式\ 13-13)$$

$$\frac{dX_c}{dt} = k_a \cdot F \cdot X_a - \frac{V_c}{F} \cdot X_c \qquad (式\ 13-14)$$

式中，X_a 为吸收室药量，k_a 为药物从吸收室进入体循环的吸收速率常数，X_c 和 V_c/F 分别为中央室的药量与表观分布容积，CL/F 为中央室的表观清除率。

体内的 Hb 可用(式 13-15)描述。

$$\frac{dHb}{dt} = k_{in} \cdot \left(1 + \frac{S_{max} \cdot C(t)}{SC_{50} + C(t)} \right) - k_{in} \cdot \left[1 + \frac{S_{max} \cdot C(t-T_{Hb})}{SC_{50} + C(t-T_{Hb})} \right]$$

$$(式\ 13-15)$$

式中，k_{in} 为血红蛋白生成速率，$C(t)$ 为 t 时刻的 EPO 总浓度，$C(t-T_{Hb})$ 为 $t-T_{Hb}$ 时刻的 EPO 总浓度，S_{max} 为 EPO 对 k_{in} 的最大促进作用，SC_{50} 为达到 S_{max} 一半时的 EPO 浓度，T_{Hb} 为血红蛋白寿命。

假设内源性 EPO 的量($BEPO$)在给药期间保持不变，则零时刻的药物浓度为未给药时的内源性 EPO 浓度。零时刻的 Hb 量用(式 13-16)进行计算。

$$Hb_0 = k_{in} \cdot T_{Hb} \cdot \left(1 + \frac{S_{max} \cdot BEPO}{SC_{50} + BEPO} \right) \qquad (式\ 13-16)$$

为描述(t-T_{Hb})时刻的 Hb 生成速率，需计算(t-T_{Hb})时刻的中央室药物浓度，故设置与药动学分析相似的吸收室和中央室，设置相同的参数。由于存在滞后，设置滞后时间为 T_{Hb}。

(式 13-13)~(式 13-16)用于描述给予药物 X 后的体内 EPO 浓度和血红蛋白随时间变化特征。由于数据收集的限制，无法准确估算 Hb 的基线 Hb(B_{Hb})、EPO 对 Hb 最大促进作用(S_{max})和达到 S_{max} 一半时的 EPO 浓度(SC_{50})的个体间变异。

三、最终模型

最终模型的 NONMEM 代码如下所示：

```
$PROBLEM PKPD for Drug X
$INPUT ID TIME AMT DV FLAG CMT
        ;FLAG 0 FOR DOSE,1 FOR PK RECORD,2 FOR HB RECORD
$DATA   DrugX_PKPD_dataset.csv IGNORE=@
$SUBROUTINE ADVAN6 TOL=3
$MODEL
    COMP(DOSE)                          ;t 时刻的给药室
    COMP(CENTRAL)                       ;t 时刻药物的中央室
    COMP(HB)                            ;t 时刻的血红蛋白房室
    COMP(DOSE_THB)                      ;t-Thb 时刻的给药室
    COMP(PK_THB)                        ;t-Thb 时刻药物的中央室
$PK
    TVKA    =THETA(1)
    KA      =TVKA*EXP(ETA(1))
    TVCL    =THETA(2)
    CL      =TVCL*EXP(ETA(2))
    TVVC    =THETA(3)
    VC      =TVVC*EXP(ETA(3))
    BEPO    =THETA(4)
    S2      =VC
    S3      =1


        ;PD parameters for RET estimates
    TVBHB   =THETA(5)                   ;基线血红蛋白
    BHB     =TVBHB * EXP(ETA(4))


    TVTHB   =THETA(6)                   ;血红蛋白寿命
    THB     =TVTHB*EXP(ETA(5))


    TVSMAX  =THETA(7)                   ;药物对血红蛋白的最大促进作用
    SMAX    =TVSMAX*EXP(ETA(6))


    TVSC50  =THETA(8)                   ;达到最大促进作用一半时的浓度
    SC50    =TVSC50 * EXP(ETA(7))
    S0      =1 + SMAX * BEPO /(SC50+BEPO);促进作用的公式


    KIN     =BHB/(S0 * THB)
    A_0(3)  = BHB
```

```
    ALAG4    =THB                              ;定义 t-Thb 时刻的 PK
    K        =CL/VC


    PKW1     =THETA(9)                         ;药物浓度残差
    HBW1     =THETA(10)                        ;血红蛋白残差

$DES
    DADT(1) =-KA *A(1)                         ;t 时刻给药室微分方程
    DADT(2) = KA*A(1) - K*A(2)                 ;t 时刻药物中央室微分方程
    EPO      =BEPO +A(2)/VC                    ;t 时刻药物浓度
    ST       =1 +SMAX *EPO/(SC50+EPO)          ;t 时刻药物作用


    ;FOR TRET DELAY
    DADT(4) =-KA *A(4)                         ;t-Thb 时刻给药室微分方程
    DADT(5) = KA*A(4)-K*A(5)                   ;t-Thb 时刻药物中央室微分方程
    EPO5     =BEPO+A(5)/VC                     ;t-Thb 时刻药物浓度
    ST5      =1 + SMAX *EPO5/(SC50+EPO5)       ;t-Thb 时刻药物作用
    DADT(3) = KIN *ST-KIN *ST5                 ;血红蛋白房室微分方程

$ERROR
    PKCON    =A(2)/VC
    HBP      =A(3)
    IPRED    = 0
    IF (F.GT.0)IPRED = LOG(F)
    IRES     = DV-IPRED
    W        = PKW1
    IF (FLAG.EQ.2)W=HBW1
    IWRES    =IRES/W
    Y        = IPRED + EPS(1) *W
    IF (FLAG.EQ.2)Y=IPRED+ EPS(2) *W

$THETA
    ;PK PARAMETERS
    0.03                                       ;KA_1
    0.2                                        ;CL_2
    3.5                                        ;VC_3
    0.04                                       ;BEPO_4
```

```
     ;PKPD PARAMETERS
14                                       ;BHB_5
90                                       ;TRBC_6
0.20                                     ;SMAX_7
10                                       ;SC50_8


     ;RESIDUAL ERROR
0.1                                      ;PK_9
0.1                                      ;PD_10


$OMEGA
   0.01,0.01,0.01                        ;PK_IIV
   0.0(FIX),0.01,0.00(FIX),0.0(FIX)      ;PK/PD_IIV


$SIGMA
   1  FIX                                ;PKW1
   1FIX                                  ;HBW1
$ESTIMATION MAXEVAL=9999 METHOD=1 INTE PRINT=5 MSFO=PKPD.msf
NOABORT NSIG=3
$COVARIANCE PRINT=E
$TABLE ID TIME FLAG DV IPRED PRED CWRES IWRES NOPRINT NOAPPEND
ONEHEADER FILE=sdtab
```

最终模型的参数结果列于表 13－1。参数估算值的相对标准误[RSE
(%)]均小于 31.2%,提示参数估算结果准确。此外,随机变异参数的收缩值
均小于 20%,提示变异估算值可靠。

表 13－1   生命周期模型参数结果

参　　数	注　　释	估算值[RSE(%)]	收缩(%)
药动学参数			
k_a	吸收速率常数	0.029 3(1.1)	/
CL/F	表观清除率	0.197(1.1)	/
V_C/F	表观分布容积	3.44(1.4)	/
$BEPO$	给药前内源性 EPO 的浓度	6(11.8)	/
药效学参数			
B_{Hb}	基线 Hb	14.3(1.6)	/
S_{max}	EPO 对 k_{in} 的最大促进作用	0.148(23)	/
SC_{50}	达到 S_{max} 一半时的 EPO 浓度	16.1(31.2)	/
T_{Hb}	Hb 的寿命	66.7(12.2)	/

续　表

参　　数	注　　释	估算值[$RSE(\%)$]	收缩(%)
个体间变异			
ω_1	k_a的个体间变异	0.095(8.5)	9
ω_2	CL/F的个体间变异	0.103(8.5)	4
ω_3	V_C/F的个体间变异	0.109(11.1)	19
ω_4	T_{Hb}的个体间变异	0.558(11.0)	17
残差变异			
σ_{pk}	药动学的残差变异	0.102(1.9)	8
σ_{pd}	药效学的残差变异	0.206(1.7)	2

注: $RSE(\%)$表示相对标准误。

四、模型评价

(一) 拟合优度图

绘制最终药动学模型的拟合优度图(图 13 - 2),包括 EPO 群体预测值对观测值、EPO 个体预测值对观测值、条件加权残差对群体预测值、条件加权残差对给药后时间的散点图。然后,绘制最终药效学模型的拟合优度图(图 13 - 3),包括血红蛋白(Hb)群体预测值对观测值、Hb 个体预测值对观测值、条件加权残差对群体预测值、条件加权残差对给药后时间的散点图。

结果显示:建立的药动学-药效学模型对观测数据拟合较好,未见明显偏倚。

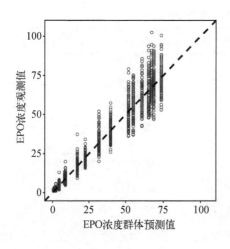

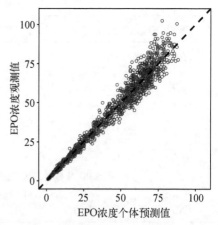

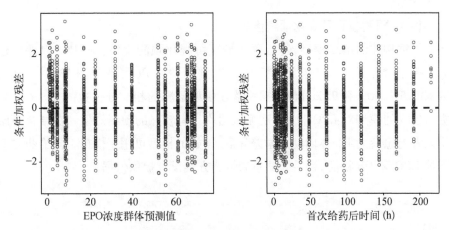

图 13-2 EPO 浓度拟合优度图

上部分图中黑色虚线为 $y=x$；下部分图中黑色虚线为 $y=0$

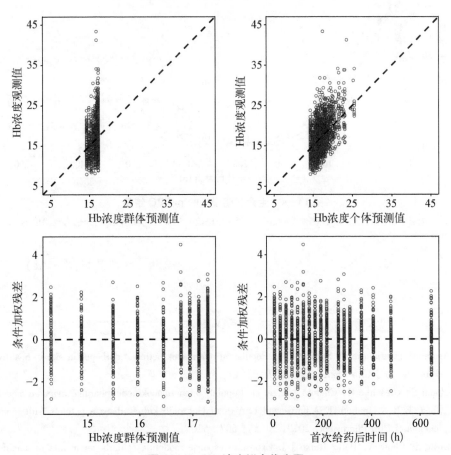

图 13-3 Hb 浓度拟合优度图

上部分图中黑色虚线为 $y=x$；下部分图中黑色虚线为 $y=0$

（二）预测校正可视化预测检验

根据构建的最终模型，进行预测校正可视化预测检验（pcVPC）以评估建立的模型对数据的预测能力。基于 EPO 和 Hb 的 VPC 结果见图 13 - 4。观测数据的 5%、50% 和 95% 分位数据均落在模型预测的相应分位数的 95%CI 内，提示建立的模型对 EPO 和 Hb 观测数据均具有较好的预测效果。在结合健康受试者与患者的 Hb 体内动力学差异后，构建的模型可用于模拟不同给药方案下的 EPO 和 Hb 特征，为后续试验的给药方案设计提供依据。

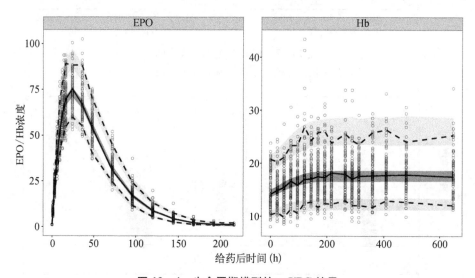

图 13 - 4　生命周期模型的 pcVPC 结果

圆点为观测值，阴影为预测值 5%、50% 和 95% 分位数的 95%CI；实线和虚线分别为观测值的 5%、50% 和 95% 分位数

第十三章
代码示例

（邓晨辉，季双敏）

------------------------------| 参考文献 |------------------------------

Agoram B, Sutjandra L, Sullivan J T. Population pharmacokinetics of darbepoetin alfa in healthy
　subjects. Br J Clin Pharmacol, 2007, 63(1): 41 - 52.

Chanu P, Gieschke R, Charoin J E, et al. Population pharmacokinetic/pharmacodynamic model
　for C.E.R.A. in both ESA-naive and ESA-treated chronic kidney disease patients with renal
　anemia. J Clin Pharmacol, 2010, 50(5): 507 - 520.

Doshi S, Chow A, Pérez Ruixo J J. Exposure-response modeling of darbepoetin alfa in anemic
　patients with chronic kidney disease not receiving dialysis. J Clin Pharmacol, 2010, 50(9

Suppl): 75S – 90S.

Felmlee M A, Morris M E, Mager D E. Mechanism-based pharmacodynamic modeling. Methods Mol Biol, 2012, 929: 583 – 600.

Kato M, Kamiyama H, Okazaki A, et al. Mechanism for the nonlinear pharmacokinetics of erythropoietin in rats. J Pharmacol Exp Ther, 1997, 283(2): 520 – 527.

Krzyzanski W, Jusko W J, Wacholtz M C, et al. Pharmacokinetic and pharmacodynamic modeling of recombinant human erythropoietin after multiple subcutaneous doses in healthy subjects. Eur J Pharm Sci, 2005, 26(3 – 4): 295 – 306.

Krzyzanski W, Perez Ruixo J J. Lifespan based indirect response models. J Pharmacokinet Pharmacodyn, 2012, 39(1): 109 – 123.

Krzyzanski W, Perez-Ruixo J J, Vermeulen A. Basic pharmacodynamic models for agents that alter the lifespan distribution of natural cells. J Pharmacokinet Pharmacodyn, 2008, 35(3): 349 – 377.

Pérez-Ruixo J J, Krzyzanski W, Bouman-Thio E, et al. Pharmacokinetics and pharmacodynamics of the erythropoietin Mimetibody construct CNTO 528 in healthy subjects. Clin Pharmacokinet, 2009, 48(9): 601 – 613.

Ramakrishnan R, Cheung W K, Wacholtz M C, et al. Pharmacokinetic and pharmacodynamic modeling of recombinant human erythropoietin after single and multiple doses in healthy volunteers. J Clin Pharmacol, 2004, 44(9): 991 – 1002.

Reynaldo-Fernández G, Solozábal J, Amaro D, et al. Semi-mechanistic pharmacokinetic/pharmacodynamic model of three pegylated rhuEPO and ior®EPOCIM in New Zealand rabbits. Eur J Pharm Sci, 2018, 120: 123 – 132.

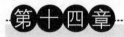

生理节律模型

第一节　概　　述

一、定义

　　机体在维持内环境稳态和对外环境适应的过程中,各种功能活动常按一定的时间顺序发生周而复始的节律性变化,称为生物节律(biorhythm)。例如,很多脊椎动物的进食和睡眠行为在一天之内有规律地发生。又如,温带地区的动物大都是每年繁殖一次。这些周期现象都是由生物节律所决定的。人体的生物节律按周期的长短分为:

　　(1)月节律:节律周期约为 28 天,如育龄女性的月经周期。

　　(2)日节律:节律周期约为 24 h,人体的很多生理活动、体内大多数激素、代谢水平等均呈昼夜节律变动,又称昼夜节律(circadian rhythm)。"circadian"一词来源于拉丁文中的 circa(意为大约)和 dies(意为一天)。

　　(3)短于 1 天的高频节律:如呼吸周期、心动周期等。

　　其中,昼夜节律与人类的活动关系密切。正常人一天中清晨 2~6 时体温最低,午后 1~6 时最高。正常的皮质醇代谢也遵循一定的生理节律,一般皮质醇水平最高在早晨(6~8 时),最低点在凌晨(0~2 时)。通常,在上午 8~12 时皮质醇水平会骤然下跌,之后全天都持续缓慢下降。从凌晨 2 时左右皮质醇水平开始由最低点再次回升。此外,血压也呈现明显的昼夜节律性波动。

二、原理

2017 年,3 位美国科学家 Jeffrey C. Hall、Michael Rosbash 和 Michael W. Young 因为发现了调控昼夜节律的分子机制,获得了诺贝尔生理学或医学奖。周期基因(period gene, *Per* 基因)反馈调节的示意图见图 14 - 1,主要包括 3 个过程:

(1) *Per* 基因在细胞核中转录、合成 PER 蛋白,并转运至细胞质。

(2) PER 蛋白与恒定基因(timeless gene, *Tim* 基因)编码的 TIM 蛋白结合,从细胞质进入细胞核。

(3) PER 和 TIM 结合蛋白在细胞核中蓄积,可抑制 *Per* 基因的表达和转录,减少 PER 蛋白的产生,形成抑制性反馈机制。

由于 PER 蛋白水平的周期性上升和下降,形成了昼夜节律。

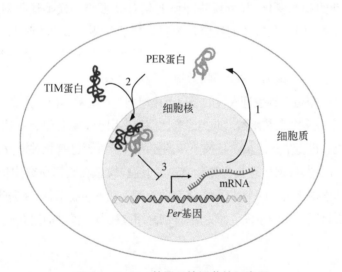

图 14 - 1　*Per* 基因反馈调节的示意图

一般认为,哺乳动物的生物钟分为中枢生物钟和外周生物钟。中枢生物钟位于下丘脑视交叉上核(suprachiasmatic nucleus, SCN);而外周生物钟存在于外周组织器官如肝、肾、肠、肌肉等。SCN 是哺乳动物生物钟的主要振荡器,可接收来自外部的光信号,调整自身节律,从而维持与外部环境节律的同步。同时,SCN 可产生周期性变化的神经信号和其他生化因子信号,影响和调节外周生物钟功能,使其活动也按一定节律进行。

三、特点

生物节律有如下两个特点：

（1）机体本身具有的内在节律：大量研究表明很多生理功能的昼夜节律与机体的肌肉活动、精神状态等无因果关系。去除外界因素影响后，这些功能仍表现出昼夜节律性波动。

（2）生理节律受外部环境变化的影响：机体本身的内在节律与环境同步后，表现为昼夜周期性波动。但是，有些疾病特别是中枢神经系统疾病，如抑郁症、睡眠障碍等会影响正常的昼夜节律。

四、生理节律模型

人体生理活动的昼夜节律复杂，仅靠直觉难以描述。数学模型能描述体内生理活动的动态变化，并可反映环境变化对其影响。模型还可对进一步的研究提供依据，如检验机体的反应是否和模型的预测一致，验证机体生理活动的机制假设。在定量药理学建模中，正确地描述机体基线的生理节律，可避免所构建的模型存在偏倚、减少药物效应估计的偏差。

已有文献报道多种生理效应的昼夜节律模型。这些数学模型大多数基于三角函数，如单个或多个余弦函数。此类经验性模型多用于对数据进行描述，难以对昼夜节律的机制进行描述。虽然昼夜节律调控的分子机制已有相关研究，但仍处于探索阶段。因此，根据生理指标变化，建立的经验模型在临床研究中仍占主导地位。如能建立基于机制的节律模型，将有助于深入理解生物节律，并据此研究药物效应。下文将以血压的生理节律为例，详细介绍昼夜节律模型的建立及评价过程。

第二节　案　　例

一、研究背景和目的

（一）血压的节律变化

血压是血管内流动的血液对单位面积血管壁的侧压力。大样本调查显示：正常人及大多数轻、中度高血压患者在一天 24 h 内，血压可呈现重复的节律性波动。白昼血压水平较高,夜晚睡眠时血压水平较低。血压在清晨4~5时开始上升,6~8时出现高峰,然后逐渐平稳,16~18时再次出现高峰(次高峰),然后缓慢下降,凌晨0~2时点达低谷并维持到4~5时。全天出现"双峰一谷"的长柄构型曲线(图14-2)。血压的这种节律变化对适应机体活动、保护心血管结构和功能起着重要作用。

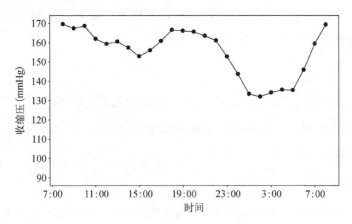

图14-2　高血压患者收缩压变化的典型日间节律

目前,夜间血压下降百分率即白昼均值与夜间均值之差除以白昼均值常作为判断血压昼夜节律状况的定量指标。

一般以夜间血压下降百分比≥10%表示正常昼夜节律,<10%提示昼夜节律减弱或消失。以小时(h)为单位,将一天分为24个区间,连接各区间的平均收缩压或平均舒张压,绘制24 h血压随时间变化的趋势图。夜间平均血压较日间平均血压下降10%~20%的血压昼夜节律,称为"构型"(dipper)。夜间血压较日间下降超过20%的节律,称为"超构型"或"深构型"(over-dipper或extreme-dipper)。反之,夜间血压不下降,反而超过日间平均血压,称为"反构型"(reverse-dipper)。若夜间平均血压较日间平均血压下降<10%,但>0的血压昼夜节律,称为"非构型"(non-dipper)。

(二)血压的监测

若监测全天的血压波动水平和趋势,受检者须佩带动态血压记录器进行24 h动态血压监测(24 h ambulatory blood pressure monitoring, 24 h ABPM)。受检者可按照日常生活环境自由行动,仪器会自动按设置的时间间隔进行血压测量。一般,白天每间隔为20~30 min测量一次血压,夜间间隔延长为30~

60 min 测量一次血压。

24 h ABPM 能提供 24 h 的血压数据,能客观、真实地反映患者的血压水平,并可鉴别和诊断白大衣高血压、掩盖性高血压、清晨高血压,了解血压的昼夜节律和波动特点。因此,24 h ABPM 是高血压诊断和评价降压疗效的重要指标。相较于偶测血压,24 h ABPM 与高血压相关的靶器官损害和预后的关系更密切。通过 24 h ABPM,可预测患者的靶器官损害程度和预后。理想的降压药应能使整个 24 h 内的血压平稳下降。

(三) 研究目的

通过 4 个降压药临床试验中 24 h ABPM 的监测数据,应用模型化的方法,考察轻、中度高血压患者的血压周期变化规律,为高血压的临床治疗和降压新药的研发提供参考。

二、试验设计

研究数据来源于 4 个降压药临床试验中 24 h ABPM 的监测数据。受试者均为轻、中度高血压患者。4 个试验均设定 2 周的安慰剂洗脱期,洗脱期末进行一次 24 h ABPM。然后,进入 8 周的降压药开放治疗期。治疗期末再进行一次 24 h ABPM。24 h ABPM 检查时间间隔设定为 8~22 时每隔 15 min 测一次血压,22 时至第 2 日 8 时,每隔 30 min 测 1 次。本研究采用安慰剂洗脱期末的 24 h ABPM 的监测数据,对血压节律性波动进行建模。

研究对象的人口学资料和洗脱期末 24 h ABPM 的信息见表 14 - 1。

表 14 - 1 受试者人口学资料及相关数据

	试验 1	试验 2	试验 3	试验 4
受试者例数	38	42	25	29
性别				
男	17	22	16	15
女	21	20	9	14
年龄(岁)*	51.6 ± 7.83 (35,69)	50.9 ± 7.91 (35,69)	51.0 ± 12.3 (28,72)	48.8 ± 9.79 (36,72)
体重(kg)*	65.5 ± 9.27 (45,85)	73.9 ± 10.8 (55,95)	65.9 ± 10.4 (46,90)	72.9 ± 11.0 (52,105)
身高(cm)*	165 ± 8.05 (152,183)	168 ± 7.30 (150,180)	164 ± 7.71 (149, 183)	167 ± 8.26 (150,183)

续　表

	试验 1	试验 2	试验 3	试验 4
BMI(kg/m^2) *	24.0 ± 2.91 (17.6,28.7)	26.2 ± 2.80 (20.8,30.0)	24.5 ± 2.72 (18.4,29.7)	26.0 ± 2.75 (23.0,30.3)
24 h 平均 SBP(mmHg) *	141 ± 15.6 (120,175)	145 ± 16.1 (122,194)	139 ± 15.1 (125,165)	137 ± 13.9 (118,157)
24 h 平均舒张压(mmHg) *	90.4 ± 10.2 (80,119)	92.8 ± 10.8 (80,124)	90.2 ± 10.5 (80,117)	90.2 ± 9.8 (81,103)
收缩压测量次数	2 110	2 927	2 346	1 687
舒张压测量次数	2 110	2 927	2 346	1 687

* 平均值±标准差(括号内的值为最小值、最大值);24 h 平均值来源于仪器的自动分析。

三、模型构建

(一) 结构模型

结合数据诊断图和相关文献,周期节律的基础模型采用以下含余弦函数的方程描述血压随时间的变化(图 14 - 3)。

$$\mathrm{BP}_k(t) = Base_k \cdot \left[1 + \sum_{m=1}^{n} A_{mk} \cdot \cos\left(\frac{m \cdot \pi \cdot (t - PHS_{mk})}{0.5} \right) \right]$$

(式 14 - 1)

式中,$k = 1$ 时为收缩压,$k = 2$ 时为舒张压;n 为模型中叠加的余弦函数个数,

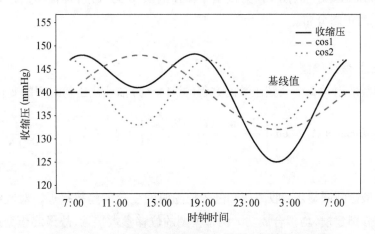

图 14 - 3　两个余弦函数描述收缩压昼夜节律的示意图

图中两条具有不同振幅和周期的余弦函数 cos1 和 cos2 叠加后就能描述黑色实线所示的"两峰一谷"的变化

$BP_k(t)$ 为 t 时间点的血压,t 为时钟时间,$Base_k$ 为校正周期变化的 24 h 平均血压,A_{mk} 为描述血压波动幅度的参数,PHS_{mk} 为血压波动的位移参数。

建模过程中,尝试对收缩压和舒张压采用相同的位移参数(即 PHS_{m1} = PHS_{m2}),或不同的位移参数($PHS_{m1} \neq PHS_{m2}$)进行比较,根据诊断图和 OFV 选择模型。

余弦函数具有周期性,是处理周期性数据的常用模型。血压的昼夜波动呈现的是"双峰一谷"形式,可用多个余弦函数的叠加来描述。本研究中未限制叠加的余弦函数个数,而是根据最终的 OFV 及诊断图来判断。

(二) 变异模型

基础模型中的参数均尝试加入个体间变异(η),并采用指数型误差模型(式 14 - 2)。

$$Pi = P_{TV} \cdot EXP(\eta_i) \qquad (式 14 - 2)$$

Pi 为第 i 个受试者的个体参数,P_{TV} 为群体参数典型值,η_i 为符合均数为 0、标准差为 ω^2 正态分布的个体间变异。

残差模型采用加和型模型(式 14 - 3)。

$$Y = IPRE + \varepsilon \qquad (式 14 - 3)$$

Y 为血压测量值,$IPRE$ 为模型个体预测值,ε 为残差,符合均数为 0、标准差为 σ^2 的正态分布。

(三) 最终模型

模型采用含 2 个余弦函数的方程(式 14 - 4)描述血压随时间的变化。

$$BP_k(t) = Base_k + A_{1k} \cdot \cos\left[\frac{2 \cdot \pi \cdot (t - PHS_1)}{0.5}\right] + A_{2k} \cdot \cos\left[\frac{\pi \cdot (t - PHS_2)}{0.5}\right]$$

$$(式 14 - 4)$$

模型诊断图显示:收缩压和舒张压随时间变化的趋势接近。对收缩压和舒张压分别建模,均拟合成功。两个模型的位移参数接近,故最终模型采用相同的位移参数,对收缩压和舒张压数据进行模型拟合和参数估算。结果显示:模型固定效应参数 $RSE(\%)$ 均小于 10%(表 14 - 2)。协变量筛选未见性别、年龄、体重、BMI 可显著影响模型参数。

NONMEM 的模型代码如下：

```
$PROBABPM ;BP: MMHG
$INPUT   ID TIME TD DV BPID DVID MDV STUDY SEX AGE HT WT BMI
$DATA ABPM_ALL.CSV IGNORE=#


$PRED
    PI    = 3.141593
    SBASE = THETA(1) * EXP(ETA(1)) ;24 h 平均 SBP
    DBASE = THETA(2) * EXP(ETA(2)) ;24 h 平均 DBP
    SA1   = THETA(3) * EXP(ETA(3)) ;SBP 波动幅度 1 的参数
    DA1   = THETA(4) * EXP(ETA(4)) ;DBP 波动幅度 1 的参数
    SA2   = THETA(5) * EXP(ETA(5)) ;SBP 波动幅度 2 的参数
    DA2   = THETA(6) * EXP(ETA(6)) ;DBP 波动幅度 2 的参数
    K1    = THETA(7) * EXP(ETA(7)) ;SBP 波动的位移参数 1
    K2    = THETA(8) * EXP(ETA(8)) ;DBP 波动的位移参数 2

    SSL   =SA1*COS((TIME-K1)/0.5*2*PI)+SA2*COS((TIME-K2)/0.5*PI)
    DSL   =DA1*COS((TIME-K1)/0.5*2*PI)+DA2*COS((TIME-K2)/0.5*PI)

$ERROR
        ;SBP
    IF(BPID.EQ.1) THEN
    IPRE = SBASE+SSL
    Y    = IPRE+ERR(1)
    IRES = DV-IPRE
    IWRE = IRES/IPRE
    ENDIF


        ;DBP
    IF(BPID.EQ.2) THEN
    IPRE =DBASE+DSL
    Y    = IPRE+ERR(2)
    IRES = DV-IPRE
    IWRE = IRES/IPRE
    ENDIF
```

```
$THETA
    (50,139.)                        ;TVSBASE
    (50,89.6)                        ;TVDBASE
    (0,7.02)                         ;TVSA1
    (0,5.03)                         ;TVDA1
    (0,9.19)                         ;TVSA2
    (0,6.46)                         ;TVDA2
    (-10,-2.16)                      ;TVPHS1
    (0,3.59)                         ;TVPHS2


$OMEGA
    0.00871                          ;BSVBASE1
    0.00808                          ;BSVBASE2
    0.252                            ;BSVA11
    0.236                            ;BSVA21
    0.318                            ;BSVA12
    0.269                            ;BSVA22
    0.00086                          ;BSVPHS1
    0.00147                          ;BSVPHS2


$SIGMA
    150.                             ;ERRSBP
    85.1                             ;ERRDBP


$ESTIMATION METHOD=1 INTE MAXEVAL=9999 PRINT=10 POSTHOC NOABORT
$COVARIANCE
```

表 14 - 2　试验 1 中 24 h ABPM 模型参数及 1 000 次自举法结果

参　数	注　　释	估算值 [$RSE(\%)$]	收缩(%) (P 值)	自举法 中位数	自举法 2.5~97.5(%)
周期波动模型参数					
$Base_1$	校正周期变化的 24 h 平均 SBP(mm Hg)	140(1.8)	/	140	136~145
$Base_2$	校正周期变化的 24 h 平均 DBP(mm Hg)	89.5(1.8)	/	89.6	86.7~92.6
A_{11}	SBP 第一个余弦函数的波动幅度参数	7.52(8.7)	/	7.52	6.37~8.79
A_{21}	SBP 第二个余弦函数的波动幅度参数	8.64(9.1)	/	8.58	6.89~10.19
A_{12}	DBP 第一个余弦函数的波动幅度参数	5.61(7.6)	/	5.60	4.70~6.50
A_{22}	DBP 第二个余弦函数的波动幅度参数	6.27(9.3)	/	6.32	5.21~7.50
PHS_1	第一个余弦函数的位移参数	−0.652(1.3)	/	−0.651	−0.668~0.862
PHS_2	第二个余弦函数的位移参数	3.61(0.8)	/	3.61	3.50~3.69

参　数	注　　释	估算值 [RSE(%)]	收缩(%) (P值)	自举法 中位数	自举法 2.5~97.5(%)
个体间变异					
$\omega_{Base_1}(CV\%)$	$Base_1$的个体间变异	0.079(20.6)	-0.68(0.999)	0.079	0.061~0.094
$\omega_{Base_2}(CV\%)$	$Base_2$的个体间变异	0.12(21.3)	-0.48(0.999)	0.12	0.094~0.146
$\omega_{A_{11}}(CV\%)$	A_{11}的个体间变异	5.63(31.8)	20.5(0.232)	5.47	3.42~7.14
$\omega_{A_{21}}(CV\%)$	A_{21}的个体间变异	4.73(33.0)	17.9(0.282)	4.74	3.12~6.91
$\omega_{A_{12}}(CV\%)$	A_{12}的个体间变异	6.58(37.6)	21.6(0.234)	6.39	3.20~8.70
$\omega_{A_{22}}(CV\%)$	A_{22}的个体间变异	6.71(35.6)	16.6(0.421)	6.36	4.05~8.83
$\omega_{PHS_1}(CV\%)$	PHS_1的个体间变异	10.9(27.5)	4.96(0.933)	10.05	7.0~13.3
$\omega_{PHS_2}(CV\%)$	PHS_2的个体间变异	1.24(37.6)	0.23(0.988)	1.17	0.59~1.6
残差变异					
σ_{SBP}	SBP的加和型残差变异(mmHg)	12.85(6.5)	2.93	12.9	12.1~13.7
σ_{DBP}	DBP的加和型残差变异(mmHg)	9.11(7.9)	2.96	9.10	8.46~9.79

注:$RSE(\%)$表示标准误;95% CI表示95%置信区间;$CV\%$表示变异系数;SBP表示收缩压;DBP表示舒张压;24 h ABPM表示24 h动态血压监测。

四、模型评价

(一)拟合优度图

通过绘制拟合优度图,包括群体预测值和观测值,群体预测值和时间、条件加权残差(CWRES),个体预测值和个体加权残差绝对值的散点图,判断模型拟合的效果(图14-4)。

拟合优度图(图14-4)显示:群体预测值与观测值,个体预测值与观测值基本接近,数据点围绕参考线($x=y$)均匀分布。此外,CWRES在0上下均匀分布,表明模型拟合较为理想。

另外,个体血压值、个体预测值及群体预测值的经时变化曲线(图14-5)说明:含2个余弦函数的周期节律模型能很好地描述24 h ABPM。

(二)自举法

应用非参数自举法(non-parametric Bootstrap)产生1 000个重采样数据集,再对这些数据集进行拟合和参数估算。然后,将自举法参数估算值与原模型参数进行比较,评价模型参数的准确性。1 000次自举法重采样数据集进行分析,954次拟合成功,结果见表14-2。各参数自举法分析的中位数与原参数估算值接近,且各参数的95% CI较窄,进一步说明模型的稳定性和准确度。

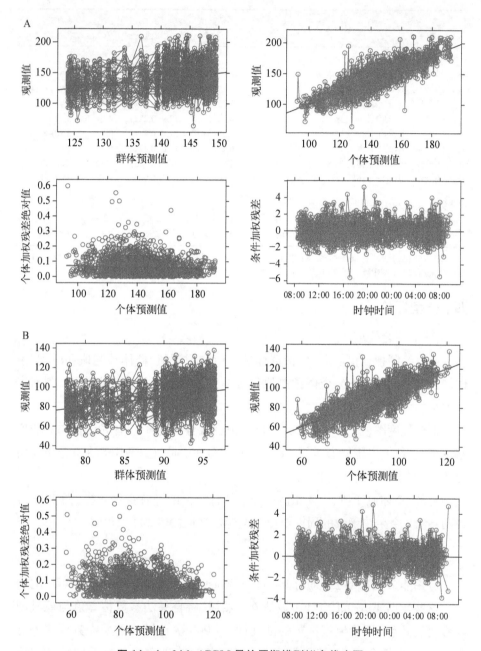

图 14-4 24 h ABPM 最终周期模型拟合优度图

A. 图表示收缩压;B. 图表示舒张压

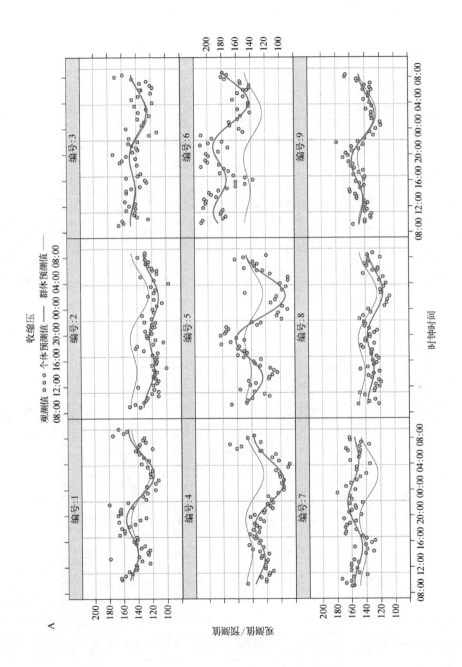

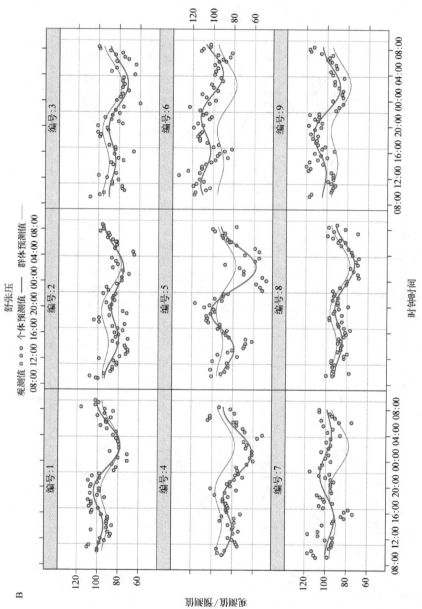

图 14 - 5　个体血压的预测图

A. 表示收缩压；B. 表示舒张压。显示前 9 个受试者

（三）可视化预测检验

根据最终模型和参数估算值，应用 NONMEM 的 `$SIMULATION`，模拟 1 000 个数据集，并依据模拟结果对最终模型进行 VPC。基于构建的模型进行蒙特卡洛模拟，获取收缩压、舒张压经时曲线的 $95\% CI$，将这一区间与原始的真实数据相比较。

VPC 结果显示：与原始的观测数据比较，模型预测的收缩压、舒张压经时曲线的 $95\% CI$ 大部分与相应的观测值重叠（图 14−6 的试验 1），进一步说明建立的最终模型可以较准确地预测血压的周期性波动。

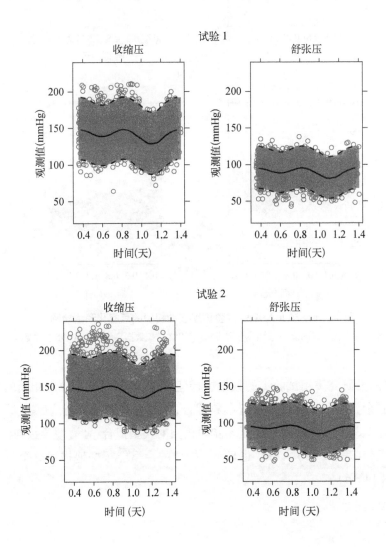

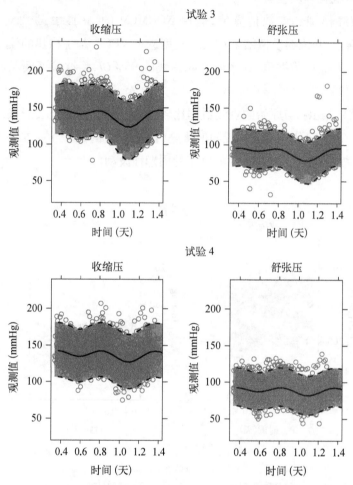

图 14 - 6　24 h ABPM 试验周期波动模型的可视化预测检验

空心圆圈代表观测值,3 条黑线分别表示 1 000 次模拟数据集的第 5、50、95 分位数

　　此外,本研究采用试验 1 的数据进行建模,经模型评价后应用相同的结构模型对其余 3 个研究的数据进行参数拟合,并与原观测值进行 VPC。结果显示:试验 2、3、4 的 24 h 动态血压均能用相同的模型拟合,且模型参数与研究 1 的结果近似(表 14 - 3)。VPC 也显示:构建的模型能很好地描述 3 个试验的数据(图 14 -6)。

表 14 - 3　试验 2、3、4 的 24 h ABPM 周期波动模型参数

参　　数	试验 2 估算值[RSE(%)]	试验 3 估算值[RSE(%)]	试验 4 估算值[RSE(%)]
周期波动模型参数			
$Base_1$	144(1.7)	138(1.2)	136(1.0)
$Base_2$	91.7(1.8)	88.8(1.2)	88.5(0.8)
A_{11}	7.83(8.5)	6.07(8.6)	7.11(9.2)
A_{21}	9.76(8.2)	7.59(7.6)	10.8(6.3)
A_{12}	5.78(5.5)	4.41(6.1)	5.08(8.5)
A_{22}	6.39(10.1)	6.05(9.8)	7.16(7.0)
PHS_1	−2.18(0.6)	−2.16(0.3)	0.84(1.1)
PHS_2	3.61(0.7)	3.58(0.4)	4.58(0.4)
个体间变异			
ω_{Base_1}	0.108(26.2)	0.068(23)	0.072 8(16.6)
ω_{Base_2}	0.112(20.8)	0.075(21.8)	0.058 7(22.7)
$\omega_{A_{11}}$	0.422(30)	0.515(29.8)	0.494(25.4)
$\omega_{A_{21}}$	0.492(24.3)	0.825(22.8)	0.420(20.3)
$\omega_{A_{12}}$	0.327(34.5)	0.523(29.7)	0.506(24.9)
$\omega_{A_{22}}$	0.547(33)	0.660(22.7)	0.415(22.0)
ω_{PHS_1}	0.037 9(25.6)	0.012 8(28.1)	0.081 6(23.3)
ω_{PHS_2}	0.042 4(29.5)	0.018 2(52.6)	0.031 8(31.7)
残差变异			
σ_{SBP}	12.8(6.7)	12.6(6.9)	11.3(5.9)
σ_{DBP}	9.28(6.3)	9.74(10)	8.96(5.6)

注：RSE(%)表示相对标准误；SBP 表示收缩压；DBP 表示舒张压。

五、总结

　　与偶测血压相比,24 h ABPM 能更准确地反映血压的真实情况。然而,传统分析方法仅局限于计算 24 h 的血压均值、日间血压均值、夜间血压均值、平滑指数、谷峰比值等,难以充分利用 24 h ABPM 数据。采用建模的方法则能有效利用 24 h ABPM 监测的大量数据,可消除受试者监测时间不一致对均值计算带来的影响。

　　此外,对 24 h ABPM 数据进行常规分析时,部分数据常因可信度存疑而被舍去,可造成结果的偏倚。而生理节律模型的建模过程中无须删除数据点,并将这些数据的变异分解为个体间变异和个体内变异,从而获取更为可靠的固定效应和随机效应参数的估算值。

　　本研究采用建模的方法对 4 个在轻、中度高血压患者中进行的降压药临

床试验的 24 h ABPM 研究数据进行分析,建立的血压周期节律模型能充分反映这 4 个研究中动态血压变化的特点。

模型的 VPC 显示: 收缩压、舒张压的总体变化均呈现出明显的"双峰一谷"的趋势,总体血压波动为长柄"杓型"变化(夜间平均血压比白天平均血压下降大于 10%)。虽然部分受试者的血压变化为"非杓型",模型仍能很好地拟合这些个体值(图 5 中编号 = 2,7)。这部分受试者也是个体间变异的来源。进食、剧烈活动等均会导致较大的血压误差,本研究的 4 个试验均无相应的记录,故未能对这些因素进行分析。建议 24 h ABPM 研究中应记录这些信息,尝试用适当的方式加入血压周期节律模型,可提高模型预测的准确度。

同时,基于试验 1 的数据建立了血压周期节律模型,可很好地预测另外 3 个试验的数据,且参数估算值与试验 1 很接近,说明该模型具有较强的适用性和外推性,可为相关研究提供参考。

在临床研究中,可进一步加入药物效应模型,从降压幅度和恢复周期节律两个维度评价降压疗效。在一项比较氯沙坦和缬沙坦的 24 h ABPM 的安慰剂对照交叉设计研究中,用药 2 周后,虽然氯沙坦的最大降压疗效和缬沙坦类似,但缬沙坦更能帮助患者保持和恢复正常的血压节律,具有更好的疗效(图 14-7)。

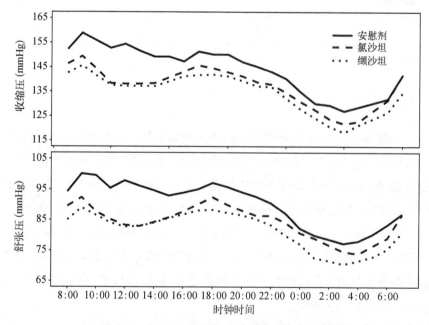

图 14-7　氯沙坦和缬沙坦的 24 h ABPM 的研究结果

借助模型可以回答一系列新降压药研发中的"What-if"问题。根据降压新药的降压幅度、对血压节律的影响可设计不同的给药方案,结合药物的药动学特征及具临床意义的协变量,优化试验设计,降低研发中的不确定性,为提高降压药临床试验成功的把握提供依据。

在原发性高血压的治疗过程中,针对血压波动的节律性,维持 24 h 全程稳定降压的个体化治疗已逐渐受到重视。例如,可通过家庭自测血压,探寻个体血压变化的规律,并首选 24 h 平稳降压的长效降压药物。若夜间血压控制仍不理想,可改为睡前服用或晚间增加中短效降压药联合使用,帮助恢复"杓型"的血压节律。本研究获得的血压周期节律模型可用于估计高血压患者个体血压的波动规律,为选择合适的降压药物、调整剂量及用药时间的个体化治疗提供依据。

（盛玉成）

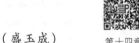

第十四章
代码示例

| 参考文献 |

吴宝剑. 生物钟与药代动力学. 北京：科学出版社,2020.

Blizitis I A, Destounis A, Stergiou G S. Home versus ambulatory and office blood pressure in predicting target organ damage in hypertension：a systematic review and meta-analysis. J Hypertens, 2012, 30(7)：1289－1299.

Chakraborty A, Krzyzanski W, Jusko W J. Mathematical modeling of circadian cortisol concentrations using indirect response models：comparison of several methods. J Pharmacokinet Biopharm, 1999, 27(1)：23－43.

Fogari R, Zoppi, A, Mugellini A, et al. Comparative efficacy of losartan and valsartan in mild-to-moderate hypertension：results of 24-hour ambulatory blood pressure monitoring. Curr Ther Res, 1999, 60(4)：195－206.

Hansen T W, Kikuya M, Thijs L, et al. Prognostic superiority of daytime ambulatory over conventional blood pressure in four populations：a meta-analysis of 7, 030 individuals. J Hypertens, 2007, 25(8)：1554－1564.

Hempel G, Karlsson M O, de Alwis D P, et al. Population pharmacokinetic-pharmacodynamic modeling of moxonidine using 24-hour ambulatory blood pressure measurements. Clin Pharmacol Ther, 1998, 64(6)：622－635.

Hermida R C, Ayala D E, Chayan L, et al. Administration-time-dependent effects of olmesartan on the ambulatory blood pressure of essential hypertension patients. Chronobiol Int, 2009, 26 (1)：61－79.

James A P, Oparil S, Carter L B, et al. 2014 evidence-based guideline for the management of high blood pressure in adults: report from the panel members appointed to the Eighth Joint National Committee(JNC 8). JAMA, 2014, 311(5): 507 – 520.

Kanbay M, Turkmen K, Ecder T, et al. Ambulatory blood pressure monitoring: from old concepts to novel insights. Int Urol Nephrol, 2012, 44(1): 173 – 182.

Sheng Y C, Wang K, Xu L, et al. A cyclic fluctuation model for 24-h ambulatory blood pressure monitoring in Chinese patients with mild to moderate hypertension. Acta Pharmacol Sin, 2013, 34(8): 1043 – 1051.

Troconiz I F, de Alwis D P, Tillmann C, et al. Comparison of manual versus ambulatory blood pressure measurements with pharmacokinetic-pharmacodynamic modeling of antihypertensive compounds: application to moxonidine. Clin Pharmacol Ther, 2000, 68(1): 18 – 27.

Whelton P K, Carey R M, Aronow W S, et al. 2017 ACC/AHA/AAPA/ABC/ACPM/AGS/APhA/ASH/ASPC/NMA/PCNA guideline for the prevention, detection, evaluation, and management of high blood pressure in adults: a report of the American College of Cardiology/American Heart Association Task Force on Clinical Practice Guidelines. Hypertension, 2018, 71(6): e13 – e115.

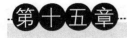

疾病进程模型

第一节 概 述

无论是否采取干预措施或治疗措施,患者的疾病状态都可能出现改善、缓解、恶化,或出现周期性变化。疾病状态的改变除了受疾病的自然进程的影响以外,还可受到药物效应和安慰剂效应等治疗因素的影响。疾病进程模型(disease progression model)是描述疾病严重程度随时间变化的数学模型。

疾病进程模型以时间作为自变量,将药物本身的作用和安慰剂效应从总的治疗效应中加以区分,可更准确地描述药物的作用,考察药物对治疗疾病是否真正具有临床价值。此外,疾病进程模型也是研究疾病变化趋势和药物治疗特点的重要手段。例如,某些药物的作用体现为缓解症状,有些药物则可对疾病的发展产生根本性扭转作用。对疾病进程的数学建模,有助于发现药物作用的特点,从而更有针对性地设计药物治疗方案和临床试验方案。

本节从药物影响疾病进程的形式和疾病进程模型的主要类型两个方面,阐述疾病进程模型的理论。同时,以实例介绍疾病进程模型在新药研发决策中的应用,以期使读者对疾病进程模型有较为全面的了解,能正确解读和应用疾病进程模型。

第二节 药物影响疾病进程的形式

患者接受药物的干预后,疾病进程会因为药物的作用而出现与自然进程不同的表现形式。药物对疾病进程的影响除了在用药阶段影响和改变疾病状态或进程,也可能在用药结束之后改变疾病的自然进程。药物对疾病进程的影响主要分为缓解型、改善型和治愈型3种类型(图15-1)。

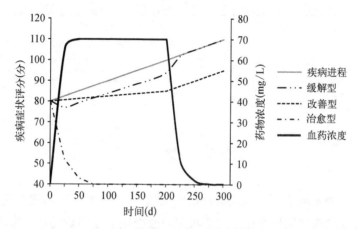

图15-1　药物对疾病干预作用的3种类型示意图

一、缓解型

　　缓解型的药物可暂时缓解患者的疾病进程,但不改变疾病继续发展的趋势。疾病进程的斜率与未干预的疾病进程相同,疾病的进展速度没有改变。一旦停药,病情很快反弹,疾病的严重程度会很快与未服药时相同。

二、改善型

　　改善型的药物不仅延缓了疾病的发展速度(即疾病进程的斜率变小),停药后疾病状态也将继续保持,不会回到未干预时的情形。该类型药物的改善作用体现为延缓疾病的恶化和减轻疾病的严重程度两个方面。

三、治愈型

　　治愈型的药物可以根治疾病,经过一段时间药物干预后患者可以恢复到患病之前的状态,而且即使停药也不会复发,是药物发挥效应的最佳形式。

第三节　疾病进程模型的主要类型

　　疾病进程模型通常是一个疾病状态与时间的函数。其结构模型应符合生理及病理的理论,并可描述疾病随时间变化的趋势。本节对常用的疾病进程模型进行概述。

一、零进程模型

　　零进程模型(no progression model)是一种最简单的疾病进程模型。即无治疗干预时,假设疾病状态一直保持不变,可用以下公式表示:

$$S(t) = S_0 \qquad\qquad (式15-1)$$

(式15-1)中,S_0为基线,$S(t)$是t时刻的疾病严重程度。主要适用于疾病的"有或无"的二分类形式。

　　这一假设常不符合实际情况,无法体现药物影响疾病随时间的发展和变化。因此,产生了疾病严重程度$S(t)$随时间t变化的一系列模型,如线性进程模型、渐近线模型、非零渐近模型、贝特曼翻转模型、周期性贝特曼翻转模型、增长动力学模型等。

二、线性进程模型

　　线性进程模型(linear progression model)的特点是假设疾病随时间的变化趋势是线性的。没有药物干预的情况下,疾病状态的变化速率保持不变,可用(式15-2)表示:

$$S(t) = S_0 + \alpha t \quad (式15-2)$$

式中,S_0为基线,$S(t)$是t时刻的疾病严重程度,斜率α为疾病随时间的变化率。如图15-2所示,线性进程模型可以描述药物干预的3种形式:

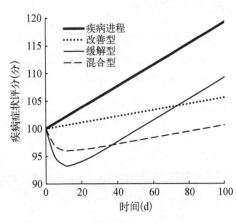

图15-2　线性进程模型及药物干预方式

1. 缓解型

药物直接降低疾病严重程度,但不影响疾病发展速度,即药物可即时对疾病产生缓解作用,如(式 15 - 3)所示:

$$S(t) = S_0 + E_{off}(C_e) + \alpha t \qquad (式 15 - 3)$$

式中,$E_{off}(C_e)$ 项代表药物效应随药物浓度变化的函数,当药物浓度为零时,药物效应亦为零。

2. 改善型

药物直接影响疾病发展的速度,改变了斜率,体现了短期内的药效体现不明显,但能够减慢疾病进展的速度。如(式 15 - 4)所示:

$$S(t) = S_0 + [E_{prog}(t) + \alpha]t \qquad (式 15 - 4)$$

式中,$E_{prog}(t)$ 项代表了 t 时刻,药物对疾病进程速率的改变。

3. 混合型

上述两种方式的叠加,如(式 15 - 5)所示:

$$S(t) = S_0 + E_{off}(C_e) + [E_{prog}(t) + \alpha]t \qquad (式 15 - 5)$$

线性进程模型是一种简单而应用广泛的模型,可作为非线性疾病进程的近似处理。如在药物研究早期,受观测时间限制,疾病长期的发展趋势不清晰,难以准确描述,此时可用线性进程模型作为探索性分析。随着对疾病认识的深入,模型可不断修正,以符合疾病发展变化的真实情况。

三、渐近线模型

渐近线模型假定疾病的发展有极限值,如阿尔茨海默病的量表评分等。随着时间的推移,疾病的进展会逼近极限值。此类模型可描述疾病状态逼近极限值的情况,常用的模型包括指数模型、E_{max} 模型、非零渐近模型、贝特曼翻转模型、周期性贝特曼翻转模型等。

(一)指数模型

指数模型常用来描述暂时性的疾病状态,如从创伤中恢复。模型用基线状态 S_0 及一个含恢复速率常数 k_{prog} 的 e 指数方程来描述,如(式 15 - 6)所示。

$$S(t) = S_0 e^{-k_{prog}t} \qquad (式 15 - 6)$$

当时间 t 趋近无穷大时,$S(t)$ 趋近于 0。因此,该模型适用于描述疾病状态最小值为 0 的情形。与线性模型类似,指数模型可体现的药物效应,包括:

1. 缓解型

如(式 15-7)所表示,每次给药都会减轻疾病的程度。

$$S(t) = S_0 e^{-k_{prog} t} - E(t) \qquad (式 15-7)$$

2. 改善型

如(式 15-8)所示,恢复速率常数 k_{prog} 上加药效 $E(t)$。

$$S(t) = S_0 e^{-[k_{prog} + E(t)] t} \qquad (式 15-8)$$

3. 混合型

缓解型和改善型的叠加。

（二）E_{max} 模型

E_{max} 模型(E_{max} model)能很好地描述疾病进程中生物标志物的变化,见(式 15-9):

$$S(t) = S_0 + \frac{S_{max} \cdot t}{S_{50} + t} \qquad (式 15-9)$$

式中,S_{50} 为最大恢复值(S_{max})的一半所对应的时间。患者在 t 时刻的疾病状况由基线状态 S_0 及 S_{max} 的函数表征。若疾病状况变化较快,则可用 Sigmoid-E_{max} 模型(式 15-10)。

$$S(t) = S_0 + \frac{S_{max} \cdot t^{\gamma}}{S_{50}^{\gamma} + t^{\gamma}} \qquad (式 15-10)$$

上述两种模型可用图 15-3 表征。

E_{max} 模型中的药物效应可为缓解症状,即在 E_{max} 模型加上药物效应(式 15-11)。

$$S(t) = S_0 + \frac{S_{max} \cdot t}{S_{50} + t} - E(t) \qquad (式 15-11)$$

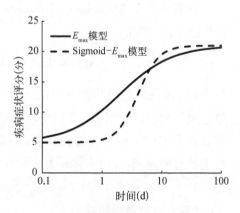

图 15-3　Sigmoid-E_{max} 模型与 E_{max} 模型

改善疾病进程的作用可为(式 15-12)所示的减轻疾病严重程度,或为(式 15-13)所示的减慢疾病恶化速度,亦可两者兼而有之。

$$S(t) = S_0 + \frac{S_{\max}[1 - E(t)] \cdot t}{S_{50} + t} \qquad (式\ 15-12)$$

$$S(t) = S_0 + \frac{S_{\max} \cdot t}{S_{50}[1 - E(t)] + t} \qquad (式\ 15-13)$$

上述 $E_{\max}$ 模型可由图 15-4 所示,描述药物影响疾病进程的方式。

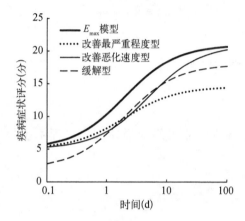

图 15-4 $E_{\max}$模型与药物干预方式

(三) 非零渐进模型

非零渐进模型(nonzero asymptote model)可视为较复杂的指数模型,如(式 15-14)所示:

$$S(t) = S_0 e^{-k_{\text{prog}}t} + S_{SS}(1 - e^{-k_{\text{prog}}t}) \qquad (式\ 15-14)$$

式中,S_{SS} 是疾病严重程度评分的上限值,S_0 是基线值,k_{prog} 是疾病进展速率常数。缓解型药物表现为(式 15-14)加上一个药物干预项 $E_{\text{off}}(c_e)$;改善型药物有 2 种形式:将 $E_{SS}(c_e)$ 加到斜率项延缓病情的加重,或加到参数 S_{SS} 上改变最严重状态的阈值,也可有多种方式并存的情形。

(四) 贝特曼翻转模型

贝特曼翻转模型(inverse Bateman model, IB)能描述短时间内疾病进程的翻转变化,即疾病在暂时恢复后又复发。例如,抑郁症患者的汉密尔顿抑郁量表(Hamilton depression scale, HAMD)得分随时间的变化见图 15－5,患者短暂恢复(HAMD 评分下降)后,紧接着疾病又复发(HAMD 评分上升)。

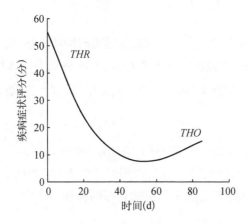

图 15－5　抑郁症患者的症状评分变化

THR:抑郁症自发恢复半衰期;*THO*:抑郁症恶化半衰期

上述过程可用(式 15－15)表征。

$$\text{HAMD}(t) = S_0 - D_{\text{rec}} \cdot \left(\frac{\dfrac{\ln 2}{THR}}{\dfrac{\ln 2}{THR} - \dfrac{\ln 2}{THO}} \right) \cdot \left[\text{e}^{\left(-\frac{\ln 2}{THO} \cdot t \right)} - \text{e}^{\left(-\frac{\ln 2}{THR} \cdot t \right)} \right]$$

$$（式 15－15）$$

式中,S_0 为基线评分,D_{rec} 是标度系数,反映疾病恢复期的改善幅度,*THR* 为抑郁症自发恢复的半衰期,$\ln 2/THR$ 为恢复速率常数,*THO* 为抑郁症加重半衰期,$\ln 2/THO$ 为加重速率常数。疾病恢复速率常数和疾病进展速率常数在参数估计时存在数值辨识性的问题,即估算中无法区分这两个参数,类似于 flip-flop 现象。这个问题可通过明确两个参数的关系解决。若疾病进展速率常数大于恢复速率常数,则会出现反弹;若进展速率常数小于恢复速率常数,则会出现恢复减慢。

抗抑郁症药物的作用常表现为疾病的缓解或改善。若为疾病的改善,则药物的作用体现为疾病进展速率常数变小或疾病恢复的幅度变大。

(五) 周期性贝特曼翻转模型

基于 IB 模型,周期性贝特曼翻转模型(cyclical modification of inverse

Bateman function，CBIM）采用一个余弦函数（式 15 - 16），描述受生理节律影响的生物标志物随时间的变化，反映疾病的周期性变化。

$$S(t) = D(t) + A \cdot \cos\left(\frac{2\pi(t - \phi_2)}{12}\right) \qquad （式 15 - 16）$$

式中，$D(t)$ 是生物标志物水平。模型假定随着时间的推移，疾病指标会出现周期性的波动。与物理学中波的振动方程相似，A、ϕ 分别为疾病严重程度周期变化的振幅和相位。例如，QT 间期的研究中，常采用（式 15 - 17）表征 QT 间期的变化。

$$QTc = \beta_0 + f(t) + f(c_p) \qquad （式 15 - 17）$$

式中，QTc 为经过心率校正过的 QT 间期，β_0 为截距，$f(c_p)$ 为药物效应。QT 间期存在昼夜节律，因此评价 $f(c_p)$ 的作用时须考虑 QT 间期的本身的变化 $f(t)$。$f(t)$ 可为（式 15 - 18）所示的 3 个振动方程的叠加。式中 A_i 为振幅，ϕ_i 为相位参数，t 为时间。

$$f(t) = A_1\cos\left(\frac{2\pi(t - \phi_1)}{24}\right) + A_2\cos\left(\frac{2\pi(t - \phi_2)}{12}\right) + A_3\cos\left(\frac{2\pi(t - \phi_3)}{8}\right)$$
$$（式 15 - 18）$$

（六）增长动力学模型

增长动力学模型（models for growth kinetics）多用于描述细菌的增殖或肿瘤的生长。该类模型有增长和消亡 2 个参数共同决定细胞或微生物的数量，主要分为简单增长模型（式 15 - 19）和 Gompertz 模型（式 15 - 20）。

$$\frac{dR}{dt} = k_{growth}R - k_{death}R \qquad （式 15 - 19）$$

$$\frac{dR}{dt} = \beta R(\beta_{max} - R) - k_{death}R \qquad （式 15 - 20）$$

式中，R 为观测指标，k_{growth} 和 k_{death} 分别为增长和消亡速率常数，β 为增长速率常数，β_{max} 为增长的极限值。

药物对疾病进程的改善可表现为抑制增长和增强消亡两种。模型中的增长速率和消亡速率是建立在已有细胞数的一级速率。当 R 降至 0 时，增长将终止，表现为治愈。Gompertz 模型（Gompertz model）（式 15 - 20）中由于存在极

限值 $\beta_{\max}$，可将其视为渐近线模型的一种，其特点是增长速率先快后慢，最后达到增长的极限，常用于抗菌药物、抗肿瘤药物及其他具增长动力学特征疾病的研究。

第四节　案　　例

本节以阿尔茨海默病为例，介绍疾病进展模型的应用、分析过程及结果的解读。

一、研究背景和目的

阿尔茨海默病（Alzheimer's disease，AD）是一种以记忆丧失和认知功能退化为主要特征的退行性神经疾病。在阿尔茨海默病临床试验中，一般认为安慰剂组受试者的认知功能需要经历足够程度的恶化，才更有可能发现药物组和安慰剂组之间的差异。如果安慰剂组受试者的认知功能退化速度过快，可造成临床试验出现假阳性结果，反之将导致假阴性风险的增加。故在阿尔茨海默病试验中，对接受安慰剂干预的受试者的认知功能退化速度进行预测和评估是极为必要的。

本例对公开数据库中阿尔茨海默病试验数据进行系统检索，使用安慰剂组数据建立关于阿尔茨海默病患者的疾病进展模型。阿尔茨海默病评价量表中的认知子量表（Alzheimer's disease assessment scale-cognitive subscale，ADAS-cog）是轻到中度阿尔茨海默病研究的金标准。因此，本节所述的模型化分析将以 ADAS-cog11 为研究指标，建立阿尔茨海默病疾病进展模型，量化阿尔茨海默病试验安慰剂组的中心变化趋势和变异程度，同时探索影响疾病进展速度的影响因素。

二、文献检索和数据提取

在 PubMed 和 Embase 数据库中进行阿尔茨海默病临床试验的检索，文献检索时间截至 2019 年 7 月 13 日。检索关键词为"Alzheimer's disease""clinical trial""placebo""ADAS-cog"。满足以下标准的临床试验将被纳入分析：① 受试人群被诊断为因阿尔茨海默病引起的认知障碍；② 使用平行设计、实施盲法且有安慰剂为对照组的随机临床试验；③ 以 ADAS-cog11 作为评价受试者认知功能的指标；④ 安慰剂组样本量大于 10；⑤ 临床研究报告的语言为英语。

134 个研究（共涉及 140 个独立的临床试验）满足纳入标准，文献筛选流程见图 15-6。纳入分析的安慰剂组受试者的总样本量为 19 210 人,ADAS-cog11 观测数据点个数为 455 个,试验疗程的最大值为 2 年。其中,受试者的基线年龄、ADAS-cog11 分值、简易精神状态检查(mini mental status examination, MMSE)分值的中位数值(范围)分别是 73.5 岁(58.0~81.7 岁)、24.5(13.1~39.3)和 19.4(13.2~25.4)。

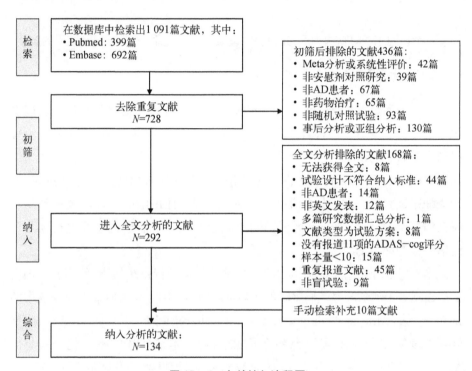

图 15-6 文献纳入流程图

在完成试验的检索和筛查后,从满足纳入标准的试验中提取以下 3 方面的信息,用 Microsoft Excel 2016 软件整理和构建数据库:

(1)临床试验的基本信息:试验注册编号、文献名称、作者、发表年份、试验地点、时长、随机化患者数、脱落患者数、完成患者数、试验中心数量、受试者试验期间是否允许接受以标准药物作为背景治疗、受试者在进入试验前是否允许接受稳定的标准药物治疗、试验组药物名称、是否有阳性对照组等。

(2)安慰剂组的基线期受试者人口学特征:疾病阶段、年龄、男性占比、白种人占例、治疗期间有背景治疗的占例、*APOE ε4* 基因携带者占例、ADAS-cog11 基线分值、MMSE 量表基线分值、神经精神量表(neuropsychiatric inventory,

NPI)分值、阿尔茨海默病病程、受教育时长等。

（3）建模分析的主要指标：安慰剂组的受试者在各观测时间点下的 ADAS-cog11 得分、相对于基线的变化均值、样本量、对应的分析数据集（如 ITT 或 PP 集等）及缺失数据的填补方法等。

表 15-1 为整理成供 NONMEM 分析的数据文件示例。

表 15-1 数据文件

试验编号（ID）	时间（TIME）	观测值（DV）	缺失因变量（MDV）	年龄（AGE）	ADAS-cog11 基线分值（ADAS）	样本量（SS）
1	0	0	1	81.7	13.1	11
1	6	0.9	0	81.7	13.1	11
4	0	0	1	71.4	23.26	129
4	4	−0.84	0	71.4	23.26	129
4	12	−0.8	0	71.4	23.26	129
4	24	0.41	0	71.4	23.26	129
5	0	0	1	79.3	29.2	13
5	12	−0.83	0	79.3	29.2	13
5	26	1.45	0	79.3	29.2	13
5	52	5.33	0	79.3	29.2	13
6	0	0	1	74.6	29.7	21
6	6	−1.21	0	74.6	29.7	21
7	0	0	1	71.7	23.6	99
7	4	−1.22	0	71.7	23.6	99
7	8	−0.18	0	71.7	23.6	99
7	12	0.21	0	71.7	23.6	99
7	18	1.05	0	71.7	23.6	99
7	24	1.84	0	71.7	23.6	99
8	0	0	1	68	20.3	23
8	13	0.24	0	68	20.3	23
8	26	2.21	0	68	20.3	23
8	39	3.12	0	68	20.3	23
8	52	6.53	0	68	20.3	23
8	65	4.08	0	68	20.3	23
8	78	7.37	0	68	20.3	23
8	91	9	0	68	20.3	23
8	104	9.11	0	68	20.3	23
…	…	…	…	…	…	…

注：本数据库仅列出了部分协变量信息；MDV=1 不参与计算，MDV=0 参与计算。

三、模型构建

（一）基础模型

本研究对安慰剂组的纵向 ADAS-cog11 数据进行拟合。安慰剂反应定义为安慰剂组的受试者 ADAS-cog11 得分相对于基线的变化，由疾病进展和安慰剂效应两部分构成，具体见图 15 – 7。

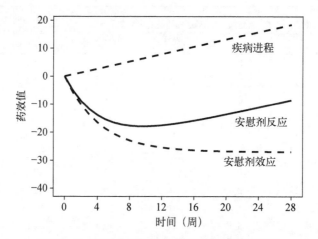

图 15 – 7 阿尔茨海默病疾病进展的模型示意图

图 15 – 7 中实线表示接受安慰剂干预的受试者认知功能随时间的变化，上下两条虚线表示无干预的疾病自然进程和安慰剂效应随时间的变化。安慰剂反应的基础模型见（式 15 – 21）。

$$S(t) = \alpha \times t + \mathrm{Pbo}(t) \qquad\qquad (式 15 – 21)$$

式中，α 为斜率参数，表示疾病进展速度，单位：得分/周；t 为时间，单位：周；$\mathrm{Pbo}(t)$ 是安慰剂效应随时间变化的函数，用 $E_{\max}$ 模型描述，见（式 15 – 22）。

$$\mathrm{Pbo}(t) = \frac{\beta \times t}{ET_{50} + t} \qquad\qquad (式 15 – 22)$$

式 15 – 22 中，β 是安慰剂效应的理论最大值，ET_{50} 是达到安慰剂效应最大值一半所需的时间。

阿尔茨海默病临床试验中，受试者的疾病进程既可表现为认知功能的持续恶化，也可表现为症状的维持或改善。安慰剂效应和反安慰剂效应均有可能出现。因此，基础模型中模型参数 α 和 β 的试验间变异使用比例型随机效应模型（式 15-23），保证参数的数值既可以为正又可以为负。其他模型参数使用指数型随机效应模型（式 15-24）。

$$P_{i,k} = P_{\text{pop},k} \times (1 + \eta_{i,k}) \qquad （式 15-23）$$

$$P_{i,k} = P_{\text{pop},k} \times e^{\eta_{i,k}} \qquad （式 15-24）$$

（式 15-23~式 15-24）中，$P_{i,k}$ 是第 k 个参数在第 i 个试验的模型参数个体估算值，$P_{\text{pop},k}$ 是该参数的群体估算值，$\eta_{i,k}$ 为第 k 个参数在第 i 个试验的试验间变异，服从以 0 为均数、ω_k^2 为方差的正态分布。

加法型残差模型用于计算残差变异，并使用样本量平方根的倒数对其进行加权（式 15-25）。

$$Y = F + \frac{\varepsilon}{\sqrt{N}} \qquad （式 15-25）$$

式 15-25 中，Y 是安慰剂组实测的 ADAS-cog11 变化值，F 为模型的个体预测值，ε 为残差变异，服从以 0 为中心、方差为 σ^2 的正态分布。

（二）协变量模型

基础模型确定后，考察模型参数的试验间变异和备选协变量之间的相关性，随后进行协变量的筛选。协变量分析结果表明：基线期 ADAS-cog11 分值和年龄对疾病进展速度 α 均有显著影响（$P<0.05$）。基础模型的疾病进展速度 α 的个体估算值和 ADAS-cog11 基线分值之间表现为非线性的变化关系，具体表现为中等严重程度阿尔茨海默病患者的疾病进展速度快于轻症和重症患者，因此使用逆 U 型方程对 ADAS-cog11 的基线影响进行估算。

除了 ADAS-cog11 基线分值外，年龄与疾病进展速度 α 呈负相关的关系，提示较为年轻的阿尔茨海默病患者的认知功能退化将更加迅速。

（三）最终模型

最终模型中，α 的群体估算值的数学表达式见（式 15-26）。

$$\alpha = 0.112 \times \left(\frac{age}{73.5}\right)^{-2.17} \times \left(\frac{ADAS_{baseline}}{24.5} \times \frac{70 - ADAS_{baseline}}{45.5}\right)^{1.53}$$

（式 15 - 26）

平均年龄为 73.5 岁, ADAS-cog 基线分值为 24.5 分的阿尔茨海默病患者, 其 ADAS-cog11 相对于基线的变化速度为每周增加 0.112 分, 即每年相对于基线增加 5.82 分。最终模型参数估算值见表 15 - 2。

表 15 - 2　最终模型参数表

参数	估算值 [$RSE(\%)$]	NONMEN 95% CI	自举法中位数	自举法 2.5~97.5(%)
固定效应				
α(point/week)	0.112(6.5)	0.098 ~ 0.126	0.114	0.102 ~ 0.139
β(point)	−1.87(26.4)	−2.84 ~ −0.902	−2.03	−4.28 ~ −1.27
ET_{50}(week)	7.99(50.4)	0.091 ~ 15.9	8.91	3.22 ~ 25.4
协变量				
$\theta_{baseline\ ADAS-cog\ score}$	1.53(34.8)	0.487 ~ 2.57	1.46	0.581 ~ 2.96
$\theta_{baseline\ age}$	−2.17(29.1)	−3.41 ~ −0.931	−1.95	−3.73 ~ −0.625
随机效应				
η_1 for α(%)	14.8(43.0)	2.33 ~ 27.3	15.5	2.9 ~ 27.3
η_2 for β(%)	72.5(15.2)	50.9 ~ 94.1	74.4	53.3 ~ 106.6
correlation between α and β	−0.717	—	—	—
残差变异				
$\sigma_{addition}$(point)	5.64(6.8)	4.89 ~ 6.39	5.54	4.83 ~ 6.26

ADAS-cog11 基线分值, 年龄和 α 群体值之间的关系见图 15 - 8。

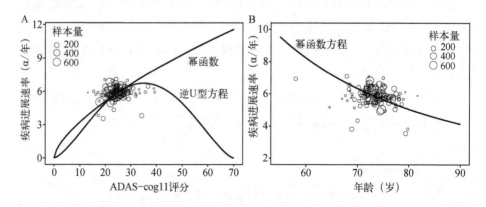

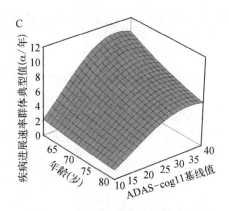

图 15 - 8　协变量与模型参数相关性图

　　A. 疾病进展速度 α 的个体估算值与 ADAS-cog11 基线得分之间的关系；两条实线分别表示逆 U 型方程和幂函数方程两种协变量的引入形式。B. 疾病进展速度 α 的个体估算值与年龄之间的关系，实线为幂函数形式的拟合线。A 图和 B 图中，每个黑色圆圈代表一个独立研究，且大小与该研究的样本量相关。C. 年龄、ADAS-cog11 基线得分和 α 群体预测值之间的曲面关系图

　　最终模型的 NONMEM 控制文件如下：

```
$PROBLEM ALZHEIMER DISEASE PROGRESSION MODEL
$INPUT ID TIME DV MDV age ADAS SS
$DATA AD_data.csv IGNORE=#
$PRED


  W        =1/SQRT(SS)              ;样本量校正系数
  TVAlpha  =THETA(1)*(ADAS/24.5)**THETA(4)*((70-ADAS)/45.5)*
*THETA(4)*(AGE/73.5)**THETA(5)      ;疾病进展速度典型值
  TVBeta   =THETA(2)                ;安慰剂最大效应群体典型值
  TVET50   =THETA(3)                ;达安慰剂效应50%所需时间群体典型值


  Alpha    =TVAlpha*(1+ETA(1))      ;疾病进展速度个体试验值
  Beta     =TVBeta*(1+ETA(2))       ;安慰剂最大效应个体试验值
  ET50     =TVET50*EXP(ETA(3))      ;达安慰剂效应50%所需时间个体试验值


  DP       =Alpha*TIME              ;疾病进展模型
  EPLACEBO =Beta*TIME/(ET50+TIME)   ;安慰剂效应模型


  F        =DP+EPLACEBO
  IPRED    =F
```

```
    Y          =F+W*EPS(1)                    ;残差经样本量校正

$THETA
    (0,0.115,1)                               ;疾病进展速度典型值的初值
    (-10,-1.98,0)                             ;安慰剂最大效应的初值
    (0,8.81,104)                              ;达安慰剂效应50%所需时间的初值
    (0,2.18,6)                                ;ADAS影响的初值
    (-6,-1,0)                                 ;年龄影响的初值

$OMEGA BLOCK(2)
    0.0301
    -0.0539 0.552                             ;设置ETA(1)和ETA(2)相关
$OMEGA
    0 FIX                                     ;ETA(3)估算值接近0,故固定为0

$SIGMA
    31.5                                      ;EPS(1)初值

$ESTIMATION SIG=3,METHOD=1,INTERACTION,MAXEVAL=99999999,PRINT=1
NOTBT NOOBT NOSBT
$COVARIANCE
$TABLE ID age ADAS SS TIME DV MDV ETA1 ETA2 Alpha ET50 Beta RES CWRES
IPRED PRED
    ONEHEADER NOPRINT FILE=SDTAB1.FIT
```

四、模型评价

最终模型的拟合优度良好,模型诊断图见图15-9。结果显示,观测值与模型群体预测值、个体预测值的相关性较高,数据点均匀分布在标准线两侧,没有发现明显的偏差。条件加权残差的绝对数值小于6,且与群体预测值、观测时间之间没有明显的趋势性变化。

最终模型VPC见图15-10,结果显示观测值的中位数、2.5%、97.5%分位数基本落在模型预测的各分位数的95%CI中,表明最终模型能够准确地重现原始数据的中心趋势和变异程度。

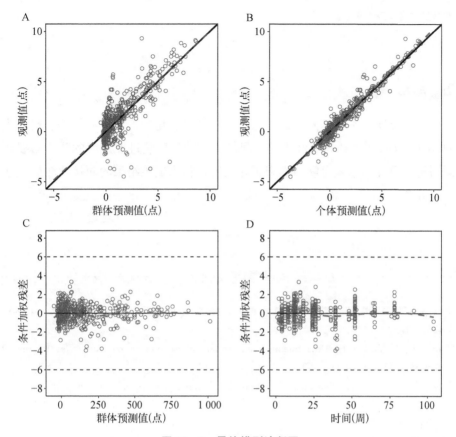

图 15 - 9　最终模型诊断图

A. 群体预测值 *vs* 观测值；B. 个体预测值 *vs* 观测值；C. 条件加权残差 *vs* 群体预测值；D. 条件加权残差 *vs* 时间。A 图和 B 图中实线和虚线分别代表标准线和线性回归的拟合线，C 图和 D 图中实线和虚线分别表示 *y* = 0 时的水平线和 LOESS 局部加权回归的拟合线

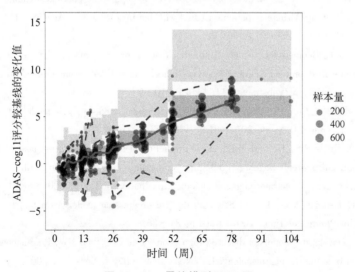

图 15 - 10　最终模型 VPC 图

图中黑色圆点表示安慰剂反应的观测数值，圆点大小反映该研究人群的样本量。阴影区域表示模型预测的 2.5%、中位数及 97.5%的 95% *CI*。实线表示观测数据的中位数值，虚线表示观测数据的 2.5%和 97.5%分位数

五、总结

本研究建立了阿尔茨海默病患者认知功能退化的疾病进展模型。研究表明,ADAS-cog11基线得分和年龄是阿尔茨海默病疾病进展速度的两个重要预测因子。设计阿尔茨海默病临床研究及进行临床试验结果的间接比较时应予以充分考虑。

(王鲲,李禄金)

第十五章
代码示例

参考文献

李云飞,王鲲,杨娟,等. 疾病进程模型的研究进展. 中国新药与临床杂志,2012,31(8): 425-431.

Chan P L, Holford N H. Drug treatment effects on disease progression. Annu Rev Pharmacol Toxicol, 2001, 41: 625-659.

Friberg L E, Freijs A, Sanstrom M, et al. Semiphysiological model for the time course of leukocytes after varying schedules of 5-fluorouracil in rats. J Pharmacol Exp Ther, 2000, 295 (2): 734-740.

Holford N H, Chan P L, Nutt J G, et al. Disease progression and pharmacodynamics in Parkinson disease — evidence for functional protection with levodopa and other treatments. J Pharmacokinet Pharmacodyn, 2006, 33(3): 281-311.

Holford N H, Peace K E. Methodologic aspects of a population pharmacodynamic model for cognitive effects in Alzheimer patients treated with tacrine. Proc Natl Acad Sci U S A, 1992, 89(23): 11466-11470.

Holford N, Li J, Benincosa L, et al. Population disease progress models for the time course of HAMD score in depressed patients receiving placebo in antidepressant clinical trials. http:// www.page-meeting.org/?abstract=311. [2021-10-7].

Ito K, Ahadieh S, Corrigan B, et al. Disease progression meta-analysis model in Alzheimer's disease. Alzheimers Dement, 2010, 6(1): 39-53.

Kimko H C, Reele S S, Holford N H, et al. Prediction of the outcome of a phase 3 clinical trial of an antischizophrenic agent (quetiapine fumarate) by simulation with a population pharmacokinetic and pharmacodynamic model. Clin Pharmacol Ther, 2000, 68(5): 568-577.

Mould D R, Denman N G, Duffull S. Using disease progression models as a tool to detect drug effect. Clin Pharmacol Ther, 2007, 82(1): 81-86.

Mould D R. Developing models of disease progression//Ene I E, Paul J W. Pharmacometrics: the science of quantitative pharmacology. Hoboken: John Wiley & Sons Inc, 2007.

Pillai G, Gieschke R, Goggin T, et al. A semimechanistic and mechanistic population PK-PD model for biomarker response to ibandronate, a new bisphosphonate for the treatment of osteoporosis. Br J Clin Pharmacol, 2004, 58(6): 618 - 631.

Pors Nielsen S, Barenholdt O, Hermansen F, et al. Magnitude and pattern of skeletal response to long term continuous and cyclic sequential oestrogen/progestin treatment. Br J Obstet Gynaecol, 1994, 101(4): 319 - 324.

Wang Y, Sung C. Elucidation of relationship between tumor size and survival in non-small-cell lung cancer patients can aid early decision making in clinical drug development. Cli Pharmacol Ther, 2009, 86(2): 167 - 174.

Yano Y, Oguma T, Nagata H, et al. Application of logistic growth model to pharmacodynamic analysis of in vitro bactericidal kinetics. J Pharm Sci, 1998, 87(10): 1177 - 1183.

Zhi J, Nightingale C H, Quintiliani R. A pharmacodynamic model for the activity of antibiotics against microorganisms under nonsaturable conditions. J Pharm Sci, 1986, 75(11): 1063 - 1067.

Zhang N, Zheng X, Liu H, et al. Testing whether the progression of Alzheimer's disease change with the year of publication, additional design and geographical area: a modeling analysis of literature aggregate data. Alz Res Therapy, 2020, 12(1): 64 - 76.

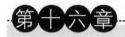

病毒动力学模型

第一节 概　　述

　　病毒是一种没有细胞结构的微小生命体。其结构简单,由蛋白质外壳和内部的遗传物质组成。病毒能利用宿主细胞的核苷酸和氨基酸等营养物质,复制自身的 DNA 或 RNA、蛋白质等生命组成物质。病毒须在活的宿主细胞中才能得以复制繁殖,复制后的病毒裂解宿主细胞,并从宿主细胞释放,感染新的宿主细胞。

　　常见的病毒有流感病毒、人类免疫缺陷病毒(human immunodeficiency virus, HIV)、乙型肝炎病毒(hepatitis B virus, HBV)和丙型肝炎病毒(hepatitis C virus, HCV)等。由于病毒具有复杂的感染机制、自我复制和变异能力,不易彻底根除,严重影响人类的生命健康和生存质量。因此,掌握病毒产生、复制和清除的机制是开发抗病毒药物的关键。

　　作为深入理解病毒产生、复制和清除的重要工具,数学建模目前已广泛应用于抗病毒药物的研发。通过构建病毒动力学数学模型,可以估算病毒产生、复制和清除过程中的病毒动力学参数的大小和变异,考察药物对病毒生命周期的影响,探索抗病毒治疗的潜在靶点,理解药物作用的机制,预测抗病毒药物临床治疗结局,优化治疗方案。

　　本章将循序渐进地介绍病毒动力学基本模型、药物干预的病毒动力学模型、靶细胞病毒动力学模型、机体对病毒产生免疫作用的免疫模型、病毒耐药性突变的动力学模型、联合用药模型等。此外,本章将通过实例介绍病毒动力学模型在抗病毒药物研发中的应用,使读者能掌握常见病毒动力学模型的基本原理和实现方法。

第二节　常用的病毒动力学模型

一、基本模型

1996 年,Nowark 等提出了病毒动力学的基本模型。该模型可描述病毒在患者体内的生成、复制、死亡和感染靶细胞等动力学特征,广泛应用于 HIV、HBV 和 HCV 等研究。模型结构如图 16-1 所示,由未被感染的靶细胞、感染的靶细胞和病毒 3 个部分构成。

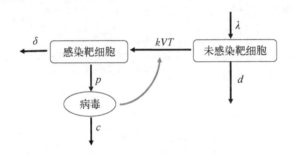

图 16-1　病毒动力学基本模型结构

T: 未被感染的细胞数量

三者之间的关系如(式 16-1)~(式 16-3)所示:

$$\frac{\mathrm{d}T}{\mathrm{d}t} = \lambda - dT - kVT \qquad (式 16-1)$$

$$\frac{\mathrm{d}I}{\mathrm{d}t} = kVT - \delta I \qquad (式 16-2)$$

$$\frac{\mathrm{d}V}{\mathrm{d}t} = pI - cV = N\delta I - cV \qquad (式 16-3)$$

式中,T 表示未被感染的靶细胞(target cell)数量,I 为感染的靶细胞(infected target cell)的数量;V 为病毒(virus)的数量。

未被感染的靶细胞的零级生成速率常数为 λ;未被感染与感染的靶细胞一级死亡速率分别为 dT 和 δ;靶细胞的二级感染速率常数为 k,其感染数量与病毒数量(V)及靶细胞数量(T)相关;感染的细胞以速率 p 释放病毒,病毒释放量与感染的靶细胞数量(I)相关。$p = N\delta$，N 为感染的单个靶细胞能产生的病毒总数;病毒的死亡速率常数为 c，死亡量与病毒数量(V)相关。

若 $pI > cV$，感染细胞释放病毒的量大于病毒死亡的量，体内病毒载量将增加;反之，若 $pI < cV$，则病毒载量将减少;若 $pI = cV$，病毒的产生与清除速率相等，即体内病毒载量将保持不变。此外，若靶细胞的产生与死亡速率也相同，则整个机体系统将保持一个稳态。

病毒感染患者从最初感染到病毒载量的爆发是一个逐步进展的过程。在没有外界干预的情况下，病毒载量的增加和免疫系统的破坏是一个缓慢的进程。因此，可以假设在短时间内系统处于一个稳态，即病毒的产生速度等于死亡的速度，靶细胞的产生和死亡速度也相等。即(式 16-1)~(式 16-3)中等式左边项全部为 0。经转换，可得(式 16-4)~(式 16-6)。

$$N = \frac{cV_0}{I_0\delta} \qquad\qquad (\text{式 } 16-4)$$

$$k = \frac{\delta I_0}{V_0 T_0} \qquad\qquad (\text{式 } 16-5)$$

$$\lambda = \mathrm{d}T_0 + \delta I_0 \qquad\qquad (\text{式 } 16-6)$$

(式 16-4)~(式 16-6)中，T_0、I_0、V_0 分别为初始靶细胞数量、感染的靶细胞数量和病毒载量。在此基础上，进一步发展了靶细胞限制模型(target-cell-limited model)和免疫控制模型(immune control model)。靶细胞限制模型为病毒的感染受到可感染靶细胞数量的限制。病毒是以靶细胞为猎物的捕食者。而免疫控制模型中病毒的感染受到抗病毒细胞免疫反应的限制，病毒是由免疫反应控制的猎物。这两类模型均属于"捕食者-猎物"类型，用于解释疾病的进展，具体内容可参考 Rob 等发表的文献。

二、药物干预的病毒动力学模型

病毒的生命过程大致分为以下几步:

(1) 吸附:病毒吸附宿主靶细胞并与靶细胞融合。

(2) 注入:病毒 RNA 注入宿主细胞。

(3) 合成:宿主细胞中，病毒 RNA 逆转录为病毒 DNA、整合入宿主细胞 DNA。

（4）装配：利用宿主细胞转录为病毒 mRNA，mRNA 翻译为病毒蛋白，形成新病毒。

（5）释放：从宿主细胞中释放。

抗病毒药物按其作用于病毒生命周期的不同阶段，可分为吸附抑制剂、注入抑制剂、逆转录酶抑制剂、蛋白酶抑制剂和整合酶抑制剂等几类。药物干预病毒动力学的基本模型结构如图 16-2 所示。

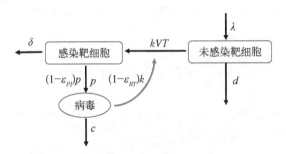

图 16-2　药物干预的病毒动力学模型结构

根据不同的药理作用机制，对病毒动力学基本模型作相应优化，构建药物干预的病毒动力学模型。以下将详细介绍 3 类最常见的药物干预的病毒动力学模型：逆转录酶抑制剂干预的病毒动力学模型、蛋白酶抑制剂干预的病毒动力学模型和联合用药的病毒动力学模型。这 3 类模型被广泛应用于抗 HIV 及肝炎病毒等药物研发领域。

（一）逆转录酶抑制剂干预的病毒动力学模型

病毒进入宿主靶细胞后，病毒 RNA 可在逆转录酶的作用下，逆转录为病毒 DNA，进而整合入宿主 DNA。逆转录酶抑制剂（reverse transcriptase inhibitor）通过抑制逆转录酶的活性，阻止病毒 DNA 的合成，将病毒的复制抑制于病毒生命周期的早期阶段。在病毒动力学模型中，设定抑制病毒感染健康细胞的药物效应为 ε_{RT}，则病毒动力学基本模型（式 16-1）和（式 16-2）转变为（式 16-7~式 16-8）。

$$\frac{\mathrm{d}T}{\mathrm{d}t} = \lambda - dT - (1 - \varepsilon_{RT})kVT \qquad （式 16-7）$$

$$\frac{\mathrm{d}I}{\mathrm{d}t} = (1 - \varepsilon_{RT})kVT - \delta I \qquad （式 16-8）$$

式中,ε_{RT} 为逆转录酶抑制剂的药物效应,ε_{RT} 越大,健康靶细胞被病毒感染的速率越小,能够释放病毒的感染靶细胞越少;若 $\varepsilon_{RT} = 1$ 则意味着游离病毒无法感染健康的靶细胞,即完全阻断病毒的复制周期。

(二)蛋白酶抑制剂干预的病毒动力学模型

蛋白酶抑制剂(protease inhibitor)作用于病毒复制周期的晚期阶段,可阻止感染后的细胞释放新的病毒,即把病毒动力学基本模型(式16-3)转换为(式16-9)。

$$\frac{\mathrm{d}V}{\mathrm{d}t} = (1 - \varepsilon_{PI}) \cdot pI - cV \qquad (式16-9)$$

式中,ε_{PI} 为蛋白酶抑制剂的药物效应,ε_{PI} 越大,感染的细胞释放新病毒的速率越小;$\varepsilon_{PI} = 1$,即表示病毒的释放被完全抑制。

若靶细胞数量在治疗前后一致,且所有参数保持不变,则 V 可表征为(式16-10)。

$$V = \begin{cases} V_0, & t \leqslant t_0 \\ V_0 \left[A\mathrm{e}^{-\lambda_1(t-t_0)} + (1-A)\mathrm{e}^{-\lambda_2(t-t_0)} \right], & t > t_0 \end{cases} \qquad (式16-10)$$

式中,λ_1 为抑制感染细胞释放病毒所致的病毒载量下降速率,λ_2 为阻断病毒感染靶细胞而使病毒载量下降的速率,A 为活性感染细胞计数。

在抗病毒临床治疗中常采用联合用药的治疗方案,如蛋白酶抑制剂洛匹那韦/利他那韦(LPV/r)联合用于治疗 HIV 感染患者,或治疗合并 HBV 或 HCV 感染的 HIV 感染患者。由于蛋白酶抑制剂可引起非感染性病毒颗粒的产生。因此,病毒总量(V)是感染性病毒的量(V_I)与非感染性病毒的量(V_{NI})之和(式16-11)。

$$V = V_I + V_{NI} \qquad (式16-11)$$

为了进一步分析蛋白酶抑制的影响,对(式16-9)进行补充,见(式16-12)~(式16-15)。

$$\frac{\mathrm{d}T}{\mathrm{d}t} = \lambda - \mathrm{d}T - (1 - \varepsilon_{RT}) \cdot k V_I T \qquad (式16-12)$$

$$\frac{\mathrm{d}I}{\mathrm{d}t} = (1 - \varepsilon_{RT}) \cdot k V_I T - \delta I \qquad (式16-13)$$

$$\frac{\mathrm{d}V_I}{\mathrm{d}t} = (1 - \varepsilon_{PI}) \cdot pI - cV_I \qquad (式 16 - 14)$$

$$\frac{\mathrm{d}V_{NI}}{\mathrm{d}t} = \varepsilon_{PI}pI - cV_{NI} \qquad (式 16 - 15)$$

式中,ε_{RT}和 ε_{PI} 分别是逆转录酶抑制剂和蛋白酶抑制剂的药物效应($\varepsilon = 1$ 的药物是一个完美的药物)。具体案例可参考 Arafa 等发表的研究报道。

(三)联合用药

抗病毒治疗中,常采用多种药物联用,以达到更好的临床疗效。两种药物可作用于相同或不同的靶点。如果作用于不同的靶点,则可通过前述的方法联用实现。如果作用于相同靶点,则需要对药物联用产生的效应进行合理的模型假设。一般而言,两药联用的总体抑制率不是简单叠加,常用方法如下:

1. Bliss 模型

Bliss 模型(Biss model)的公式如(式 16 - 16):

$$\varepsilon = 1 - (1 - \varepsilon_1) \cdot (1 - \varepsilon_2) \qquad (式 16 - 16)$$

式中,ε_1 和 ε_2 分别代表两种药物单独使用的病毒抑制率,如果单用药物 1 和药物 2 抑制率均为 70%,Bliss 模型计算获得的两药联用的总体抑制率为 91%。

2. Loewe 加合模型

Loewe 加合模型(Loewe additive model)的公式如(式 16 - 17):

$$\varepsilon = \frac{\dfrac{\varepsilon_1}{1 - \varepsilon_1} + \dfrac{\varepsilon_2}{1 - \varepsilon_2}}{1 + \dfrac{\varepsilon_1}{1 - \varepsilon_1} + \dfrac{\varepsilon_2}{1 - \varepsilon_2}} \qquad (式 16 - 17)$$

如果单用药物 1 和药物 2 抑制率均为 70%,则 Loewe 加合模型的结果为 82%,低于 Bliss 模型的结果。

药物联用除了存在协同效应,也存在拮抗效应,在 Loewe 加合模型的基础上稍加改变即可实现,表现形式如(式 16 - 18):

$$\varepsilon = \frac{\dfrac{\varepsilon_1}{1 - \varepsilon_1} + \dfrac{\varepsilon_2}{1 - \varepsilon_2}}{\alpha + \dfrac{\varepsilon_1}{1 - \varepsilon_1} + \dfrac{\varepsilon_2}{1 - \varepsilon_2}} \qquad (式 16 - 18)$$

式中，α 称为合并指数，α 值为 1 表示两药联用体现为相加作用，若 α 值<1 或>1 则分别表示协同效应或拮抗效应。

三、靶细胞的病毒动力学模型

（一）模型结构

静息状态是人体免疫系统的一个独有特征。此状态下的 T 细胞代谢速率低、转录水平低、数量少且生存期长。由于静息状态下的 T 细胞能够在较长时间内保持非分裂状态，当 HIV 进入静息状态的 CD4$^+$T 细胞时，HIV 的 RNA 无法完全逆转录为病毒 DNA。在病毒基因整合到淋巴细胞基因之前，一部分静息状态的细胞能转变为活跃状态的病毒感染细胞。随着机体状态和靶细胞数量的变化，其病毒动力学过程也会随之产生变化。靶细胞模型（target cell model）可描述上述动力学过程，详见（式 16-19）~（式 16-21）和图 16-3。

$$\frac{\mathrm{d}T}{\mathrm{d}t} = \lambda - dT - kVT + bI \qquad （式 16-19）$$

$$\frac{\mathrm{d}I}{\mathrm{d}t} = kVT - (b + \delta)I \qquad （式 16-20）$$

$$\frac{\mathrm{d}V}{\mathrm{d}t} = pI - cV \qquad （式 16-21）$$

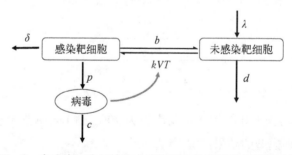

图 16-3　含感染细胞反转为未感染细胞的病毒动力学模型结构

（式 16-19）~（式 16-21）中变量 T、I、V 和参数 λ、d、k、δ、p、c 的意义与病毒动力学基本模型相同。其中，参数 b 为感染细胞反转为未感染细胞速率。

例如，HIV 主要攻击的靶细胞为人体免疫 CD4$^+$T 细胞，体内 CD4$^+$T 细胞数较多者更易被病毒感染。HIV 感染的速率与病毒（V）和靶细胞（T）计数呈线性关系。而在整个病毒生成与感染 CD4$^+$T 细胞的过程中，由于病毒与靶细胞数目随时间发生变化,故实际 HIV 感染的速率与病毒(V)和靶细胞(T)计数呈非线性关系。

病毒的感染速率 k 与病毒载量 V 成正比,且受 CD4$^+$T 细胞数量限制。随着病毒复制的增加,感染速率将接近饱和状态。因此,可用饱和的感染速率 $kVT/(T+V)$ 取代 kVT。此外,病毒复制还取决于 CD4$^+$T 细胞数量。因此,HIV 的实际感染率在整个病毒生存期和 CD4$^+$T 细胞生命周期中呈非线性关系,公式如下:

$$\frac{\mathrm{d}T}{\mathrm{d}t} = \lambda - \mathrm{d}T - \frac{kVT}{V+T} + bI \qquad (式16-22)$$

$$\frac{\mathrm{d}I}{\mathrm{d}t} = \frac{kVT}{V+T} - (b+\delta)I \qquad (式16-23)$$

$$\frac{\mathrm{d}V}{\mathrm{d}t} = pI - cV \qquad (式16-24)$$

（二）丙型肝炎病毒

丙型肝炎病毒(HCV)感染患者的靶细胞为肝细胞。HCV 在肝细胞内通过复制,引起肝细胞结构和功能改变或干扰肝细胞蛋白质合成,造成肝细胞变性坏死,直接损害肝脏。有研究者发现,丙型肝炎与乙型肝炎一样,其组织浸润细胞以 CD3$^+$T 细胞为主,细胞毒性 T 细胞特异攻击 HCV 感染的靶细胞,而产生免疫反应。肝炎病毒进入机体后,肝细胞分为感染的与未感染的两类。Dahari 等研究干扰素-α 与利巴韦林(ribavirin, RBV)联用治疗 HCV 患者时发现,病毒载量下降率与药物效应不成比例。随着药物效应的增大,感染细胞死亡率将急剧增大,可用以下公式表示。

$$\frac{\mathrm{d}T}{\mathrm{d}t} = \lambda + r_\mathrm{T}\left(1 - \frac{T+I}{T_{\max}}\right) - \mathrm{d}T - (1-\varepsilon_{RT})\cdot kVT \qquad (式16-25)$$

$$\frac{\mathrm{d}I}{\mathrm{d}t} = (1-\varepsilon_{RT})kVT + r_\mathrm{I}I\left(1 - \frac{T+I}{T_{\max}}\right) - \delta I \qquad (式16-26)$$

$$\frac{\mathrm{d}V}{\mathrm{d}t} = p(1-\varepsilon_{PI})I - cV \qquad (式16-27)$$

式中,r 为肝细胞感染速率,其中 r_T 和 r_I 分别为未感染和感染的肝细胞的繁殖速率,下标 T 为未感染的肝细胞,I 为感染的肝细胞。随着病毒的产生,r_T 随着未感染细胞的减少而逐渐减小;r_I 也随着病毒的增多而逐渐增大。T_{max} 为靶细胞数量的最大极限值。

（三）人类免疫缺陷病毒

人类免疫缺陷病毒(HIV)动力学模型是近年来的研究热点之一。T 细胞是靶细胞,体内病毒主要由 CD4$^+$ T 细胞免疫清除。在 T 细胞免疫应答中,靶细胞类型分为 5 种:靶细胞 CD4$^+$ T 细胞(T cell, T)、活性感染细胞(actively infected cell, A)、潜伏感染细胞(latently infected cell, L)、长半衰期的持续性感染细胞(persistent cell, P)及缺陷型感染细胞(defectively infected cell, D)。

既往研究采用免疫细胞分类模型,定量分析 HIV 在不同细胞中的动力学过程。有研究表明:仅在活性感染细胞中,才能发生持续 HIV 感染。由于持续性感染细胞和缺陷型感染细胞对病毒载量的影响很小,可不纳入病毒载量的计算。故仅含活性感染细胞(A)和潜伏感染细胞(L)的模型更常见,模型结构见图 16-4。

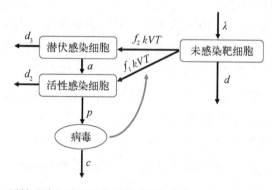

图 16-4　活性感染细胞(A)和潜伏感染细胞(L)的病毒动力学模型结构

数学表达式如下:

$$\frac{dT}{dt} = \lambda - d_1 T - kVT \qquad (式16-28)$$

$$\frac{dA}{dt} = f_1 kVT - d_2 A + aL \qquad (式16-29)$$

$$\frac{dL}{dt} = f_2 kVT - d_3 L - aL \qquad (式16-30)$$

$$\frac{\mathrm{d}V}{\mathrm{d}t} = pA - cV \qquad (式 16-31)$$

模型中(图 16-4,式 16-28~式 16-31),f_1 表示健康靶细胞转变成活性感染细胞部分,f_2 表示健康靶细胞转变长期生存的潜伏感染细胞部分($f_2 = 1-f_1$),d_1 表示健康靶细胞的死亡速率,d_2 表示活性感染细胞的死亡速率,a 表示潜伏细胞活化为活性感染细胞的速率常数,A 表示活性感染细胞计数。

靶细胞模型已成功应用于抗病毒新药的研发。例如,Maria C. Rosario 等构建了靶细胞模型,模拟了马拉维罗(maraviroc,MRV)抗病毒药物的临床试验,成功预测了不同剂量下的抗病毒疗效,为下一步的临床试验决策提供了支持。又如,Jing Fang 等基于 GSK1349572 及替诺福韦(tenofovir,TNV)的体外 EC_{50} 试验数据,采用了靶细胞病毒动力学模型,外推 MRV 治疗的剂量-反应关系,并在多个药物的研究中得到了验证。

四、免疫模型

随着病毒的入侵,机体在病毒感染过程中会产生体液免疫和细胞免疫反应,其中细胞免疫作用于感染的靶细胞,体液免疫作用于生成的病毒。

细胞毒性 T 细胞可攻击病毒感染的细胞,在抗病毒保护过程中发挥了重要的作用。免疫模型(immune model)可用于考察免疫反应中个体变异对病毒载量的影响,分析病毒复制与细胞毒性 T 细胞间的关系,同时也可用于抗体或细胞因子介导的免疫反应的研究。通过免疫模型对病毒载量和个体间差异的定量分析,可促进对病毒的发病机制和免疫控制深入了解。细胞免疫模型公式如下:

$$\frac{\mathrm{d}T}{\mathrm{d}t} = \lambda - dT - kVT \qquad (式 16-32)$$

$$\frac{\mathrm{d}I}{\mathrm{d}t} = kVT - \delta I - P_I IE \qquad (式 16-33)$$

$$\frac{\mathrm{d}V}{\mathrm{d}t} = pI - cV \qquad (式 16-34)$$

$$\frac{\mathrm{d}E}{\mathrm{d}t} = P_E I - P_3 E \qquad (式 16-35)$$

上述公式中变量 T、I、V 和参数 λ、d、k、δ、p、c 与基本模型公式(式 16-1)~

（式 16－3）的意义相同。（式 16－33）中，P_IIE 为因细胞免疫应答而引起的病毒感染细胞死亡速率；（式 16－35）中参数 E 表示细胞毒性 T 细胞的数量，以 P_EI 的速率产生，以 P_3E 速率清除。

病毒进入血液后，B 细胞被激活并分泌抗体，发挥清除病毒的免疫作用。该体液免疫模型可用于病毒病原体的免疫反应研究，描述病毒－免疫系统的动态变化，模型公式如下：

$$\frac{\mathrm{d}V}{\mathrm{d}t} = pI - cV - P_VVE \qquad\qquad (式 16－36)$$

式中，P_VE 表示因体液免疫应答而引起的病毒死亡速率，其他参数意义参见细胞免疫模型。

五、病毒耐药性突变动力学模型

病毒在抗病毒药物治疗中易突变，产生耐药性，导致药物疗效降低，是临床治疗和抗病毒新药研发所面临的重要问题。为研究病毒的突变速率及对靶细胞的感染，提出了耐药性突变模型（drug resistance mutation model）（图 16－5）。该模型将病毒感染细胞和感染细胞所释放的病毒分为两部分：一部分为一般性病毒及其感染细胞，另一部分为突变的耐药性病毒及其感染细胞。

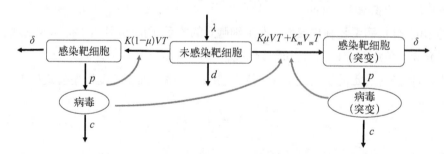

图 16－5　含突变病毒的病毒动力学模型结构示意图

模型公式如下所示：

$$\frac{\mathrm{d}T}{\mathrm{d}t} = \lambda - dT - kVT - k_m V_m T \qquad\qquad (式 16－37)$$

$$\frac{\mathrm{d}I}{\mathrm{d}t} = k(1 - \mu)VT - \delta I \qquad\qquad (式 16－38)$$

$$\frac{\mathrm{d}V}{\mathrm{d}t} = pI - cV \qquad (式16-39)$$

$$\frac{\mathrm{d}I_m}{\mathrm{d}t} = k\mu VT + k_m V_m T - \delta I_m \qquad (式16-40)$$

$$\frac{\mathrm{d}V_m}{\mathrm{d}t} = p_m I_m - cV_m \qquad (式16-41)$$

(式16-34)~(式16-38)中,V 和 V_m 分别为对药物敏感的一般性病毒和耐药性病毒,I 和 I_m 分别为被这两类病毒感染的靶细胞;k 和 k_m 分别为靶细胞被一般性病毒和耐药性病毒感染的速率常数;δ 为感染靶细胞的死亡速率常数;c 为病毒的清除速率常数;p 和 p_m 分别为一般病毒和耐药性病毒感染细胞在生命周期中释放的总病毒颗粒数;μ 为一般病毒和耐药性病毒之间的变异率。

六、模型参数的估算

为表示血药浓度与病毒载量的联动变化,常常需要采用药动学-药效学模型描述。在此过程中,常涉及较多的数学方程和模型参数,存在模型无法辨识、参数估计困难等问题。例如,通常靶细胞计数是感染的靶细胞和未感染的靶细胞之和(即 $T+I$)。由于试验设计或检测方法的限制,难以获取相关数据、准确估计靶细胞相关参数。因此,须对模型进行简化。常用的方法包括:

(1)根据实际情况,移除次要因素并简化模型。例如,当观测时间短时,靶细胞计数的变化可忽略不计,可以仅考虑病毒载量的变化。即在标准的模型(式16-1)~(式16-3)中,只需要考虑(式16-3)。

(2)依据平衡态或初始状态,进行模型简化。平衡态可采用(式16-4)~(式16-6)简化。初始状态则可根据实际情况分析。例如,由于病毒感染过程复杂,常难以获知感染的真正起始时间,也难以获取观测起始时刻的参数值。但一般给药前筛选期和给药基线期均有测量值,可据此估算病毒的复制速率与死亡速率的差值。

(3)根据文献固定参数:如感染或未感染靶细胞的生成速率或死亡速率。

(4)药动学-药效学分阶段建模:先估算药动学参数,然后再估计药效学参数。最后,再将药动学-药效学模型相链接后,一步完整估算药动学-药效学参数。

病毒感染人体是一个复杂的过程。一般可从常用的基础模型、药物干预模型、免疫模型和突变模型等入手，探讨耐药性突变的条件和机体的免疫反应、构建抗病毒药物在患者中的量效关系，逐步完善和建立抗病毒模型。

第三节　案　例

本节以 Kamal 等建立的甲型流感的病毒动力学模型为例，描述服用安慰剂和奥司他韦抗病毒药物后流感病毒在体内的动力学过程。

一、研究背景和目的

甲型流感病毒与 HIV、HBV 和 HCV 等不同，是一种自限性病毒，在人体内复制快速，持续时间短。成人感染甲型流感病毒后，病毒呈指数级增长，感染后 2~3 天达到峰值，随后呈指数级下降。

奥司他韦是一线口服抗病毒药物，可抑制受感染细胞释放新复制的流感病毒所需的神经酰胺酶的活性，从而抑制病毒的生成。奥司他韦的标准治疗方案为 75 mg，每天 2 次连续服用 5 天。世界卫生组织（World Health Organization，WHO）推荐高剂量方案（150 mg，每天 2 次）可用于治疗 H5N1 等高致病性流感。

病毒动力学模型可有效地描述流感患者流感病毒感染的进程。基于体外病毒特征参数与病毒动力学模型参数之间的关系，即可探索病毒载量随时间变化的动态过程，预测药物的体内抗病毒作用。

二、试验设计

试验数据来自 4 项临床研究的共 208 名 H1N1 流感病毒感染患者（表 16 - 1）。通过采集鼻腔标本，测定病毒滴度。病毒滴度为每毫升半数组织培养感染量（median tissue culture infective dose，$TCID_{50}$）的计数。试验共收集了 573 个标本，其中含奥司他韦治疗的 298 个。

表 16 - 1　研究简况

研究编号	研究类型	研究对象	采样方案
15616	试验性感染	安慰剂（$n=13$）；试验组（$n=56$），奥司他韦 20 mg、100 mg、200 mg 每天 2 次或 200 mg 每天 1 次	感染后第 1、2 天采样 2 次，第 3、4、5、6、7、8 天各采样 1 次

研究编号	研究类型	研 究 对 象	采 样 方 案
15615	试验性感染	安慰剂($n=6$)	感染后1~8天，每日采样1次
15670	自然感染	安慰剂($n=127$)	感染后第2、4、6、8天采样1次
99999	试验性感染	安慰剂($n=6$)	感染后1~8天，每日采样1次

三、模型构建

（一）病毒动力学模型

本案例构建的甲型流感的病毒动力学模型结构如图16-6所示。

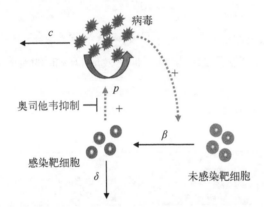

图16-6　奥司他韦抗流感病毒的动力学模型

甲型流感病毒（influenza A virus）感染靶细胞的模型是一种数量限制性模型，由以下微分方程（式16-42~式16-44）描述。

$$\frac{\mathrm{d}T}{\mathrm{d}t} = T_0 - \beta VT \qquad （式16-42）$$

$$\frac{\mathrm{d}I}{\mathrm{d}t} = \beta VT - \delta I \qquad （式16-43）$$

$$\frac{\mathrm{d}V}{\mathrm{d}t} = pI - cV \qquad （式16-44）$$

式中，T、I和V分别表示未被感染的靶细胞数量、感染的靶细胞数量和病毒滴度。靶细胞的感染速率为常数β，感染速率同病毒数量及靶细胞数量相关。δ为感染的靶细胞死亡速率。感染的细胞以速率p释放病毒。病毒的死亡速率为c。

前期研究表明，鼻腔上皮细胞（甲型流感病毒的靶细胞）的再生周期长达1

个月,故在模型中忽略被感染的靶细胞的生成。靶细胞初始值 $T_0 = 4 \times 10^8$,由上呼吸道鼻内膜的上皮细胞面积计算获得。感染病毒初始数量 $V_0 = 10^{0.25}$ TCID$_{50}$/mL,为检测下限。

(二) 奥司他韦的抗病毒模型

PV15616 试验中包含奥司他韦的治疗数据,用于药物抗病毒模型参数的估算。奥司他韦通过与流感病毒表面的神经氨酸酶结合,抑制受感染细胞的病毒释放,对受感染细胞的释放病毒速率 p 的影响见(式 16-45)。

$$p = 10^{\theta - \frac{E_{max} \times Dose}{ED_{50} + Dose}} \qquad (式 16-45)$$

式中,θ 是 p 的固定效应参数,E_{max} 是受感染细胞产生病毒的最大抑制效应,ED_{50} 是产生受感染细胞病毒产生最大抑制效应 50% 时的有效剂量。$Dose$ 是单次给药剂量。

数据示例见表 16-2。

表 16-2 数 据 示 例

受试者编号 (CID)	研究编号 (STUD)	靶细胞 (AMT)	时间 (TIME)	病毒滴度 [log$_{10}$(TCID$_{50}$/mL)] (DV)	房室编号 (CMT)	记录数据 类型(EVID)
207	15615	1	0	.	1	1
207	15615	1	0	.	2	1
207	15615	1	0	.	3	1
207	15615	.	0.455	0	3	0
207	15615	.	1.455	0	3	0
207	15615	.	2.455	2.45	3	0
207	15615	.	3.455	1.5	3	0
207	15615	.	4.455	1.5	3	0
207	15615	.	5.455	0	3	0
210	15615	1	0	.	1	1
210	15615	.	0	.	2	1
210	15615	1	0	.	3	1
210	15615	.	0.455	0	3	0
210	15615	.	1.455	3.95	3	0

受试者编号 （CID）	研究编号 （STUD）	靶细胞 （AMT）	时间 （TIME）	病毒滴度 ［$\log_{10}(\mathrm{TCID}_{50}/\mathrm{mL})$］ （DV）	房室编号 （CMT）	记录数据 类型（EVID）
210	15615	.	2.455	2.2	3	0
210	15615	.	3.455	3.7	3	0
210	15615	.	4.455	3.2	3	0
210	15615	.	5.455	2.95	3	0
210	15615	.	6.455	1.7	3	0

注：CID 为受试者编号；STUD 为研究编号；TIME 为时间，0 表示被感染时刻；DV 是病毒滴度［$\log_{10}(\mathrm{TCID}_{50}/\mathrm{mL})$］；CMT 是房室编号，1 表示未感染的靶细胞室，2 表示感染细胞室，3 表示病毒室，4 表示奥司他韦室；EVID 为当前数据记录类型，1 表示给药事件，0 表示观测事件。当 CMT 为 1、2、3 时，AMT 项下分别表示靶细胞、感染细胞和病毒室的初始数值为 1。

p 的个体间变异采用指数模型，$E_{\max}$ 的个体间变异使用加法模型，残差变异采用加法模型。

NONMEM 的模型代码如下：

```
$PROBLEM Influenza Virus
$INPUT ID STUD AMT TIME DV CMT EVID DOSE
$DATA H1N1.csv   IGNORE＝C
$SUBROUTINES ADVAN9 TOL＝9
$MODEL
    COMP      =（TARGET）                        ;靶细胞室
    COMP      =（INFECTED）                      ;感染细胞室
    COMP      =（VIRUS）                         ;病毒室,单位 TCID50/mL
    COMP      =（DOSING）                        ;药物室,单位 mg

$PK
    AA4       = A（4）
    XXA       = 0
    IF（AA4.GT.0）XXA=1
    INH       = THETA（7）＊EXP（ETA（6））
    ID50      = THETA（8）
    INHT      = INH＊DOSE/（DOSE+ID50）＊XXA       ;奥司他韦抑制效应
    BETA      = 10＊＊THETA（1）＊EXP（ETA（1））      ;细胞感染速率
    PV        = 10＊＊（THETA（2）-INHT）＊EXP（ETA（2）） ;病毒释放速率
    CV        = THETA（3）＊EXP（ETA（3））           ;病毒清除速率常数
    DI        = THETA（4）＊EXP（ETA（4））           ;感染细胞清除速率常数
    V0        = THETA（5）＊EXP（ETA（5））           ;病毒初始数量
    T0        = THETA（6）＊10＊＊8                 ;靶细胞初始数量
```

```
    A_0(1)      = T0;设置 0 时刻第 1 室的初始数量为 T0
    A_0(3)      = V0;设置 0 时刻第 3 室的初始数量为 V0

$DES
    DADT(1)   = -BETA*A(1)*A(3)
    DADT(2)   = BETA*A(1)*A(3) - DI*A(2)
    DADT(3)   = PV*A(2) - CV*A(3)
    DADT(4)   = 0

$ERROR
    IPRE        = LOG10(F)
    Y           = IPRE+ERR(1)

$THETA
    (-8,-3.26,0)    ;1 log10 BETA ; ((TCID50/mL)*day)**-1
    (-8,-3.43,0)    ;2 log10 PV ; (TCID50/mL)/day
    (0,6.56)        ;3 CV ; day**-1
    (0,2.70)        ;4 DI ; day**-1
    1.77 FIXED      ;5 V0 ; TCID50/mL log10 TCID50 = 0.25
    4 FIXED         ;6 T0 ; *10^8
    1               ;7 Emax TX effect on pvL
    (0,10)          ;8 mg D50

$OMEGA
    0 FIXED         ;1_BETA
    0.5             ;2_PV
    0 FIXED         ;3_CV
    0 FIXED         ;4_DI
    0 FIXED         ;5_V0
    0.5             ;6_INH

$SIGMA 1.25
$EST MAXEVAL=9999 PRINT=5 METHOD=1 NOABORT MSFO=TX12.MSF SIGL=9
NSIG=3
$COV SIGL=10 TOL=10
$TABLE ID STUD TIME CMT EVID IPRE BETA PV CV DI V0 DOSE INHT AA4 NOPRINT
ONEHEADER FILE=TX12.FIT
```

病毒动力学最终模型的参数估算值见表 16 - 3。

表 16 - 3　最终模型的参数估算值

参　数	描　　述	单　　位	估算值	相对标准误
β	细胞感染速率	$/(\text{TCID}_{50}/\text{mL})\times\text{day}$	7.41×10^{-4}	4.3%
p	病毒释放速率	$/(\text{TCID}_{50}/\text{mL})\times\text{day}$	2.0×10^{-4}	5.6%
c	病毒清除速率常数	$/\text{day}$	3.25	27.3%
δ	感染细胞清除速率常数	$/\text{day}$	2.49(固定)	/
$E_{\max}$	药物在 p 上的最大抑制效应	$(\text{TCID}_{50}/\text{mL})/\text{day}$	2.36	32.7%
ED_{50}	产生 50%最大效应时的剂量	mg	20.8	77.9%
$\text{IIV}-p$	p 的个体间变异	$CV\%$	65.7	24.4%
$\text{IIV}-E$	$E_{\max}$ 的个体间变异	$CV\%$	45.8	89.5%
σ	加和型残差		1.15	8.5%

四、模型评价与应用

模型的个体预测值、群体预测值与观测值之间具有较好的相关性,条件权重残差较均匀地分布在参考线上下(图 16 - 7)。模型可较好地描述观测数据。

VPC(图 16 - 8)提示所建立的模型能较好地描述甲型流感病毒动力学过程和奥司他韦的治疗过程。

根据建立的模型,模拟不同奥司他韦给药剂量下的病毒动力学过程。如图 16 - 9 所示:随着剂量的增加,细胞感染速率 p 不断下降,给药 50 mg 以上时随着剂量的增加,p 的下降近平台期。

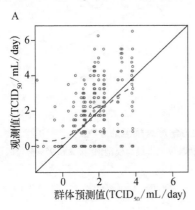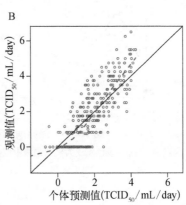

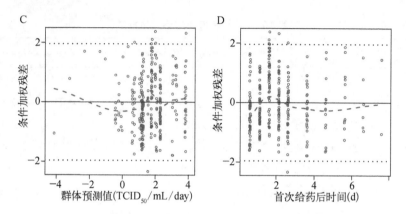

图 16-7 奥司他韦影响的流感病毒动力学最终模型拟合优度图

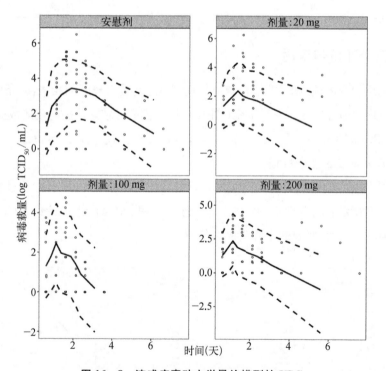

图 16-8 流感病毒动力学最终模型的 VPC

黑点为实测值,黑色实线为模型预测中位数线,黑色虚线为模型预测 5% 和 95% 分位线

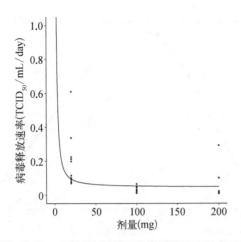

图 16-9　奥司他韦剂量-病毒感染速率的关系

　　图 16-10 展示了感染病毒 2 天时,未服用奥司他韦和连续服用奥司他韦的病毒滴度曲线。"完全抑制"指病毒释放被完全抑制时的场景。当服用剂量>75 mg,每日 1 次时,病毒释放几乎被完全抑制,且随着服药剂量的增多,抗病毒效果的增加不明显。

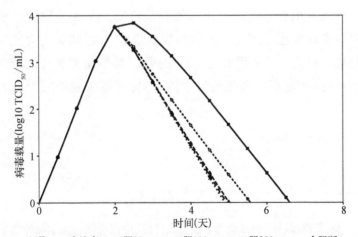

剂量:—■—未治疗 —●—口服20 mg —▲—口服100 mg —+—口服200 mg ·×·全阻断

图 16-10　奥司他韦 0～200 mg 的病毒滴度-时间曲线

　　此外,图 16-11 显示了不同的初始服药时间(0.5 天、1 天、2 天、3 天)下,给药奥司他韦 75 mg,每日 1 次对病毒动力学的影响。相比增大给药剂量,尽早服药可显著缩短疾病的治愈时间。

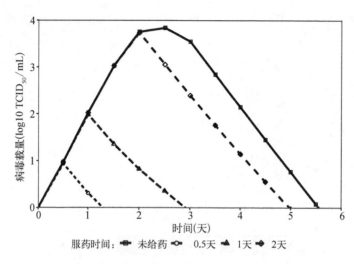

服药时间：■—未给药　○—0.5天　▲—1天　◆—2天

图 16 - 11　不同初始给药时间下口服 75 mg 奥司他韦病毒滴度-时间图

五、总结

　　本研究建立了一个描述奥司他韦对流感病毒进展影响的模型。模型估算了流感病毒细胞感染速率 β、病毒释放速率 p、病毒清除速率常数 c、奥司他韦对病毒释放速率产生的最大抑制效应和产生 50% 最大效应时的奥司他韦剂量。研究显示：增大奥司他韦剂量，对于加速患者的治愈没有明显的改善；而提前奥司他韦开始治疗的时间，可更有效地减少患者的治愈时间。

（王鲲，王琛瑀）

第十六章
代码示例

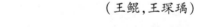
参考文献

李梦莹,徐凤艳,黄继汉,等. 病毒动力学模型及评价. 中国临床药理学与治疗学,2016,21（6）：653 - 660.

Arafa A, Rida S, Khalil M. Fractional modeling dynamics of HIV and CD4 + T-cells during primary infection. Nonlinear Biomed Phys, 2012, 6(1)：1.

Dahari H, Shudo E, Cotler S J, et al. Modelling hepatitis C virus kinetics：the relationship between the infected cell loss rate and the final slope of viral decay. Antivir Ther, 2009, 14（3）：459 - 464.

De Boer R J, Perelson A S. Target cell limited and immune control models of HIV infection: a comparison. J Theor Biol, 1998, 190(3): 201-214.

Fang J, Jadhav P R. From in vitro EC50 to in vivo dose-response for antiretrovirals using an HIV disease model. Part I: a framework. J Pharmacokinet Pharmacodyn, 2012, 39(4): 357-368.

Funk G A, Fischer M, Joos B, et al. Quantification of in vivo replicative capacity of HIV-1 in different compartments of infected cells. J Acquir Immune Defic Syndr, 2001, 26(5): 397-404.

Greco W R, Bravo G, Parsons J C. The search for synergy: a critical review from a response surface perspective. Pharmacol Rev, 1995, 47(2): 331-385.

Guedj J, Pang P S, Denning J, et al. Analysis of the hepatitis C viral kinetics during administration of two nucleotide analogues: sofosbuvir(GS-7977) and GS-0938. Antivir Ther, 2014, 19(2): 211-220.

Kamal M A, Gieschke R, Lemenuel-Diot A, et al. A drug-disease model describing the effect of oseltamivir neuraminidase inhibition on influenza virus progression. Antimicrob Agents Chemother, 2015, 59(9): 5388-5395.

Merluzzi V J, Hargrave K D, Labadia M, et al. Inhibition of HIV-1 replication by a nonnucleoside reverse transcriptase inhibitor. Science, 1990, 250(4986): 1411-1413.

Mittler J E, Sulzer B, Neumann A U, et al. Influence of delayed viral production on viral dynamics in HIV-1 infected patients. Math Biosci, 1998, 152(2): 143-163.

Murase A, Sasaki T, Kajiwara T. Stability analysis of pathogen-immune interaction dynamics. J Math Biol, 2005, 51(3): 247-267.

Murphy B R, Rennels M B, Douglas Jr R J, et al. Evaluation of influenza A/Hong Kong/123/77 (H1N1) *ts*-1A2 and cold-adapted recombinant viruses in seronegative adult volunteers. Infect Immun, 1980, 29(2): 348-355.

Nowak M A, Bangham C R. Population dynamics of immune responses to persistent viruses. Science, 1996, 272(5258): 74-79.

Nowak M A, Bonhoeffer S, Hill A M, et al. Viral dynamics in hepatitis B virus infection. Proc Natl Acad Sci U S A, 1996, 93(9): 4398-4402.

Nowak M A, Bonhoeffer S, Shaw G M, et al. Anti-viral drug treatment: dynamics of resistance in free virus and infected cell populations. J Theor Biol, 1997, 184(2): 203-217.

Perelson A S, Neumann A U, Markowitz M, et al. HIV-1 dynamics in vivo: virion clearance rate, infected cell life-span, and viral generation time. Science, 1996, 271(5255): 1582-1256.

Perelson A S. Modelling viral and immune system dynamics. Nat Rev Immunol, 2002, 2(1): 28-36.

Rosario M C, Jacqmin P, Dorr P, et al. A pharmacokinetic-pharmacodynamic disease model to predict in vivo antiviral activity of maraviroc. Clin Pharmacol Ther, 2005, 78(5): 508-519.

Sun Q, Min L. Dynamics analysis and simulation of a modified HIV infection model with a saturated infection rate. Comput Math Methods Med, 2014, 2014: 145162.

Wang K, D'Argenio D Z, Acosta E P, et al. Integrated population pharmacokinetic/viral dynamic modelling of lopinavir/ritonavir in HIV－1 treatment-naive patients. Clin Pharmacokinet, 2014, 53(4): 361－371.

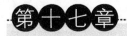

生存分析模型

第一节 概　　述

生存分析(survival analysis)是分析生存时间与结局发生的关系及影响因素的方法。其中,生存时间(survival time)指从某一起点开始到所关注结局事件发生的时间。生存分析在医学研究,特别是肿瘤、心血管疾病和感染性疾病等治疗领域的应用非常广泛。生存分析的结局一般为二分类变量,即结局发生与否。

生存分析是一种考虑了时间因素的分析方法,即结局事件发生时间的模型分析。生存分析可用来描述生存过程、明确在特定的时间内结局发生的比例、估计不同时间的生存率、计算中位生存期、绘制生存函数曲线、探索相关的影响因素。生存分析还可以处理准确生存时间未知的情况。例如,由于失访、研究结束而无法准确获得患者的生存时间,仅获知该患者的生存时间大于某一时间点(上一次随访时间、研究结束时间等)等情况。生存分析中,首先应掌握以下重要的概念:

1. 事件(event)

研究中定义的生存时间终点,即结局事件,如死亡、疾病发生、疾病复发和康复等。

2. 时间(time)

时间指从某时点至观察对象出现: ① 结局事件; ② 研究结束; ③ 失访或退出所经历的时间。

3. 事件发生的精确时间(exact time of event)

即某一结局事件发生的精确时间。如图 17-1 所示,在时间 a,发生事件(在 NONMEM 中以 $DV=1$ 表示)。

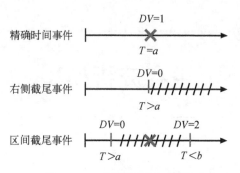

图 17-1　常见事件的示意图

T 表示实际生存时间；a，b 表示观察生存时间的区间；$DV=0$ 表示未发生结局事件，$DV=1$ 表示发生了结局事件，$DV=2$ 表示区间截尾事件

4. 截尾数据(censored observation)

如某个观察对象在观察期间未发生结局事件，则该数据可以描述为截尾数据。即观察对象在观察时间之后的结局情况未知，可发生也可不发生结局。截尾数据可分为以下 3 类：

(1) 左侧截尾(left censored)：实际生存时间小于观察到的生存时间。左侧截尾在医学领域生存分析中应用较少。

(2) 右侧截尾(right censored)：实际生存时间大于观察到的生存时间(图 17-1)，在观察终点时间($T=a$)未观察到结局事件(在 NONMEM 中以 $DV=0$ 表示)。例如，肿瘤患者临床研究结束仍然存活。

(3) 区间截尾(interval censored)：实际生存时间在某个时间区间($a \sim b$)范围内(在 NONMEM 中以 $DV=2$ 表示)(图 17-1)。例如，细菌感染检验转阴，具体时间未知，仅获知转阴事件发生在一次阳性检测和一次阴性检测之间。

表 17-1 展示了给予两种治疗方法后，患者 24 个月内的生存情况。编号为 1 和 4 的患者给予安慰剂，编号为 2 和 3 的患者给予了药物治疗。编号为 1 和 3 的患者在第 10 和 18 个月时发生结局事件(精确事件，$DV=1$)；而编号 2 和 4 的患者在观察期内未观察到结局事件(右侧截尾，$DV=0$)。编号为 5 患者的生存时间在第 12~18 个月(区间截尾，$DV=2$)。

表 17-1　某患者的生存数据

编　号	时间(月)	事件(DV)	治　疗
1	10	1	安慰剂
2	24	0	药　物

编　号	时间(月)	事件(DV)	治　疗
3	18	1	药　物
4	24	0	安慰剂
5	12	0	药　物
5	18	2	药　物

第二节　常用分析方法

生存分析的常用方法可分为以下 3 类：非参数法(non-parameteric method)、半参数法(semi-parametric method)和参数法(parameteric method)，以下将分别进行阐述。

一、非参数法

非参数法对生存时间的分布不做任何假设，可基于样本统计量来估计生存率，应用广泛。非参数法中最常用的是 Kaplan-Meier 法(Kaplan-Meier method)。该法是一种单因素生存分析，将生存时间由小到大依次排列，在每个结局事件点上，计算其初期人数、发生人数、发生概率、生存概率和生存率。该法完全使用观测数据构造生存曲线，呈现结果。

例如，非小细胞肺癌治疗中，应用 Kaplan-Meier 法比较标准治疗 A 和增强治疗 B 的两种方法的总体生存率。如图 17-2 所示：两种治疗方法未见显著差异。

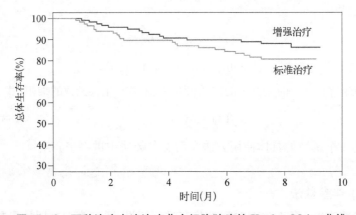

图 17-2　两种治疗方法治疗非小细胞肺癌的 Kaplan-Meier 曲线

非参数法基于观测数据，计算简便，但无法定量考察总体生存率的影响因素，也无法模拟预测某些临床场景下的总体生存率。

二、半参数法和参数法

(一)生存分析相关的函数

生存分析相关的函数是半参数法和参数法分析的基础。为了便于理解，本文以药动学模型分析为参照，介绍常用的函数。

1. 风险函数[risk function，$h(t)$]

瞬时事件发生率，即 t 时刻(如患者入组至随访时间为 t)的瞬时结局事件发生率。若以一房室静脉给药模型作为参照，$h(t)$ 可视为消除速率常数 k_e。

2. 累积风险函数[cumulative risk function，$H(t)$]

$h(t)$ 曲线从 0 至 t 时刻的面积，即观察对象从开始观察至 t 时刻的累积风险(式 17 - 1)。

$$H(t) = \int_{o}^{t} h(t)\,\mathrm{d}t \qquad (式\ 17-1)$$

3. 生存函数[survival function，$S(t)$]

观察对象从起始时间至 t 时刻仍存活的概率，可以通过累积风险函数计算(式 17 - 2)。若以药动学分析为参照，可视为一房室静脉给药的药时曲线。

$$\frac{\mathrm{d}S}{\mathrm{d}t} = -h(t) \cdot S \qquad (式\ 17-2)$$

生存函数可理解为生存人数减少的速率＝风险×存活人数，(式 17 - 3)为其积分形式。

$$S(t) = \exp\left[-H(t)\right] \qquad (式\ 17-3)$$

4. 概率密度函数[probability density function，$f(t)$]

随机事件在某一时刻发生的似然，为风险函数和生存函数的乘积(式 17 - 4)。

$$f(t) = h(t) \cdot S(t) \qquad (式\ 17-4)$$

上述 4 个函数的具体使用方法在后文参数法中进一步介绍。

(二)半参数法

半参数法也无须对生存时间的分布进行假设，通过模型来评估影响生存率的因素。最为常见的半参数法是 Cox 回归模型法(cox regression model)。Cox 回归模型由英国统计学家 D. R. Cox 在 1972 年提出。Cox 回归模型见(式 17 - 5)。

$$h(t) = h_0(t) \cdot e^{\beta_1 \cdot x_1 + \beta_2 \cdot x_2 + \cdots + \beta_n \cdot x_n} \qquad (式 17 - 5)$$

式中,$h(t)$ 为风险函数,$h_0(t)$ 为 $x_1, \cdots, x_n$ 赋值为 0 时的基础风险率,$\beta_1, \cdots, \beta_n$ 为自变量的偏回归系数。Cox 回归模型假设各危险因素的作用不随时间的变化而改变。因此,Cox 回归模型又称为比例风险模型(proportional hazard model)。

Cox 回归模型中偏回归系数可视为在其他自变量不变的情况下,x_j 每增加一个单位所引起的相对危险度(relative risk, RR)自然对数的改变量(式 17 - 6)。

$$RR_j = \exp(\beta_j) \qquad (式 17 - 6)$$

若 $\beta_j > 0$,则 x_j 为危险因素;反之若 $\beta_j < 0$,则 x_j 为保护因素。

一项研究评估了结核性脑膜炎患者的预后,采用了 Cox 回归分析,最终结果显示格拉斯哥昏迷量表(Glasgow coma scale, GCS)评分与死亡风险呈负相关,$h(t) = h_0(t) e^{[-0.321 \times (GCS - 14)]}$,GCS 每降低 1 分,则死亡风险增加 $e^{0.321} = 38\%$。

Cox 回归模型不对基础风险率 $h_0(t)$ 进行估计,具有较大的灵活性。即使在 $h_0(t)$ 未知的情况下,仍可估算参数 β。但由于 Cox 模型不对 $h_0(t)$ 进行估算,无法明确(式 17 - 5)中的所有参数,因此无法进行不同场景下的模拟,预测生存情况。

(三) 参数法

参数法分析需要假设生存时间的分布模型,并估算模型参数,如(式 17 - 5)中的 $h_0(t)$,偏回归系数 $\beta_1, \cdots, \beta_n$ 等。相较于非参数法和半参数法,参数法能提供更多的信息,可以预测不同场景的生存曲线和风险。但参数法分析的正确与否依赖于风险分布的假设,有时难以识别错误的分布假设。

参数法中常用的生存时间分布假设包括指数(exponential distribution)分布、Weibull 分布(Weibull distribution)、Gompertz 分布(Gompertz distribution)、对数 Logistic 分布(log-logtistic distribution)和对数正态分布(log-normal distribution)等,对应的风险函数、累积风险函数、生存函数和概率密度函数的公式见表 17 - 2。

表 17-2　生存分析相关函数的计算公式

种　类	概率密度函数 $(f(t))$	风险函数 $(h(t))$	累积风险函数 $(H(t))$	生存函数 $(S(t))$
指数分布	$\lambda e^{-\lambda t}$	λ	λt	$e^{-\lambda t}$
Weibull 分布	$h(t) \cdot S(t)$	$\gamma \cdot e^{b \cdot \ln(t)}$	$\int_0^t h(t)\,dt$	$e^{-H(t)}$
Gompertz 分布	$\lambda\, e^{bt} \cdot e^{-\lambda/b(e^{bt}-1)}$	$\lambda \cdot e^{bt}$	$\lambda/b(e^{bt}-1)$	$e^{-\lambda/b(e^{bt}-1)}$
对数正态分布	$h(t) \cdot S(t)$	$\dfrac{(\sigma t\sqrt{2\pi})^{-1} \cdot e^{\left(-\frac{1}{2}z^2\right)}}{1-\Phi(Z)}$ $Z = \dfrac{\ln(t)-\mu}{\sigma}$	$\int_0^t h(t)\,dt$	$e^{-H(t)}$

若风险分布(即生存时间分布)符合指数分布,则假设风险为常数,且不随时间变化而变化;若风险分布符合 Weibull 分布或 Gompertz 分布,则根据参数值的不同,风险可随时间增加或减少。如有必要,也可以用更复杂的模型描述,如基于上述两种分布的混合分布等。

图 17-3 显示了 Weibull 分布在参数 b 不同取值时的风险函数 $h(t)$ 和生存曲线 $S(t)$,$b=0$ 时,Weibull 分布可以简化为指数分布,即风险不随时间的变化而变化。$b<0$ 或 $b>0$ 时,Weibull 分布风险函数表现为随时间的延长呈降低或增加的趋势。图 17-3 中还显示了生存函数在不同 b 取值时随时间的变化。

图 17-4 显示了对数正态分布在不同参数 σ 取值时的风险函数 $h(t)$ 和 $S(t)$ 曲线。$\sigma<1$ 时,对数正态分布风险函数随时间的延长呈先上升之后下降的趋势;而 $\sigma>1$ 时风险函数随时间的延长呈下降趋势。不同的风险函数曲线可导致不同的生存函数曲线。

图 17-5 显示了 Gompertz 分布在不同参数 b 取值时的风险函数 $h(t)$ 和 $S(t)$ 的曲线,$b<0$ 时风险函数随时间呈现下降的趋势;而 $b>0$ 时风险函数随时间的延长呈上升趋势。生存函数曲线的表现类似。

除了从模型拟合优度(如 OFV、AIC 或 BIC)方面选择合适的分布函数以外,还需要考虑风险函数的合理性。例如,结核病的死亡多发生在诊断后最初几个月内,因此使用指数分布的风险函数(风险为常数且不随时间变化而变化)显然是不合理的。此时可考虑 Weibull 分布、Gompertz 分布等形式。

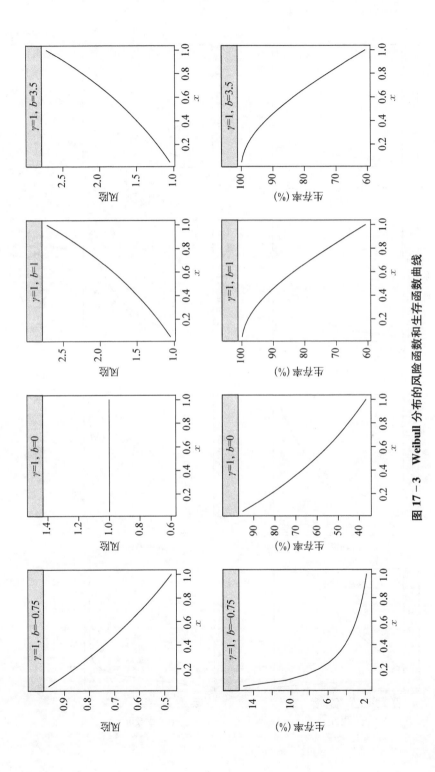

图 17 - 3　Weibull 分布的风险函数和生存函数曲线

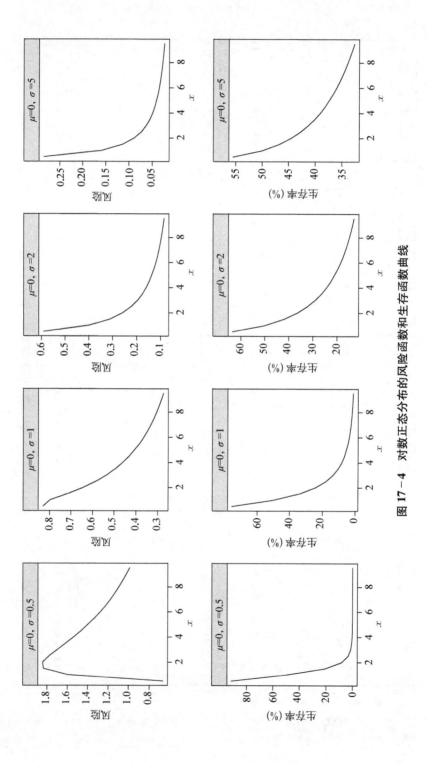

图 17 – 4 对数正态分布的风险函数和生存函数曲线

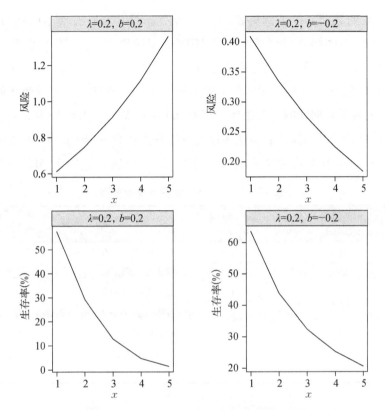

图 17-5　Gompertz 分布的风险函数和生存函数曲线

第三节　生存分析的实现

本节以单次事件(single event)发生为例,介绍生存分析在群体分析软件 NONMEM 中的实现方法。其包括如何编写数据文件、如何编写控制文件、如何进行模型模拟和模型评价等,以期读者能深入了解生存分析。

相较经典的统计学软件,NONMEM 软件可以描述复杂的风险函数并进行模型模拟,在结合药动学与生存结局指标方面具有一定的优势。对于多次事件发生的 NONMEM 实现,本节不作详细介绍,有兴趣的读者可以参考相关文献。

一、数据文件

事件发生的精确时间、右侧截尾和区间截尾的定义在前文已有描述,

NONMEM 的数据文件范例见表 17 - 3。表 17 - 3 中,TIME 表示时间,每例研究对象在相对时间 0 时刻开始观察,MDV 表示缺失因变量,MDV 设为 1,观察时间为 120 天,结局事件为是否观察到疾病进展。ID 为编号;编号为 1 的患者在 80 天观察到疾病进展,DV 表示因变量,DV = 1, MDV = 0;编号为 2 的患者在 120 天的观察期间内未发生疾病进展,DV = 0, MDV = 0;编号为 3 的患者不确定事件具体发生的时间,但认为结局时间发生在 60~120 天,开始时间 60 天对应的 DV 和 MDV 均为 0,观察结束时间 120 天对应的 DV = 2, MDV = 0。

表 17 - 3 NONMEM 数据文件范例

编号 (ID)	时间 (TIME)	因变量 (DV)	缺失因变量 (MDV)	说　　明
1	0	.	1	开始观察时间(0)
1	80	1	0	事件发生的精确时间
2	0	.	1	开始观察时间(0)
2	120	0	0	右侧截尾(观察期间未观察到事件发生)
3	0	.	1	开始观察时间(0)
3	60	0	0	区间截尾开始时间
3	120	2	0	区间截尾结束时间

二、控制文件

NONMEM 控制文件的编写可使用 ADVAN6 模块(自定义微分方程),设置相应的方程并估算风险。在 $PK 中定义风险的分布函数; $DES 中描述风险函数 $h(t)$; $ERROR 中计算累积风险 $H(t)$、生存函数 $S(t)$;并根据结局事件的发生与否,描述概率密度函数。参数估算时, $ESTIMATION 中须采用 LIKE 和 LAPLACIAN 选项。另外,每名受试者仅可能发生单个事件,无法区分个体间变异和残差变异,因此风险模型中不估算个体间变异,仅估算残差变异。另根据结局发生的似然,分为表 17 - 4 所示的 3 种情况。

表 17 - 4 不同事件的似然

观　测	似　然	事 件 时 间
精确时间	$h(t)S(t)$	在时间 t 发生事件
区间截尾	$S(t1) - S(t2)$	在时间 t_1 和 t_2 间发生事件
右侧截尾	$S(t)$	在时间 t 未发生事件

以指数分布的风险函数为例,NONMEM 控制文件如下:

```
$SUBROUTINE ADVAN6 TOL=3
$MODEL  COMP=(1)                              ;风险室
$PK
    TVBASE  = THETA(1)
    BASE    = TVBASE * EXP(ETA(1))            ;基线风险

$DES
    DADT(1) = BASE                            ;风险函数 h(t)

$ERROR
    CHZ     = A(1)                            ;累积风险 H(t)
    SUR     = EXP(-CHZ)                       ;生存函数 S(t)
    HAZ     = BASE                            ;每个时点的事件风险

    IF(DV.EQ.0) THEN
    PR      = SUR                             ;截尾事件(生存概率)
    CHLAST  = CHZ                             ;区间截尾开始时间
    ENDIF

    IF(DV.EQ.1) THEN                          ;事件精确发生时间
    PR      = SUR * HAZ                       ;似然,h(t)·S(t)
    ENDIF

    IF(DV.EQ.2) THEN                          ;区间截尾
    PR      = 1 - EXP(-(CHZ - CHLAST))        ;似然, S(t1) - S(t2)
    ENDIF

    Y       = PR                              ;观测值=似然
$ESTIMATION MAXEVAL=9999 POSTHOC METHOD=1 PRINT=1 LAPLACIAN
    LIKE NOABORT SIGL=6 NSIG=2
```

如采用其他风险函数的分布形式,只需要修改$PK、$DES 和$ERROR 模块即可,例如:

1. Weibull 分布

```
$PK
    TVBASE  = THETA(1)
```

```
    BASE      = TVBASE * EXP(ETA(1))         ;基线风险
    LAMB      = BASE
    BETA      = THETA(2)                      ;形状参数,beta>1 时风险随时间增加

$DES
    DADT(1) = LAMB * EXP(BETA * (LOG(T)))    ;风险函数, γe^{b·ln(t)}

$ERROR

    CHZ       = A(1)                          ;累积风险 H(t), ∫_0^t h(t)dt

    SUR       = EXP(-CHZ)                     ;生存函数, e^{-H(t)}
    HAZ       = LAMB * EXP(BETA * (LOG(TIME)));每个时点的事件风险
```

2. Gompertz 分布

```
$PK
    TVBASE    = THETA(1)
    BASE      = TVBASE * EXP(ETA(1))         ;基线风险
    LAMB      = BASE
    BETA      = THETA(2)                      ;形状参数

$DES
    DADT(1) = LAMB * EXP(BETA * (T))         ;风险函数 λe^{bt}
$ERROR
    CHZ       = A(1)                          ;累积风险
    SUR       = EXP(-CHZ)                     ;生存函数
    HAZ       = LAMB * EXP(BETA * (TIME))     ;每个时点的事件风险
```

3. 对数正态分布

```
$PK
    PI        = 3.14159265
    SIGCE     = THETA(1) + ETA(1)             ;对数正态分布参数标准差(σ)
    MUCE      = THETA(2)                       ;对数正态分布参数均值(μ)

$DES
    DEL       = 1E-16                          ;设置非常小的数值,避免 LOG(0)
    TIMX      = T+DEL                          ;时间 T
    LTIMX     = LOG(T)
```

```
X2X      =(LTIMX-MUCE)/SIGCE              ;计算 z=ln(t)-μ/σ

PDF2X    = EXP(-(1/2)*(X2X**2))/SQRT(2*PI)
    ;计算( √2π )^{-1} e^{(-1/2 z^2)}

LOGCEX   =((1/(TIMX*SIGCE))*PDF2X/(1-PHI(X2X)))
    ;计算(σt √2π )^{-1} e^{(-1/2 z^2)}/(1-Φ(Z))

DADT(1) = LOGCEX                          ;风险函数


$ERROR
    DE    = 1E-16                  ;设置非常小的数值,避免 LOG(0)
    TIM   = TIME+DE               ;时间 Time
    LTIM  = LOG(TIM)
    CHZ   = A(1)                   ;累积风险
    SUR   = EXP(-CHZ)              ;生存函数

    X2    =(LTIM-MUCE)/SIGCE
    PDF2  = EXP(-(1/2)*(X2**2))/SQRT(2*PI)
    LOGCE =((1/(TIM*SIGCE))*PDF2/(1-PHI(X2)))
    HAZ   = LOGCE                  ;每个时点的事件风险
```

三、链接药动学和协变量模型

生存分析的药动学链接方式和协变量筛选方式与经典群体药动学基本一致。药物暴露量的指标可为任意时相的血药浓度,也可为峰浓度、谷浓度或药时曲线下面积等。药物暴露量可为风险函数的参数,或者为风险函数的影响因素。一般可用线性模型(式 17-7)、最大效应模型(式 17-8)或 Sigmoidal 最大效应模型(式 17-9)描述。

$$EFF = 1 + Slope \cdot C \qquad (式\ 17-7)$$

$$EFF = \frac{E_{max} \cdot C}{EC_{50} + C} \qquad (式\ 17-8)$$

$$EFF = \frac{E_{max} \cdot C^{\gamma}}{EC_{50}^{\gamma} + C^{\gamma}} \qquad (式\ 17-9)$$

如一房室模型药物,中央室的药物浓度($A1/V$)与风险函数以线性的方式链接,NONMEM 代码如下所示:

```
$SUBROUTINE ADVAN6 TOL=3
$MODEL
    COMP     =(1)                            ;PK 室
    COMP     =(2)                            ;风险室
$PK
    CL       = THETA(1) * EXP(ETA(1))        ;清除率
    V        = THETA(2) * EXP(ETA(2))        ;表观分布容积
    K10      = CL/V                          ;消除速率常数
    S1       = V
    TVBASE   = THETA(3)                      ;指数分布参数
    BASE     = TVBASE * EXP(ETA(3))          ;基线风险
    BETACP   = THETA(4)                      ;药物效应(线性模型的斜率)
$DES
    DCP      = A(1) / V                      ;中央室药物浓度
    DADT(1) = -K10 * A(1)                    ;中央室药量的变化
    DADT(2) = BASE * EXP(BETACP * DCP)       ;药物暴露添加至风险函数

$ERROR
    CP       =A(1) / V                       ;中央室药物浓度
    CHZ      = A(2)                          ;累积风险
    SUR      = EXP(-CHZ)                     ;生存函数
    HAZ      = BASE * EXP(BETACP * CP)       ;每个时点的事件风险

    IF(DV.EQ.0) THEN
    PR       = SUR                           ;截尾事件(生存概率)
    CHLAST   = CHZ                           ;区间截尾开始时间
    ENDIF

    IF(DV.EQ.1) THEN                         ;事件精确发生时间
    PR       = SUR * HAZ                     ;似然,h(t)·S(t)
    ENDIF

    IF(DV.EQ.2) THEN                         ;区间截尾
    PR       = 1 - EXP(-(CHZ - CHLAST))      ;似然 S(t1) - S(t2)
    ENDIF
```

```
    Y                = PR                      ;观测值=似然

    IF(CMT.EQ.1)  W  = SQRT(SIGMA(1,1))
    IF(F.GT.0) IPRED = F
    IRES             = IPRED-DV
    IWRES            = IRES/W
    IF(CMT.EQ.1)  Y  = IPRED + EPS(1)

$THETA                                         ;定义固定效应参数初值
    (0,10)                                     ;清除率
    (0,100)                                    ;表观分布容积
    (0,0.01)                                   ;基线风险
    (0,10)                                     ;药物效应(线性模型的斜率)
$OMEGA                                         ;定义个体间变异参数初值
    0.1                                        ;清除率的个体间变异
    0.1                                        ;表观分布容积的个体间变异
$SIGMA
    0.1                                        ;残差变异
$ESTIMATION MAXEVAL=9999 METHOD=1 LAPLACIAN LIKE
```

四、协变量模型

群体药动学和药效学分析建立协变量模型时,通常可以通过绘制个体间变异对协变量的散点图,观察两者之间是否存在趋势性变化,为协变量的筛选提供参考。生存分析中,由于参数一般不包括个体间变异,故无法应用个体间变异对协变量作图的方法,观察两者间的关系。一般,应计算每个时点仍在研究中患者(未发生结局事件)的协变量均值,并与 VPC 图相比较,检视协变量变化的趋势。

在 PsN 中执行的 VPC 除了需要添加的-tte 选项以外,还需要使用-stratify_on 分层选项添加需要考察的协变量,命令如下:

```
vpc run100.mod  -dir=tte_run100  -lst=run100.lst  -tte=TTE
-stratify_on=DOSE  -samples=100
```

VPC 命令运行后,将产生后缀名为 zip 的模拟数据文件,并应用 R 语言编写的 XPOSE 包的相关命令,绘制 VPC 对协变量图,观察趋势。

```
kaplan.plot(x="TIME",y="DV",object=xpdb,VPC=T,cov="DOSE",
cov.fun="mean")
```

如图 17-6 所示,A 图显示体重的平均值随时间的推移而升高,大多不在生存曲线 VPC 预测范围之内,提示该协变量与结局有关;而 B 图显示年龄平均值水平随时间变化不大,且在生存曲线 VPC 预测的范围内,提示该协变量与结局的发生无关联。加入体重作为生存风险的协变量后,C 图显示体重均值落在生存曲线 VPC 预测范围。

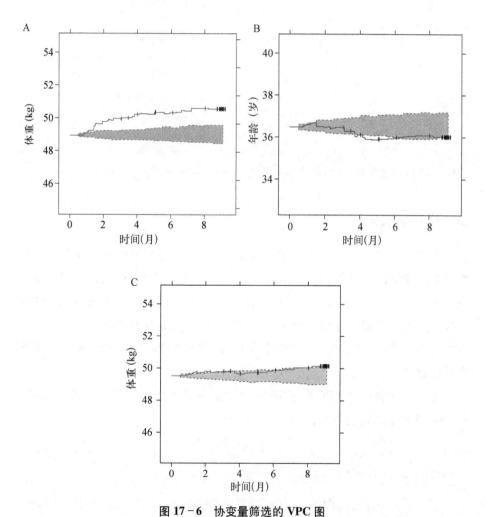

图 17-6　协变量筛选的 VPC 图

A. 体重的影响;B. 年龄的影响;C. 将体重加入模型后

五、模型评价

NONMEM 进行生存分析时,也可输出残差(如 Cox-Snell residuals)。但以残差为主要评价指标的诊断图(如群体预测值对条件加权残差图、条件加权残差对时间、个体条件加权残差对个体预测值等),不适用于生存分析的模型评价。生存分析的模型评价方法主要采用 VPC 来评估模型,观察 90% 预测区间能否涵盖 Kaplan-Meier 曲线。

实现生存分析的 VPC,需要在 NOMMEM 数据文件中加入时间项。如表 17-5 所示:ID 1 患者入组(TIME=0)随访至 8.75 个月(TIME=8.75),未观察到结局事件(DV=0);然后在其中插入 0.5、1.0、1.5…8.5 的观测时间(插值时间),DV 设为 0;并以 TYPE 区分。事件发生时间(TTE)定义了结局事件发生的观察终点时间。ID 1 患者在 8.75 个月完成随访,故 TTE=1,在其他时间点 TTE=0。ID 2 患者随访至 6.25 个月(TIME=6.25),观察到结局事件的发生(DV=1),TTE 为 1。

表 17-5 NONMEM 模拟文件模板

编号 (ID)	观测值 (DV)	房室编号 (CMT)	事件发生时间 (TTE)	时间 (TIME)	缺失因变量 (MDV)	观测时间类型 (TYPE)	说　明
1	0	1	0	0	1	3	观测时间
1	0	1	0	0.5	1	2	插值时间
1	0	1	0	1	1	2	插值时间
1	0	1	0	1.5	1	2	插值时间
1	0	1	0	2	1	2	插值时间
1	0	1	0	2.5	1	2	插值时间
1	0	1	0	3	1	2	插值时间
1	0	1	0	3.5	1	2	插值时间
1	0	1	0	4	1	2	插值时间
1	0	1	0	4.5	1	2	插值时间
1	0	1	0	5	1	2	插值时间
1	0	1	0	5.5	1	2	插值时间
1	0	1	0	6	1	2	插值时间
1	0	1	0	6.5	1	2	插值时间
1	0	1	0	7	1	2	插值时间
1	0	1	0	7.5	1	2	插值时间

编号 （ID）	观测值 （DV）	房室编号 （CMT）	事件发生时间 （TTE）	时间 （TIME）	缺失因变量 （MDV）	观测时间类型 （TYPE）	说　明
1	0	1	0	8	1	2	插值时间
1	0	1	0	8.5	1	2	插值时间
1	0	1	1	8.75	0	1	观测时间
2	0	1	0	0.5	1	2	插值时间
2	0	1	0	1	1	2	插值时间
2	0	1	0	1.5	1	2	插值时间
2	0	1	0	2	1	2	插值时间
2	0	1	0	2.5	1	2	插值时间
2	0	1	0	3	1	2	插值时间
2	0	1	0	3.5	1	2	插值时间
2	0	1	0	4	1	2	插值时间
2	0	1	0	4.5	1	2	插值时间
2	0	1	0	5	1	2	插值时间
2	0	1	0	5.5	1	2	插值时间
2	0	1	0	6	1	2	插值时间
2	1	1	1	6.25	0	2	观测时间

在 $ERROR 加入 ICALL 命令，调用随机函数，每个个体产生随机数，根据结局指标的发生与否进行模拟。

```
IF（ICALL.EQ.4）THEN
IF（NEWIND.NE.2）THEN
   CALL RANDOM（2,R）               ;每个个体产生随机数
  RA    = R                        ;随机数赋值于变量 RA
ENDIF
ENDIF
DV    = 0                          ;设置 DV 初始值
TTE   = 0                          ;设置 TTE 初始值
IF（RA.LE.SUR.AND.TIME.EQ.20）THEN  ;研究终点 20 个月
DV    = 0
TTE   = 1                          ;截尾事件
ENDIF
IF（RA.GT.SUR）THEN
```

```
    DV    = 1
    TTE   = 1                        ;结局事件
  ENDIF

$SIMULATION(5988566)(39978 UNIFORM) ONLYSIM NOPREDICTION SUB=1000
$TABLE ID TIME DV TTE SUR HAZ CHZ BASE NOPRINT ONEHEADER FILE =
mytab100Sim
```

其中,$SIMULATION 项下的(5988566)作为第一个种子数,并假设为均匀分布(39978 UNIFORM),其中 39978 亦为模拟的第二个种子数。模拟后产生后缀名为 zip 的数据文件。

PsN 中 VPC 命令需要读取模型运行的结果 lst 文件,添加 -tte 选项指定为事件发生列(TTE),其余与常规 VPC 的设置相同,命令如下:

```
vpc run100.mod - dir = tte_run100 - lst = run100.lst - tte = TTE -
samples=100
```

执行 VPC 命令后,可以使用 R 语言编写的 XPOSE 包的相关命令绘制 VPC 图:

```
library(xpose4)
runno <- 100              ;读取运行模型的编号,本例为 100
xpdb <- xpose.data(runno)   ;读取数据
kaplan.plot ( x = " TIME ", y = " DV ", VPC = T, object = xpdb, main =
'Constant hazard' )
  ;绘制 VPC
```

生存分析的 VPC 和群体药动学分析不同,群体药动学模型由于包含参数的个体间变异,其 VPC 包含模型预测值的中位数和 95% CI。VPC 图中呈现的 3 个色带分别表示不同预测分位数的区间。而生存分析多数情况下为每个个体的单个事件(非事件的重复发生),因此模型参数不包括个体间变异,输出的 VPC 图为仅包含一个色带(该色带为预测区间)。如图 17 - 7 所示,图中的实线为观测数据的 Kaplan-Meier 曲线(Kaplan-Meier curve),灰色区间为模型预测值的 90%预测区间。

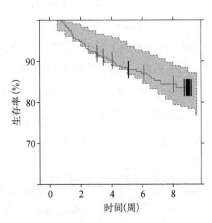

图 17 - 7　生存分析 VPC 图

283

第四节　案　　例

本节以结核性脑膜炎的治疗作为案例,阐述生存分析的过程。

一、背景

结核性脑膜炎(tuberculous meningitis, TBM)是由结核杆菌引起的脑膜和脊膜的非化脓性炎症性疾病。在肺外结核中有 5%～15% 的患者可以累及神经系统,其中又以结核性脑膜炎最为常见,占神经系统结核的 70% 左右。据 WHO 报道,每年约有 10 万新发病例,且主要在非洲和南亚地区。结核性脑膜炎是一种严重的感染性疾病,治疗难度较大,预后常不佳。在 HIV 阴性患者的病死率约为 25%;在 HIV 阳性患者中的病死率可高达 60% 以上。

目前,结核性脑膜炎的推荐治疗方案为利福平 10 mg/(kg·d)、异烟肼 5 mg/(kg·d)(最大剂量 300 mg/d)、吡嗪酰胺 25 mg/(kg·d)(最大剂量 2 g/d)、乙胺丁醇 15～20 mg/(kg·d)(最大剂量 1.2 g/d)的联合治疗。其中,吡嗪酰胺和乙胺丁醇治疗 3 个月后停药,利福平和异烟肼继续治疗 9 个月。

二、研究设计

一项临床研究纳入了 200 余例结核病脑膜炎成人患者,予以上述治疗。

药动学:60 例患者在治疗开始后的 2 周,进行了密集采样(每例患者 8 个样本);所有患者在治疗后的 1、2、3 和 9 个月行稀疏采样(给药后 0～3 h、3～6 h 或 6～12 h 采样),测定了异烟肼的血药浓度。

药效学:治疗开始至随访 9 个月时的患者死亡或生存事件。

协变量:人口统计学指标(年龄、体重)、格拉斯哥昏迷量表等。

该研究采用生存分析,考察异烟肼的药动学暴露量是否与预后(死亡)相关,以及哪些影响因素与预后相关。

三、分析过程

异烟肼药动学暴露指标选用达稳态的最大峰浓度(C_{max})。异烟肼的群体药动学模型化的过程本节不作详细介绍,可参考相关文献。

（一）数据文件

数据文件示例见表 17-6。表中呈现了 6 例患者的数据,每例患者均有 2 行数据,首行为起始时间,第 2 行为末次随访。其中 ID 为编号,编号为 6 的患者在随访 6.8 个月时死亡,其余 5 例在各自的随访终点均存活。TIME 为时间。TTE 定义了结局事件的观察终点时间(TTE=1)。数据文件中包含了协变量(单位)的信息,如年龄(AGE,岁)、体重(WT, kg)、身高(HT, cm)、格拉斯哥昏迷量表评分(GCS)、血红蛋白(HB, g/L)。此外,在数据文件的最后一列添加了异烟肼的稳态最大峰浓度(C_{max})水平。完整数据文件见附录 TTE_NM.csv 文件。同时,为了顺利执行 VPC,文件中插入时间项,数据文件见附录 TTE_NM1.csv 文件。

表 17-6　数据文件示例

编号 (ID)	观测值 (DV)	房室编号 (CMT)	时间 (TIME)	缺失因变量 (MDV)	事件发生时间 (TTE)	年龄 (AGE,岁)	体重 (WT, kg)	格拉斯哥昏迷量表评分 (GCS)	血红蛋白 (HB, g/L)	血药浓度峰值 (C_{max}, mg/L)
1	0	1	0	1	0	30	40	15	9.2	2.944 4
1	0	1	9.0	0	1	30	40	15	9.2	2.944 4
2	0	1	0	1	0	39	72	15	12.6	1.677 9
2	0	1	3.5	0	1	39	72	15	12.6	1.677 9
3	0	1	0	1	0	32	54	15	8.34	3.956 8
3	0	1	8.9	0	1	32	54	15	8.34	3.956 8
4	0	1	0	1	0	35	39	15	8.1	4.372 2
4	0	1	8.9	0	1	35	39	15	8.1	4.372 2
5	0	1	0	1	0	28	55	15	14.2	3.274 4
5	0	1	8.9	0	1	28	55	15	14.2	3.274 4
6	0	1	0	1	0	33	55	15	9.93	1.448 4
6	1	1	6.8	0	1	33	55	15	9.93	1.448 4

（二）风险函数

分别考察指数分布、Weibull 分布、Gompertz 分布和对数正态分布对数据的拟合效果。上述 4 个模型均拟合成功。指数分布模型的 OFV 为 371.755;相对于指数分布模型,Weibull 分布 OFV 为 371.632(ΔOFV = -0.123,自由度为 1),Gompertz 分布 OFV 为 369.063(ΔOFV = -2.692,自由度为 1),对数正态分布模型 OFV 为 367.282(ΔOFV = −4.473,自由度为 1)。上述结果提示,对数正态分布模型略优于其他分布模型。对数正态分布模型的 NONMEM 代码如下。其他分布模型的 NONMEM 代码前文中已有叙述,不再赘述。

```
$PROBLEM   survival analysis
$INPUT ID DV CMT TIME MDV EVID=DROP TTE AGE HT WT GCS HB CMAX TYPE
$DATA   TTE_NM1.csv  IGNORE = @


    ;Sim_start
    ;IGNORE(TYPE.EQ.1)        ;模拟时使用插值时间
  IGNORE(TYPE.EQ.2)           ;估算时忽略插值时间
    ;Sim_end


$SUBROUTINE ADVAN6 TOL=3
$MODEL
   COMP    =(1)               ;风险室;
$PK
   PI      = 3.14159265
   SIGCE   = THETA(1) + ETA(1) ;标准差
   MUCE    = THETA(2)          ;均值


$DES
   DEL     = 1E-16             ;赋予 TIME 很小的数值,避免 LOG(0)
   TIMX    = T+DEL
   LTIMX   = LOG(TIMX)


   X2X     =(LTIMX-MUCE)/SIGCE
   PDF2X   = EXP(-(1/2)*(X2X**2))/SQRT(2*PI)
   LOGCEX  =((1/(TIMX*SIGCE))*PDF2X/(1-PHI(X2X)))
      ;对数正态分布风险公式


   DADT(1)= LOGCEX


$ERROR
   DE      = 1E-16            ;赋予 TIME 很小的数值避免 LOG(0)
   TIM     = TIME+DE
   LTIM    = LOG(TIM)
```

```
CHZ        = A(1)                        ;累积风险
SUR        = EXP(-CHZ)                   ;生存函数
X2         =(LTIM-MUCE)/SIGCE
PDF2       = EXP(-(1/2)*(X2**2))/SQRT(2*PI)
LOGCE      =((1/(TIM*SIGCE))*PDF2/(1-PHI(X2)))
HAZ        = LOGCE                       ;对数正态分布风险


IF(DV.EQ.0.AND.TTE.EQ.1) THEN
PR         = SUR                         ;截尾事件(生存概率)
ENDIF


IF(DV.EQ.1.AND.TTE.EQ.1) THEN           ;结局事件发生
PR         = SUR * HAZ
ENDIF


Y          = PR                         ;观测值=似然
   ; Sim_start
   ; IF(ICALL.EQ.4) THEN
   ;IF(NEWIND.NE.2) THEN
   ;  CALL RANDOM(2,R)                   ;每个个体分配的随机数
   ;  RA   = R
   ;ENDIF
   ;
   ;DV   = 0                             ;初始值(无结局事件)
   ;TTE  = 0                             ;初始值(无结局事件)
   ;
   ;IF(RA.LE.SUR.AND.TIME.EQ.9) THEN    ;至随访终点 9 个月
   ;  DV  = 0
   ;  TTE = 1                            ;截尾事件
   ;ENDIF
   ;
   ;IF(RA.GT.SUR) THEN
   ;  DV  = 1
   ;  TTE = 1                            ;结局事件
   ;ENDIF
   ;
   ;  ENDIF
```

```
        ;Sim_end


        ;Initial estimates of THETA
$THETA (0,1.0)                              ;标准差
$THETA (0,5.0)                              ;均值
$OMEGA   0 FIX                              ;标准差个体间变异


        ;Sim_start
        ;$SIMULATION(5988566)(39978 UNIFORM) ONLYSIM NOPREDICTION
    SUB=1000
$ESTIMATION MAXEVAL=9999 POSTHOC METHOD=1 PRINT=1 LAPLACIAN LIKE
NUMERICAL SLOW NOABORT SIGL=6 NSIG=2
$COVARIANCE PRINT=E
        ;$TABLE ID TIME DV TTE SUR HAZ CHZ BASE TTE HIV AGE HT WT GCS HB
    ALB AST ALT AUCP AUCC CMAXP CMAXC NOPRINT ONEHEADER FILE=mytab103Sim
$TABLE ID TIME DV CMT MDV EVID TTE SUR HAZ CHZ SIGCE MUCE AGE HT WT GCS
HB ALB ALT CMAX NOPRINT ONEHEADER FILE=mytab103
        ;Sim_end
```

运行 VPC：

```
    vpc run103.mod -dir=tte_run103 -lst=run103.lst -tte=TTE -
samples=100 -stratify_on=AGE,GCS,HB,HT,WT,CMAX -flip_comments
```

其中-flip_comments 为模拟时调用注解行的内容，即 `Sim_start` 和
`;Sim_end` 之间首行“；”注释行，无须另外准备模拟的控制文件，便于操作。
以下 R 代码，调用 Xpose 包，绘制 VPC 图。

```
runno <- 103
xpdb <- xpose.data(runno)
kaplan.plot(x="TIME",y="DV",VPC=T,object=xpdb,ylim=c(60,
100),main='Log-normal hazard')
```

VPC 显示：对数正态分布模型较好地描述了观测的数据（图 17-8）。

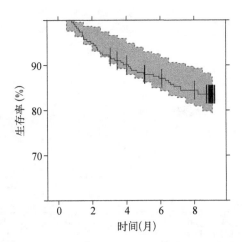

图 17-8 对数正态分布风险模型的 VPC 图

（三）协变量模型

建立基础模型以后,进一步筛选协变量。协变量包括异烟肼的药物暴露 (C_{max})、人口统计学、疾病严重程度(GCS)、实验室检查等。用以下 R 代码绘制协变量图(图 17-9)。图中显示:年龄、体重等与死亡风险无关;GCS 和 C_{max} 与死亡风险有关。

```
kaplan.plot(x = "TIME", y = "DV", object = xpdb, VPC = T, cov = "GCS",
cov.fun = "mean")
    kaplan.plot(x = "TIME", y = "DV", object = xpdb, VPC = T, cov = "AGE",
cov.fun = "mean")
    kaplan.plot(x = "TIME", y = "DV", object = xpdb, VPC = T, cov = "WT",
cov.fun = "mean")
    kaplan.plot(x = "TIME", y = "DV", object = xpdb, VPC = T, cov = "HT",
cov.fun = "mean")
    kaplan.plot(x = "TIME", y = "DV", object = xpdb, VPC = T, cov = "HB",
cov.fun = "mean")
    kaplan.plot(x = "TIME", y = "DV", object = xpdb, VPC = T, cov = "CMAX",
cov.fun = "mean")
```

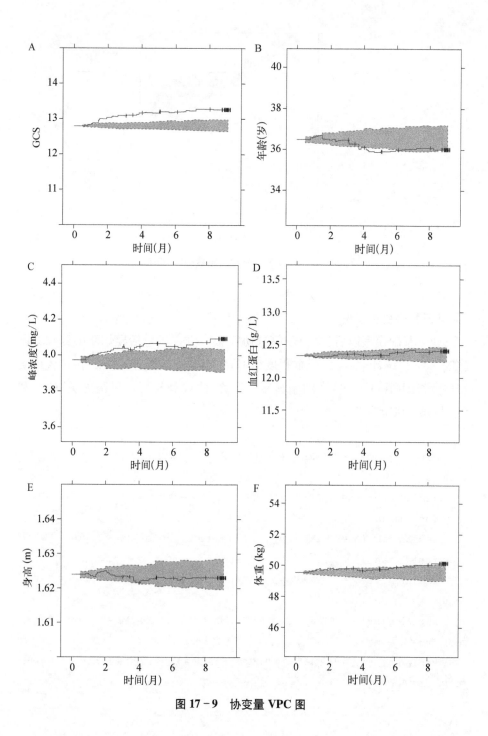

图 17－9　协变量 VPC 图

以向前法加入 GCS, OFV 下降 34.311,有显著统计学意义;以 Sigmoidal 最大效应公式加入 C_{max}(式 17 - 10),OFV 下降 21.442,有显著统计学意义。最终模型纳入 GCS,并以 Sigmoidal 最大效应公式链接 PK 暴露和效应。

$$EFF = 1 - \frac{C^{\gamma}_{max,\,INH}}{C^{\gamma}_{max,\,INH} + IC^{\gamma}_{50,\,INH}} \qquad (式\ 17 - 10)$$

最终模型的核心代码如下:

```
$PK
   PI      = 3.14159265
   SIGCE   = THETA(1) + ETA(1)        ;对数正态分布的标准差
   MUCE    = THETA(2)                 ;对数正态分布的均值
   CGCS    = THETA(3)*(GCS-14)        ;格拉斯哥昏迷评分 GCS
   EMAX    = THETA(4)
   EC50    = THETA(5)
   HILL    = THETA(6)
   EFF     = 1 - EMAX*CMAX**HILL/(CMAX**HILL+EC50**HILL)
       ;CMAX 效应


$DES
   DEL     = 1E-16                    ;赋予很小的数值避免 LOG(0)
   TIMX    = T+DEL
   LTIMX   = LOG(TIMX)


   X2X     =(LTIMX-MUCE)/SIGCE
   PDF2X   = EXP(-(1/2)*(X2X**2))/SQRT(2*PI)
   LOGCEX  =((1/(TIMX*SIGCE))*PDF2X/(1-PHI(X2X))) * EXP(CGCS)*EFF
       ;对数正态分布
   DADT(1) = LOGCEX                   ;风险函数


$ERROR
   DE      = 1E-16                    ;赋予很小的数值避免 LOG(0)
   TIM     = TIME+DE
   LTIM    = LOG(TIM)


   CHZ     = A(1)                     ;累积风险
   SUR     = EXP(-CHZ)                ;生存函数
```

```
X2        =(LTIM-MUCE)/SIGCE
PDF2      = EXP(-(1/2)*(X2**2))/SQRT(2*PI)
LOGCE     =((1/(TIM*SIGCE))*PDF2/(1-PHI(X2)))*EXP(CGCS)*EFF
HAZ       = LOGCE                    ;对数正态分布风险
```

（四）模型评估

由于样本量较小,故采用抽样重抽样法(sampling importance resampling, SIR)计算参数估计的第 2.5~97.5 百分位数。SIR 法可采用 PsN 实现。

```
sir run105.mod -samples=2000 -resamples=1000 -rplots=1 -covmat_
input=run105.cov -dir=sir105 -threads=20
```

上述命令中"samples"和"resamples"指定了抽样和重抽样的次数,本例分别为 1 000 和 2 000 次,"-rplots"选项输出 R 语言绘图脚本文件,"-covmat_input"选项输入了模型估算后产生的协方差结果;"threads"指定了运行时的线程。

结果显示:模型参数的估算值均落在 95%CI 之内(表 17-7)。

表 17-7 最终参数估算结果

参　数	说　　明	估算值 [RSE(%)]	SIR 中位数 (95%CI)
Theta 1	σ,标准差	2.1(39.7)	2.07(0.93~3.53)
Theta 2	μ,均值	1.21(24.4)	1.21(0.77~1.83)
Theta 3	GCS 协变量	−0.321(15.8)	−0.318(−0.402~−0.225)
Theta 4	E_{max},最大效应	0.999 Fix	/
Theta 5	EC_{50}(mg/L)	0.70(57.1)	0.65(0.17~1.6)
Theta 6	γ, Hill 指数	2.32(33.6)	2.19(1.28~3.77)

四、总结

上述生存分析的研究结果表明:

（1）结核性脑膜炎死亡的风险函数符合对数正态分布,诊断确诊后的前 3 个月疾病的死亡风险最高,随后呈下降趋势。

（2）生存分析发现了 2 个协变量,GCS 评分的参数估算值为−0.321,提示 GCS 评分与死亡风险呈负相关,即 GCS 评分越高,死亡的风险越低。GCS = 14 时,GCS 协变量项为 1（参照）;GCS 每降低 1 分,则死亡风险增加 $e^{0.321}$ = 38%。

（3）异烟肼稳态 C_{max} 与死亡风险呈负相关,即 C_{max} 越高,死亡风险越低。以上结果可为进一步考察大剂量异烟肼治疗结核性脑膜炎提供依据。

（丁俊杰）

第十七章
代码示例

参考文献

Ding J J, Thuong N T T, Pham T V, et al. Pharmacokinetics and pharmacodynamics of intensive antituberculosis treatment of tuberculous meningitis. Clin Pharmacol Ther, 2020, 107（4）: 1023－1033.

Goulooze S C, Krekels E H, Hankemeier T, et al. Covariates in pharmacometric repeated time-to-event models: old and new(pre) selection tools. AAPS J, 2018, 21（1）: 11.

Heemskerk A D, Bang N D, Nguyen T H, et al. Intensified antituberculosis therapy in adults with tuberculous meningitis. N Engl J Med, 2016, 374（2）: 124－134.

Holford N. A time to event tutorial for pharmacometricians. CPT Pharmacometrics Syst Pharmacol, 2013, 2（5）: e43.

Hosmer D W, Lemeshow S. Applied survival analysis: regression modelling of time to event data. New York: Wiley, 1999.

Hosmer Jr D W, Lemeshow S, Sturdivant R S. Applied logistic regression. 3rd Ed. New York: Wiley, 2013.

Juul R V, Rasmussen S, Kreilgaard M, et al. Repeated time-to-event analysis of consecutive analgesic events in postoperative pain. Anesthesiology, 2015, 123（6）: 1411－1419.

Nakamura M, Xu C, Diack C, et al. Time-to-event modelling of effect of codrituzumab on overall survival in patients with hepatocellular carcinoma. Br J Clin Pharmacol, 2018, 84（5）: 944－951.

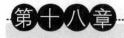

基于模型的 Meta 分析

第一节　概　　述

Meta 分析又称"荟萃分析(Meta-analysis)",是运用统计学理论和方法收集、合并与分析多个来源的研究数据,避免单个研究的局限性,使结论更为可靠。基于模型的 Meta 分析(model based Meta-analysis, MBMA)是在经典 Meta 分析基础上发展而来,通过建立数学模型,将多种来源(临床前和临床研究、内部数据和外部资料)和多个维度(靶标/机制、药动学、疾病/适应证、人群特征、给药方案、生物标志物/临床终点等)的数据整合在一起,为新药研发和临床实践提供有价值的信息。

与经典的 Meta 分析相比,MBMA 具有以下优势:

(1) MBMA 通过建立剂量效应模型可将不同剂量组的数据汇总分析,增加预测的准确性。而经典 Meta 分析在分析多剂量数据时,通常不考虑剂量不同导致的效应间的异质性,而是将不同剂量组数据合并分析,忽略剂量对效应的影响;或是将不同剂量组看成是各个独立的药物组进行分析,不仅割裂了各剂量组间的关系,并且由于部分剂量组数据较少,无法对效应进行准确估计。

(2) MBMA 通过建立时间效应模型,可将各个访视点的数据汇总分析,对整个时间效应过程进行评估。而经典 Meta 分析在分析纵向数据时,通常将不同终点时间的数据合并分析,忽略了时间对效应的影响。

(3) MBMA 通过建立协变量模型可对研究间的异质性进行校正,减小如患者类型和研究设计等异质性对结果造成的偏差。尽管经典 Meta 分析也可通过 Meta 回归等方法对异质性进行校正,但通常仅采用线性模型,而 MBMA 的协变量模型可以为非线性,更符合生理学特征。

(4)在建立的剂量效应、时间效应和协变量模型基础上,MBMA 可通过模拟来预测以往试验中不曾涉及的剂量、时间和协变量条件下的药效或安全终点,从而为优化临床试验方案提供重要信息。

(5)MBMA 兼具网状 Meta 分析(network Meta-analysis,NMA)间接比较的功能,可将受试药物(或新型治疗方法)与其他竞争药物(或传统治疗方法)进行全面对比,评估受试药物(或新型治疗方法)安全性或有效性的优势。而经典 Meta 分析只能对开展了头对头研究的药物(或治疗方法)进行直接比较。

与群体药动学-药效学分析相比,MBMA 不局限于仅对个体数据进行分析,还可对既往文献数据进行整合,提高结论的证据支持力度,从而为下一步的研究和决策进行指导。

目前 MBMA 已成为模型引导的药物研发(model-informed drug development, MIDD)策略中的重要方法之一。本章首先对 MBMA 目前在药物开发和临床合理用药中的应用进行介绍;然后对 MBMA 的分析流程和分析要点进行详细说明,并展示如何利用 NONMEM 软件实现 MBMA 分析;最后以大豆异黄酮缓解更年期潮热为例,描述 MBMA 的建模和评价过程。

第二节　药物研发和临床实践的应用

目前,MBMA 已被成功运用于新药研发中的决策制定、试验方案的优化设计和临床合理用药等多个方面,成为"基于模型的药物研发"(model based drug development)中的重要方法之一。

一、早期研发

MBMA 在理解靶点和作用机制的基础上,通过总结同靶点药物在体内外或不同种属之间的规律,建立从体外试验或动物实验结果外推至人体试验的模型,可为新化合物在体外试验或动物实验的快速筛选提供可靠的依据。例如,酪氨酸激酶抑制剂(tyrosine kinase inhibitor, TKI)是抗肿瘤研究的热点领域之一,然而,TKI 可与血管内皮细胞生长因子受体-2(VEGFR-2)结合,引起血压升高的不良反应。因此,快速筛选抗癌活性高且不易导致血压显著升高的新药是 TKI 研发领域的重点之一。通过收集已发表的 TKI 药物导致血压升高的所有临床研究文献,结合各 TKI 药物的药动学模型,构建各 TKI 药物的暴露(平均血药浓度)-反应(血压)关系。同时,与体外试验获得各 TKI 抑制 VEGFR-2 的 IC_{50} 值相比较,发现当 TKI 的平均血药浓度<0.1 IC_{50} 值时,可确保血压升高小于 1 mmHg。该结果可作为新的 TKI 体外安全性筛选的依据。

另外,MBMA 可将动物实验数据与临床试验数据进行对比分析,获得与临床结果最相关的动物模型,以此最大限度地提高临床转化的效率。例如,治疗阿尔茨海默病的临床试验中,γ-分泌酶抑制剂是研究最多的一类药物,但均以失败告终。研究者希望借助动物实验数据来预测此类药物在临床中的表现,以降低试验失败风险。故研究者借助 MBMA 的方法,收集了 5 种 γ-分泌酶抑制剂在小鼠、豚鼠、猴子和人体试验的药效学数据,发现 5 种 γ-分泌酶抑制剂在临床试验预定剂量水平下,脑脊液和血浆的 β-淀粉样蛋白(Aβ)24 h 内的变化趋势在不同种属内表现基本一致,并且小鼠模型的变化趋势与人体临床试验的相关性更高。因此,研究者提出该类药物的研发可基于小鼠实验预测临床结果,筛选候选药物并优化试验设计。

二、临床试验优化设计与决策制定

根据已有信息,MBMA 可为临床试验的优化设计提供可靠依据。例如,通过 MBMA 对大豆异黄酮缓解更年期潮热的临床疗效进行了建模和模拟分析,发现大豆异黄酮具有起效慢的特点,需要 48 周才能达到其最大疗效的 80%。而大部分临床试验的疗程不超过 12 周,疗程过短是导致很多临床试验失败的原因。因此,建议相关试验适当延长试验疗程。

另外,MBMA 可建立由生物标志物预测临床终点的模型,由短期临床试验获得的生物标志物水平预测长期临床终点结局。例如,John 等基于 MBMA 法,建立了二肽基肽酶-4(dipeptidyl peptidase-4, DPP-4)抑制与糖化血红蛋白(hemoglobin A1c, HbA1c)之间关系的模型,并提出可通过短期(1 个月)获得的 DPP-4 抑制率预测长期(3 个月)的疗效指标(HbA1c),从而为 DPP-4 抑制剂的研发决策提供支持。

三、临床实践与优化用药

除用于新药研发外,MBMA 还可对已上市药物的安全性和有效性特征进行全面比较,从而为临床实践和优化用药提供必要的定量依据。Hou 等通过MBMA 方法对 7 种已上市的曲坦类药物及其不同剂型治疗急性偏头痛的疗效特征进行对比分析。研究表明:口服剂型中,依来曲坦 40 mg 疗效最优,那拉曲坦 2.5 mg 疗效最低。舒马曲坦皮下给药(3 mg)与口服给药(100 mg)相比,药效显著增加。而舒马曲坦鼻喷给药(20 mg)与口服给药(100 mg)的药效相当。

Mandema 等通过 MBMA 比较了 7 种类型的 23 种抗凝药物用于整形外科手术后预防静脉血管栓塞的有效性和安全性,发现不同类型药物的治疗指数存在较大差异,Xa 因子抑制剂的治疗指数显著优于其他类型药物。

青光眼治疗药物拉坦前列腺素的药效受给药时间的影响,但相关报道结果不一致。Lu 等采用 MBMA 的方法建立了眼内压的生理节律模型和拉坦前列腺素的 PK/PD 模型,发现拉坦前列腺素晚上给药的药效优于晨间给药,疗效最佳的给药时间点为凌晨 1 点。

四、展望

MBMA 因其独特的优势在新药研发和临床合理用药中发挥着重要作用。然而受数据来源的限制,结果也可能会存在一定偏倚,应谨慎解读分析结果。当数据质量较低、数据量较少或受试人群不具代表性时,需要对 MBMA 结论的可靠性、适用范围进行全面评估。随着从临床试验和真实世界获取个体数据的机会越来越多,将个体数据与汇总数据结合起来进行 MBMA 的分析将越来越多。这两类数据分析的结合不仅可以弥补汇总数据在协变量建模方面的不足,也可减少个体数据不具代表性的局限,正成为数据科学与定量药理学交叉领域的研究前沿。

随着网状 Meta 分析方法学的不断发展,近年来提出了基于模型的网状Meta 分析(model based network Meta-analysis, MBNMA)的方法学框架,将目标药物的效应估算置于复杂的网络中,同时兼顾了各种干预措施的相对效应,使药物效应估算更为精准。另外,该方法学框架还建立了直接证据与间接证据一致性的评估方法,为 MBMA 结论的可靠性评估提供了借鉴。随着方法学的不断完善和创新,可以预期 MBMA 将创造更大的价值。

第三节 分 析 方 法

一、概述

MBMA 分析的一般流程主要包括分析计划、数据来源与处理、数据分析和分析报告 4 个环节(图 18-1)。

(1)分析计划:为了有效地控制分析偏倚,保证结论的科学性,应在 MBMA 正式分析前制订合理的分析计划。分析计划涵盖的内容一般包括研究目的、数据采集、数据处理、模型假设、分析方法及模拟方案和结果表达。

(2)数据采集与处理:与 Meta 分析类似,需要根据研究目的,制定合理的文献数据的纳入和排除标准,对数据进行严格的筛选提取和质量控制;然后根据分析要求,进行数据转换和编辑并建立分析数据库。

(3)数据分析:与群体药动学和药效学分析相似,数据分析一般包括数据检视、模型构建、模型评价和模拟应用等内容。

分析计划	数据采集与处理	数据分析	分析报告
• 研究目的 • 数据采集 • 数据处理 • 模型假设 • 分析方法 • 模拟方案 • 结果表达	**个体数据** • 纳入和排除标准 • 数据提取 • 数据质控 **文献数据** • 检索策略 • 纳排标准 • 文献筛选 • 数据提取 • 文献质量评价 • 数据质控 **数据处理** • 数据整合 • 数据清洗 • 分析数据库	**数据检视** • 数据特征 • 离群值 **模型构建** • 结构模型 • 协变量模型 • 随机效应模型 **模型评价** • 内部评价 • 外部评价 • 敏感性分析 **模拟应用** • 决策制定 • 临床试验设计 • 临床实践	**报告撰写** • 摘要 • 研究简介 • 数据 • 方法 • 结果 • 讨论 • 结论 • 附录 **资料存档** • 原始数据 • 过程文件

图 18-1 MBMA 分析流程图

（4）分析报告：MBMA 分析报告的撰写和资料存档与 Meta 分析和群体药动学和药效学分析有许多共通之处，可相互借鉴。

下文对分析过程中的重点环节进行阐述。

二、数据采集与处理

用于 MBMA 分析的数据可来源于既往积累的个体数据（individual participant data，IPD），亦可源于文献中按组（如剂量分组或治疗分组等）统计的汇总数据（group level summary data）。一般而言，汇总数据的连续型协变量通常以均值或中位值进行报告，不同研究的协变量分布范围常较窄，并且通常纳入分析的研究数量有限，因此 MBMA 分析对连续型协变量的检测效能较低。相对于汇总数据，个体数据协变量分布较宽，数据量更丰富，因此利用个体数据建立协变量模型更具优势。

个体数据一般来源于临床试验，数据采集规范可参照相关的临床试验数据管理指南。汇总数据来源于文献，其数据采集规范可参考 Meta 分析遵循的 PRISMA 声明，本文对此不再赘述。在建立分析数据库时，应围绕研究目的，确定提取的数据条目，提取的数据通常包括试验信息（如试验设计类型、样本量、试验分组、试验中心数等），受试者信息（如种族或地区、年龄、性别比例、体重、疾病类型、疾病严重程度、疗效指标基线值、合并用药、疾病史、治疗史等），研究结果（疗效指标、药动学指标、安全性指标、依从性指标等）。

数据质量是 MBMA 分析的基础，应对分析数据的质量进行严格把控。当整合多个试验的数据时，应注意数据和单位的统一。当文献来源的汇总数据以图形呈现时，可借助读图软件对图形数据进行提取。为了减少人为偏差，应制定相应的提取规则和标准。对于缺失数据和离群值，应预先定义处理方法，相关处理原则可参考群体药动学和药效学分析指南。

三、数据检视

MBMA 模型分析之前，应对数据进行探索性分析。探索性分析通常采用图表化和统计学方法对数据所蕴含特征进行解析。同时，通过探索性分析，还可快速辨别离群值。当出现离群值时，应查阅原始数据，确认该离群值是否纳入分析。排除的离群值应给予充分的说明。当无法排除离群值时，应进行敏感性分析，考察离群值对结果的影响。此外，由于建模过程会受数据分布的影响,建议对每个剂量、每个观测时点下纳入分析的数据量进行统计,尤其应注意各研究的样本量(受试者例数),以评估不同剂量、不同观测时点下结论的可靠性。若某些指标数据点较少无法建模时,应予以说明。

四、模型构建

(一) 结构模型

MBMA 模型构建方法与群体药动学-药效学模型类似,首先根据数据分布特征,选择合适的结构模型进行考察。以药动学为指标的 MBMA 可以参考群体药动学相关的结构模型,如各种房室模型等。以药效学为指标的 MBMA,当药效指标为连续型变量时,可以考察线性模型(式 18 - 1)、指数模型(式 18 - 2)和 E_{max} 模型(式 18 - 3)等。

$$E = a \cdot time + b \qquad (式 18 - 1)$$

$$E = \beta \cdot e^{-\alpha \cdot time} \qquad (式 18 - 2)$$

$$E = E_0 + \frac{E_{max} \cdot time}{T_{50} + time} \qquad (式 18 - 3)$$

(式 18 - 1)~(式 18 - 3)描述了时间-效应关系。E 代表药效值,是因变量,$time$ 代表时间,为自变量。当需要考察剂量-效应关系时,公式中 $time$ 可替换为剂量。(式 18 - 1)中,a 为斜率,代表了时间对药效的影响;b 为截距,代表了 0 时的药效基线值。(式 18 - 2)中,α 表示药效变化速率,β 表示 0 时间点下的药效基线值。(式 18 - 3)中,E_{max} 为药效理论最大值,ET_{50} 为达药效一半所用时间,E_0 为药效基线值。

当药效指标为事件的发生率时,由于发生率的最小值为 0(0%),而最大值为 1(100%),为了使药效值控制在 0~1,需要如下转换:

$$P = \frac{\exp(E)}{1 + \exp(E)} \qquad (式 18 - 4)$$

式 18 - 4 中,E 为(式 18 - 1)至(式 18 - 3)中获得的原始药效拟合值,经过(式 18 - 4)转换计算出的 P(发生率)始终控制在 0~1。

当药效指标为生存资料,常采用指数型(式 18 - 5)、Gompertz(式 18 - 6)或 Weibull(式 18 - 7)等风险函数进行描述,详见第十七章"生存分析"。

$$h(t) = \lambda \qquad\qquad (\text{式 } 18-5)$$

$$h(t) = \lambda \cdot e^{\beta \cdot time} \qquad\qquad (\text{式 } 18-6)$$

$$h(t) = \lambda \cdot e^{\beta \cdot \ln(time)} \qquad\qquad (\text{式 } 18-7)$$

(式 18-5) 至 (式 18-7) 中, λ 表示基线时刻的死亡风险, β 表示死亡风险随时间的变化系数。

若某些药物的药效特征比较特殊, 如后期出现药效反跳现象, 常见的结构模型无法描述时, 可在常见的结构模型上进行适当修正, 以 E_{max} 模型为例:

$$E = E_0 + \frac{E_{max} \cdot time}{ET_{50} + time} \cdot e^{-\alpha \cdot time} \qquad\qquad (\text{式 } 18-8)$$

(式 18-8) 中, $e^{-\alpha \cdot time}$ 是对经典 E_{max} 模型的扩展部分, 可以描述药效的反跳特征, 其中 α 值反映的是药效反跳速率。

(二) 协变量模型

MBMA 建模过程中, 可根据研究目的、数据特征、并结合生物学和生理学意义, 考察对药动学或药效学有显著影响的协变量。对于连续型变量, 通常考察线性模型 (式 18-9)、幂函数模型 (式 18-10) 和指数模型 (式 18-11) 等。对于分类变量, 通常考察加法模型 (式 18-12) 和比例模型 (式 18-13) 等。建立协变量模型最常用的方法为逐步法。通常, 前向纳入和逆向剔除的检验水平分别设为 $\alpha = 0.05$ (自由度 = 1) 和 $\alpha = 0.01$ (自由度 = 1)。

$$P_i = P_{typical} + \theta_{Cov} \cdot (Cov - Cov_{median}) \qquad\qquad (\text{式 } 18-9)$$

$$P_i = P_{typical} \cdot \left(\frac{Cov}{Cov_{median}}\right)^{\theta_{Cov}} \qquad\qquad (\text{式 } 18-10)$$

$$P_i = P_{typical} \cdot e^{\theta_{Cov} \cdot (Cov - Cov_{median})} \qquad\qquad (\text{式 } 18-11)$$

$$P_i = P_{typical} + \theta_{Cov} \cdot Cov \qquad\qquad (\text{式 } 18-12)$$

$$P_i = P_{typical} \cdot (1 + Cov \cdot \theta_{Cov}) \qquad\qquad (\text{式 } 18-13)$$

(式 18-9) ~ (式 18-13) 中, P_i 为模型参数个体值, $P_{typical}$ 为模型参数群体值, Cov 为协变量个体值, Cov_{median} 为协变量中位数, θ_{Cov} 为协变量对模型参数的校正系数。

当协变量值缺失时,应事先确定缺失数据的填补规则,如采用中位数填补等。当某一变量的缺失率过高(如>30%)时,不建议将其纳入进行协变量考察。个体数据在建立协变量模型方面有较好的优势,汇总数据因不同试验中协变量平均水平分布较窄,且很多协变量信息未公布,故在建立协变量模型方面没有优势。另外,由于汇总数据与个体数据在协变量分布方面有差异,在汇总数据中建立的协变量模型外推至个体时需谨慎。

(三)随机效应模型

对于个体数据,随机效应模型的设置可与群体药动学模型相同。对于汇总数据,随机效应一般分为试验间变异、组间变异和残差变异,可以参照表18-1中群体药动学模型中的个体间变异、场合间变异和残差变异进行设定。另外,对于汇总数据,通常认为其重复测量资料的不同时间点测量值之间存在相关性,需要在残差变异中进行相关设定。在 NONMEM 软件中,残差之间的相关性可通过 L2 数据列进行设置,具体方法详见后文的代码解读部分。

表 18-1 汇总数据 MBMA 建模与群体药动学建模中随机效应模型的对比

随机效应	群体药动学建模	汇总数据 MBMA 建模
第一层级	个体(个体间变异,inter-individual variability, IIV)	研究(试验间变异,inter study variability, ISV)
第二层级	场合(场合间变异,inter-occasion variability, IOV)	组间(组间变异,inter arm variability, IAV)
残差	残差相互独立	残差有相关性

以下通过实例,对汇总数据 MBMA 建模的随机效应模型在 NONMEM 软件中的设置方法予以介绍。数据文件如表18-2所示。

表 18-2 数据文件示例

试验编号 (ID)	时间 (TIME)	观测值 (DV)	药物编号 (Drug)	标准误 (SE)	时间编号 (FLG)	L2	试验组 (ARM)
1	12	25.2	1	1.26	1	1	1
1	12	40.6	2	1.74	1	2	2
2	8	41.6	1	1.78	1	3	1
2	8	51.8	2	2.59	1	4	2

续　表

试验编号 （ID）	时间 （TIME）	观测值 （DV）	药物编号 （Drug）	标准误 （SE）	时间编号 （FLG）	L2	试验组 （ARM）
2	8	54.4	3	2.72	1	5	3
3	1	16.0	1	0.80	1	6	1
3	2	31.6	1	1.58	2	6	1
3	3	38.8	1	1.94	3	6	1
3	4	48.5	1	2.43	4	6	1
3	5	53.5	1	2.68	5	6	1
3	6	55.7	1	2.79	6	6	1
3	1	17.4	2	0.87	1	7	2
3	2	40.4	2	2.02	2	7	2
3	3	56.2	2	2.81	3	7	2
3	4	67.3	2	2.52	4	7	2
3	5	77.7	2	2.91	5	7	2
3	6	83.1	2	2.49	6	7	2
3	1	19.3	3	0.97	1	8	3
3	2	36.3	3	1.82	2	8	3
3	3	51.9	3	2.60	3	8	3
3	4	59.3	3	1.98	4	8	3
3	5	69.6	3	2.32	5	8	3
3	6	74.6	3	2.49	6	8	3
…	…	…	…	…	…	…	…

注：ID 代表试验编号，受篇幅限制，此处仅展示 3 个试验的数据。TIME 代表访视时间点，单位为周。DV 代表药效观测值，为相对于基线期的变化率。Drug 代表药物编号，此实例包含 3 种药物，对应的编号分别为 1~3。SE 为药效观测值的标准误。FLG 是对每个组别的时间点进行编号，如试验 1 和 2 的每个组别均仅有 1 个观测时间点，故对应的 FLG 编号为 1，试验 3 共包含 3 个试验组，每组有 6 个观测时间点，其对应的 FLG 编号分别为 1~6。L2 是对残差的相关性进行设置。L2 将具有相关性的数据编为一组。由于同一试验组内不同观测时间点的数据具有相关性，故此处 L2 将对所有试验组依次进行编号，同一试验组中不同观测时间的编号相同。本例中展示了 8 个试验组，故编号分别依次为 1~8。ARM 为每个试验中组数的编号，如试验 1 中有两个试验组，故对应的 ARM 编号为 1~2，而试验 2 和 3 中分别有 3 个试验组，故对应的 ARM 编号为 1~3。必须说明：数据文件中 FLG 和 L2 是 NONMEM 软件默认的变量名，不能更改。

与上述数据文件对应的 NONMEM 控制文件设置如下：

```
$INPUT ID Time DV Drug Size FLG L2 Arm
$PRED
```

```
TVEmax                  =THETA(1) ;Drug1 的 Emax 典型值
IF(drug.EQ.2) TVEmax    =THETA(2) ;Drug2 的 Emax 典型值
IF(drug.EQ.3) TVEmax    =THETA(3) ;Drug3 的 Emax 典型值


TVET50                  =THETA(4) ;Drug1 的 ET50 典型值
IF(drug.EQ.2) TVET50    =THETA(5) ;Drug2 的 ET50 典型值
IF(drug.EQ.3) TVET50    =THETA(6) ;Drug3 的 ET50 典型值


IF(Arm.EQ.1) IAV1       =ETA(3)
IF(Arm.EQ.2) IAV1       =ETA(4)
IF(Arm.EQ.3) IAV1       =ETA(5)
```

　　;IAV1 表示 Emax 值组间变异,由于所有试验中包含最多组数为 3,故此处表示组间变异的 ETA 个数为 3,若有试验包含 5 个试验组,此处应依次编写 5 个 ETA,即从 ETA(3)编写到 ETA(7)

```
IF(Arm.EQ.1) IAV2       =ETA(6)
IF(Arm.EQ.2) IAV2       =ETA(7)
IF(Arm.EQ.3) IAV2       =ETA(8)    ;IAV2 表示 ET50 值组间变异


Emax =TVEmax * EXP(ETA(1)+ SE * IAV1)
```

　　;Emax 的个体试验值,包含了 Emax 的试验间变异 ETA(1)和组间变异 IAV1,组间变异 IAV1 需要经过标准误校正

```
ET50 =TVET50 * EXP(ETA(2)+ SE * IAV2)
```

　　;ET50 的个体试验值,包含了 ET50 的试验间变异 ETA(2)和组间变异 IAV2,组间变异 IAV2 需要经过标准误校正

```
EFF= Emax * Time/(ET50+Time)    ;药物效应


IF(FLG.EQ.1) RUV        = ERR(2)
IF(FLG.EQ.2) RUV        = ERR(3)
IF(FLG.EQ.3) RUV        = ERR(4)
IF(FLG.EQ.4) RUV        = ERR(5)
IF(FLG.EQ.5) RUV        = ERR(6)
IF(FLG.EQ.6) RUV        = ERR(7)
```

　　;RUV 为各时间点的残差变异,由于所有试验组中包含最多访视点数为 6,故此处表示残差变异的 ERR 个数为 6 个,若有试验组中包含最多访视点数为 8,此处应依次编写 8 个 ERR,即从 ERR(2)到 ERR(9)

```
     Y=EFF+SE*( ERR(1) + RUV)
          ;ERR(1)为相关性残差,RUV 为各时间点的残差,两者与 SE 相乘,表示经过标
     准误校正
$THETA(30,90)                ;Drug1 的 Emax 初值
$THETA(30,90)                ;Drug2 的 Emax 初值
$THETA(30,90)                ;Drug3 的 Emax 初值

$THETA(1,10)                 ;Drug1 的 ET50 初值
$THETA(1,10)                 ;Drug2 的 ET50 初值
$THETA(1,10)                 ;Drug3 的 ET50 初值


$OMEGA
     0.09                    ;Emax 的试验间变异初值
     0.09                    ;ET50 的试验间变异初值


$OMEGA BLOCK(1)
     0.09
$OMEGA BLOCK(1)    SAME
$OMEGA BLOCK(1)    SAME
          ;Emax 的组间变异初值,认为 ETA(3)~ ETA(5)服从同一分布


$OMEGA BLOCK(1)
     0.09
$OMEGA BLOCK(1)    SAME
$OMEGA BLOCK(1)    SAME
          ;ET50 的组间变异初值,认为 ETA(6)~ ETA(8)服从同一分布


$SIGMA
     1;相关性残差初值


$SIGMA   BLOCK(1) 1
$SIGMA   BLOCK(1) SAME
$SIGMA   BLOCK(1) SAME
$SIGMA   BLOCK(1) SAME
$SIGMA   BLOCK(1) SAME
$SIGMA   BLOCK(1) SAME;各时间点残差初值,认为 ERR(2)~ ERR(7)服从同一分布
```

MBMA 模型中组间变异和残差变异与样本量和测量精度相关。一般认为,样本量大或测量精度高时,组间变异和残差变异较小。因此,在进行 MBMA 建模时,需要对组间变异和残差变异进行校正。通常推荐以测量值的标准误 $(SE = SD/\sqrt{N})$ 进行校正。当部分测量值的标准误缺失时,可以参照有关方法对缺失的标准误进行填补。若标准误 (SE) 的缺失率较高时,建议进行简化处理,即假设所有研究测量值的标准差 (SD) 相同。此时,可以直接用样本量平方根的倒数 $(1/\sqrt{N})$ 进行校正。若文献未报道所有检测时点测量值对应的样本量,需要事先定义样本量缺失的填补方法,如采用研究终点样本量填补,或按平均脱落率进行填补等。

试验间变异反映了不同研究因为试验设计或受试者的异质性导致的变异,该变异客观存在,不随样本量和测量精度而改变,因此无法校正。受数据所限,当无法对以上所有变异进行区分时,可以适当简化随机效应模型,如忽略组间变异或相关性残差变异等。以往研究显示:简化随机效应模型对结构模型和协变量模型参数的典型值影响有限,但对随机效应模型参数的估算有一定影响,可致临床试验模拟结果产生偏倚。

五、模型评价

MBMA 模型评价方法与群体药动学-药效学模型评价方法基本一致。不同的评价方法通常仅能展现模型在某一方面的特征或局限,建议采用多种评价方法对模型进行综合评估。通常采用拟合优度图综合评价模型的预测性能,常见的拟合优度图包括因变量与个体预测图、因变量与群体预测图、条件加权残差与群体预测或时间图、个体拟合图、随机效应与协变量相关性图、随机效应的直方图或 QQ 图和随机效应之间相关性图等。采用基于模拟的 VPC 比较模型预测值与观测值的相符程度。除此之外,其他模型评价方法,如数值预测检验、NPDE 也经常被使用。

当数据受到某种协变量显著影响时,以上模型评价应进行分层分析,以评价模型在不同协变量水平下的预测性能。另外,针对 MBMA 数据的特殊性,建议在诊断图中反映样本量信息,即将样本量与散点的大小相关联,样本量越大散点也越大,以反映模型对不同样本量研究的预测效果。除诊断图外,也应对模型参数估算的生物学合理性,参数精密度(通常 $RSE < 30\%$),随机效应参数

的收缩值(通常<20%)等予以关注。

从数据集来源的角度,模型可分为内部评价和外部评价。内部评价通常采用 Bootstrap 法,通过将 Bootstrap 重复抽样 1 000 次获得的各参数中位数和 95%CI 与原始模型的估算参数进行比较,评估模型参数估算的可靠性;考察模型拟合的成功率(通常>80%),评估模型的稳健性。

当纳入研究数量较少(<20)时,模型参数可能受某个别研究影响较大,建议采用留一交叉验证法(leave-one-out cross validation),逐一考察每个研究对模型参数的影响程度。当纳入研究较多时,可采用数据分割的方法(80%数据建模,20%数据验证)对模型进行评价,然而这一方法会损失大量信息。

若在模型构建期间有新的文献发表,可将新文献作为外部数据进行评价。另外,当某些研究在剂量、疗程或受试者特征与其他研究差异较大时,可将其作为外部数据,以验证模型的外推能力。

六、模型应用

MBMA 模型构建完毕并经过模型评价后,可根据研究目标,制订相应的模拟方案。例如,当需要比较不同药物的疗效时,可基于固定效应参数及其标准误,模拟获得药物的药效典型值及其 95%CI。若两种药物药效典型值的 95%CI 不重合,说明两者药效有显著差异。需要注意:若模型参数受某个协变量显著影响时,应在同一协变量水平下比较药效值。另外,当固定效应参数之间存在相关时,模拟时也应当纳入这些参数之间的相关性信息,否则会导致模拟的药效值的 95%CI 过宽。

考察协变量对药效的影响程度时,可在纳入文献的协变量数值分布范围内,模拟药效的变化。若预测某药物在后续临床试验中的药效均值分布,模拟时除需要用到固定效应参数及其标准误外,还需要引入随机效应参数及协变量的分布范围。当模型中的有多个协变量时,应考虑协变量之间的相关性,避免出现不可能发生的协变量组合。

第四节　案　　例

本节以大豆异黄酮缓解更年期潮热为例,描述 MBMA 的分析过程。

一、研究背景和目的

潮热是更年期综合征最为典型的症状,发生率为 80% 左右,其中 10% ~ 15% 的妇女症状严重,需要予以积极治疗。激素替代疗法是目前治疗更年期潮热最为有效的方法,但由于其可能增加心血管事件和乳腺癌发生的风险,部分患者更青睐于使用非激素类药物。对于目前已知或可疑患有乳腺癌的女性,激素替代疗法更是禁忌。

流行病学调查表明:日本更年期女性潮热发生率仅有 25%,而在北美的发生率则高达 85%。日本妇女平均每日摄入大豆异黄酮 20 ~ 100 mg,但美国妇女平均每日摄入大豆异黄酮却低于 5 mg。东、西方各国的饮食差异可能是导致更年期女性潮热不同发生率的原因,为后续的研究带来了启示。

近年来,植物雌激素几乎风靡所有的发达国家,美国每年在大豆制品上的花费高达 30 亿美金。然而,植物雌激素对于更年期综合征的疗效一直存在争议。2008 年 *Lancet* 杂志发表了一篇关于药物治疗更年期综合征疗效的系统评价。该研究显示:目前发表的临床试验结果无法证实植物药治疗更年期综合征的疗效。

然而,该研究将不同时点的疗效都合并在一起进行分析,忽略了时间因素对药效的影响,存在一定的局限性。另外,由于纳入分析的试验数较少,所含样本量少,且临床指标的变异大,使得最终的分析结果存在较多不确定性,需要重新审视和分析。

由于 MBMA 采用数据建模的方法可同时考察剂量、疗程、剂型等因素对疗效的影响,同时可区分试验间和组别间的变异。相比传统的 Meta 分析,MBMA 对数据的利用更为充分,给出的信息也更为丰富,是系统评价药物疗效的较好的工具。因此,本节将采用 MBMA 的分析方法对大豆异黄酮缓解更年期综合征潮热的疗效特征进行定量分析。

二、文献检索

在 PubMed 数据库检索与大豆异黄酮治疗更年期潮热方面的临床研究文献,检索时限截止到 2014 年 4 月。具体检索策略如下:在全文中出现"hot flushes"或"hot flashes",且同时出现"soy""genistein""daidzin"或"glycitein",语言限制为英语,文献类型均为临床试验。文献纳入标准:① 有安慰剂组对照;② 报道了潮热发生次数较基线的下降率,或是疗效终点和基线期的潮热发生次数。

最终在数据库中共检索出 55 篇文献。通过对文献摘要和全文进行分析，16 篇文献符合纳入和排除标准，用于最终分析(图 18－2)。

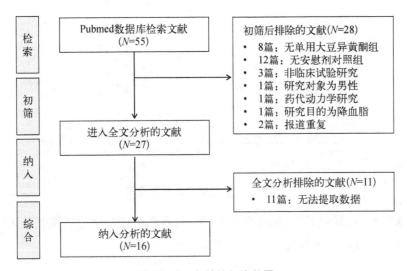

图 18－2　文献纳入流程图

纳入试验样本量的范围为 24~236，中位数为 90(图 18－3)；研究周期为 4 周至 2 年，中位数为 12 周(图 18－4)。

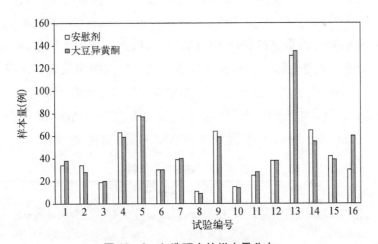

图 18－3　入选研究的样本量分布

同一研究中大豆异黄酮组与安慰剂组样本量基本相等，每组样本量为 9~135，大部分研究为每组 30~60 例，3 个试验每组低于 20 例，仅有 1 组试验每组样本量大于 120。

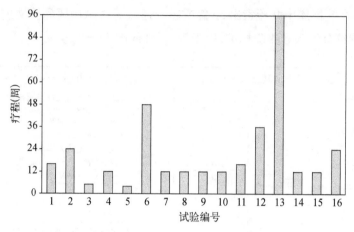

图 18-4　入选研究的周期分布

大部分试验的研究周期选择为 12 周,仅有 2 个试验研究周期低于 12 周,另有 3 个试验研究周期较长(>36 周)。

三、数据提取

采用 Excel 软件录入数据。从符合纳入标准的文献中提取的信息包括给药剂量、组别、样本量、疗程、各观察时点下潮热发生次数较基线期的下降率等。利用读图软件 Engauge Digitizer 4.1(http://markummitchell. github. io/engauge-digitizer/)读取文献统计图中的数值。以上所有信息均由两位研究者独立提取,不一致处由第三位资深研究者协商确定。两位研究者读图时数据提取的差异不应超过 2%,若超过 2%,须重新读图,以两者的均值作为最终的提取数值。最终,大豆异黄酮组有 66 个药效均值,安慰剂组有 65 个药效均值用于建模分析。表 18-3 为整理成供 NONMEM 分析的数据文件。

表 18-3　数据文件示例

试验编号（ID）	访视时间点（周）（TIME）	药效观测值（DV）	样本量（NTRT）	试验分组（TREAT）（TREAT=0：安慰剂组、TREAT=1：药物组）	剂量（DOSE，mg）	每组访视点数（FLG）	总试验组数（L2）
1	4	−38.8	38	1	35	1	1
1	8	−50.7	36	1	35	2	1
1	16	−66.6	32	1	35	3	1
1	4	−24.8	34	0	0	1	2

续　表

试验编号（ID）	访视时间点（周）（TIME）	药效观测值（DV）	样本量（NTRT）	试验分组（TREAT）（TREAT=0：安慰剂组、TREAT=1：药物组）	剂量（DOSE, mg）	每组访视点数（FLG）	总试验组数（L2）
1	8	−37.2	31	0	0	2	2
1	16	−27.6	21	0	0	3	2
2	4	−38.38	28	1	72	1	3
2	8	−41.41	28	1	72	2	3
2	12	−44.44	27	1	72	3	3
2	16	−47.47	24	1	72	4	3
2	20	−45.45	23	1	72	5	3
2	24	−53.54	22	1	72	6	3
2	4	−38.37	34	0	0	1	4
2	8	−47.67	34	0	0	2	4
2	12	−53.49	33	0	0	3	4
2	16	−50	29	0	0	4	4
2	20	−52.33	27	0	0	5	4
2	24	−53.49	27	0	0	6	4
…	…	…	…	…	…	…	…

四、模型构建

在安慰剂和药物作用下，受试者各时点潮热发生次数较基线期下降率的数据分布符合 E_{max} 模型。E_{max} 模型主要包含 E_{max} 和 ET_{50} 两个参数，其中 E_{max} 是最大药效值，反映了安慰剂或药物所能达到的最大效应，ET_{50} 是达最大药效一半所需要用的时间，反映了安慰剂或药物的起效速度。

$$E_{placebo} = -\frac{E_{max\_placebo} \cdot time}{ET_{50\_placebo} + time} \qquad （式 18-14）$$

$$E_{placebo} = -\frac{E_{max\_soy} \cdot time}{ET_{50\_soy} + time} \qquad （式 18-15）$$

式中，$E_{max\_placebo}$ 为安慰剂的最大药效值，$ET_{50\_placebo}$ 为安慰剂达 50%最大药效所用的时间；（式 18-15）中 E_{max_soy} 为药物的最大药效值；ET_{50_soy} 为药物达 50%最

大药效所用的时间;time 为观察时间。

由于纳入分析的文献均仅包含一个安慰剂组和一个药物组,无法引入组间变异。故试验中各药物组的药效值由安慰剂效应、药物效应、试验间变异和残差构成,见(式 18 - 16)。

$$E_{i,j} = (E_{\text{placebo},i,j} + \eta_{1,i}) + (E_{\text{soy},i,j} + \eta_{2,i}) + \frac{\varepsilon_{\text{cor},i,j} + \varepsilon_{i,j}}{\sqrt{N_{i,j}}} \quad (\text{式 } 18 - 16)$$

式中,$E_{i,j}$为第 i 个研究在第 j 个观察时点的药效实测值;$E_{\text{placebo},i,j}$为第 i 个研究在第 j 个观察时点的安慰剂效应;$E_{\text{soy},i,j}$为第 i 个研究在第 j 个观察时点的药物效应;$\eta_{1,i}$为第 i 个研究安慰剂效应的试验间变异,$\eta_{2,i}$为第 i 个研究药物效应的试验间变异。在数据允许的情况下,$\eta_{1,i}$和$\eta_{2,i}$分别尝试以加法形式加至 $E_{\max}$(公式 18 - 14)和 ET_{50}(公式 18 - 15)参数中。$\varepsilon_{\text{cor},i}$为第 i 个研究在各个时点的相关性残差,$\varepsilon_{i,j}$为第 i 个研究在第 j 个观察时点的剩余残差。由于文献中药效实测值的标准误大多缺失,本研究将以样本量对 $\varepsilon_{\text{cor},i,j}$和 $\varepsilon_{i,j}$进行校正,$N_{i,j}$为第 i 个研究在第 j 个观察时点的样本量,即认为样本量越大,变异值越小。

基础模型参数的估算结果显示(表 18 - 4):扣除安慰剂效应后,大豆异黄酮的最大药效值为 25.2%,达最大药效一半所用的时间为 13.4 周;安慰剂的最大药效值为 35.8%,达最大药效一半所用的时间为 2.99 周。另外,$E_{\max}$参数的试验间变异较大,如 $E_{\max\_\text{placebo}}$的加法型试验间变异为 13.1%,约占典型值的 36.6%(13.1%/35.8%×100%);$E_{\max\_\text{soy}}$的加法型试验间变异为 24.4%,约占典型值的 96.8%(24.4%/25.2%×100%)。此外,分析数据不支持将试验间变异引入参数 ET_{50_soy}和 ET_{50_placebo}中。

表 18 - 4　大豆异黄酮及安慰剂参数典型值分布

参　　数	估算值	标准误(%)	收缩度(%)
$E_{\max\text{-placebo}}(\%)$	35.8	11.3	/
$E_{\max\text{-soy}}(\%)$	25.2	26.9	/
$ET_{50\text{-placebo}}(\text{week})$	2.99	31.6	/
$ET_{50\text{-soy}}(\text{week})$	13.4	30.2	/
$\eta(E_{\max\text{-placebo}})(\%)$	13.1	24.4	6.2
$\eta(E_{\max\text{-soy}})(\%)$	24.4	21.5	10.7
$\varepsilon_{\text{cor}}(\%)$	21.0	11.7	/
$\varepsilon(\%)$	26.5	60.8	10.8

　　基础模型建立后,将给药剂量作为协变量引入基础模型,发现模型的 OFV 未能显著降低($P>0.05$),提示现有临床试验剂量范围内,大豆异黄酮的最大药效不存在明显的剂量依赖关系(图 18−5),因此基础模型即为最终模型。

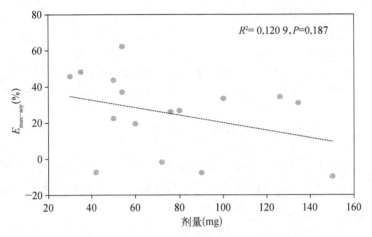

图 18−5　$E_{\text{max-soy}}$ 值与剂量相关性散点图

　　最终模型的 NONMEM 控制文件如下:

```
$PROBLEM Soy effect
$DATA Edata.csv   IGNORE=#
$INPUT ID TIME DV NTRT Treat Dose FLG L2
$PRED


  EMp   =THETA(1)+ETA(1)
     ;THETA(1)为安慰剂组 Emax 典型值,ETA(1)为其试验间变异
  EMd   =THETA(2)+ETA(2)
     ;THETA(2)为大豆异黄酮组 Emax 典型值,ETA(2)为其试验间变异
  ETp   =THETA(3)          ;THETA(3)为安慰剂组 ET50 典型值
  ETd   =THETA(4)          ;THETA(4)为大豆异黄酮组 ET50 典型值


  EFT   =-(EMp*TIME)/(ETp+TIME)-Treat*(EMd*TIME)/(ETd+TIME)
     ;Treat=0 代表安慰剂,Treat=1 代表大豆异黄酮


  IF(FLG.EQ.1) RUV=ERR(2)
  IF(FLG.EQ.2) RUV=ERR(3)
  IF(FLG.EQ.3) RUV=ERR(4)
```

```
IF(FLG.EQ.4) RUV=ERR(5)
IF(FLG.EQ.5) RUV=ERR(6)
IF(FLG.EQ.6) RUV=ERR(7)
IF(FLG.EQ.7) RUV=ERR(8)
IF(FLG.EQ.8) RUV=ERR(9)
IF(FLG.EQ.9) RUV=ERR(10)
IF(FLG.EQ.10) RUV=ERR(11)
```

;RUV 为各时间点的残差变异,由于所有试验组中包含最多访视点数为 10,故此处表示残差变异的 ERR 个数为 10 个,即从 ERR(2)到 ERR(11)编号

```
W=1/SQRT(NTRT)          ;样本量校正系数
Y=EFT+W*( ERR(1)+ RUV)
```

;ERR(1)为相关性残差,由于在数据列设置了 L2,故同一试验组不同时点的 ERR(1)值相同。RUV 为各时间点的剩余残差,两者与 W 相乘,表示经过样本量校正

```
IPRED=Y
```

```
$THETA(30,50)                ;THETA(1)初值
$THETA(20,50)                ;THETA(2)初值
$THETA(1,5)                  ;THETA(3)初值
$THETA(5,20)                 ;THETA(4)初值


$OMEGA 10                    ;ETA(1)初值
$OMEGA 10                    ;ETA(2)初值


$SIGMA 10                    ;ERR(1)初值


$SIGMA  BLOCK(1) 10
$SIGMA  BLOCK(1) SAME
$SIGMA  BLOCK(1) SAME
$SIGMA  BLOCK(1) SAME
$SIGMA  BLOCK(1) SAME
$SIGMA  BLOCK(1) SAME
$SIGMA  BLOCK(1) SAME
$SIGMA  BLOCK(1) SAME
$SIGMA  BLOCK(1) SAME
$SIGMA  BLOCK(1) SAME        ;ERR(2) 到 ERR(11)的初值,符合同一分布
```

```
$ESTIMATION METHOD=1 INTER MAXEVAL=9990 PRINT=10 POSTHOC
$COVARIANCE
$TABLE ID TIME DV IPRED Treat NTRT CWRES
    NOPRINT ONEHEADER FILE=Soy.txt
```

五、模型评价

通过模型诊断图对最终模型的拟合优度进行评估。如图 18-6 所示：群体预测值、个体预测值与观测值有较好的相关性，趋势线同 $x=y$ 接近，模型能很好地拟合观测值。同时从群体预测值、时间和条件加权残差图可见，所有条件加权残差值分布于-6~+6，较为均匀地分布在 $y=0$ 上下两侧，说明模型拟合无明显偏倚。另外，个体预测值与观测值十分接近（图 18-7），体现了模型能较好地拟合研究数据。

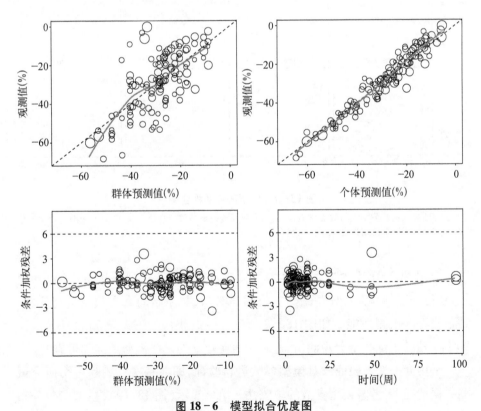

图 18-6 模型拟合优度图

曲线为 Loess 回归线。散点大小与样本量相关

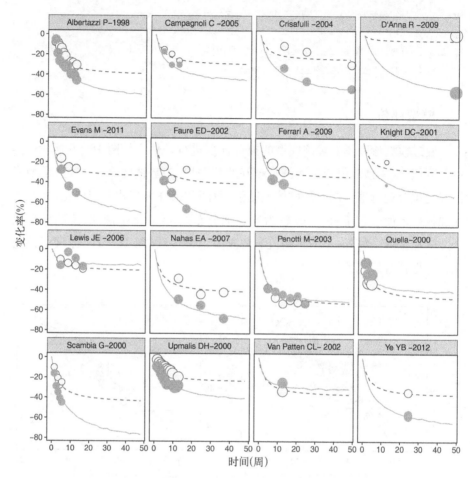

图 18-7 单个研究的拟合图

实心圆为大豆异黄酮组药效实测值,实线为大豆异黄酮组药效拟合值;空心圆为安慰组药效实测值,虚线为大豆异黄酮组药效拟合值

  应用 NONMEM 的" SIMULATION "选项对所纳入的研究进行 1 000 次模拟,获得安慰剂与大豆异黄酮药效值的 90%CI,与原始的真实数据进行比较,评估模型的预测性能。如图 18-8 所示:模拟获得的安慰剂和大豆异黄酮 90%CI 覆盖了绝大部分观测值,进一步表明建立的最终模型是准确可靠的。

  采用弃一交叉验证法对模型参数进行验证,即在每次只删除一个研究试验数据情况下,考察模型参数的敏感性。结果显示(图 18-9),模型参数分布均较稳定,受研究数据的影响较小。

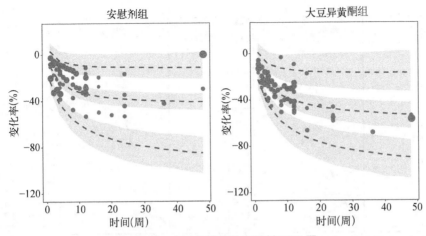

图 18-8　大豆异黄酮及安慰剂 VPC 图

药效指标为潮热发生次数较基线期的下降百分率,图中实心散点为从文献提取的安慰剂或大豆异黄酮的实测药效均值,散点大小反映样本量大小。图中虚线分别为药效值的 5% 分位数、中位数和 95% 分位数。阴影部分分别为 5% 分位数、中位数和 95% 分位数的 90%CI。图中散点大小与样本量相关

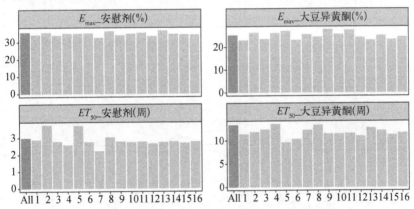

图 18-9　不同研究数据缺失下的模型参数分布

深灰色柱代表全数据下的参数估算值,1~16 代表该代码对应研究数据缺失条件下的参数估算值。具体参见 Li L J, Lv Y H, Xu L, et al. Quantitative efficacy of soy isoflavoneson menopausal hot flashes. Br J Clin Pharmacol, 2015, 79(4): 593-604

六、模型应用

基于最终模型,按照以下场景进行临床试验模拟:每个临床试验均设安慰剂对照组,且安慰剂组和大豆异黄酮组的样本量相同,分别为 30 例、60 例、90 例、120 例、240 例和 480 例,以上条件分别模拟 1 000 次,获得大豆异黄酮与安慰剂组典型药效差值(药物的纯效应)的 90%CI。如图 18-10 所示:随着

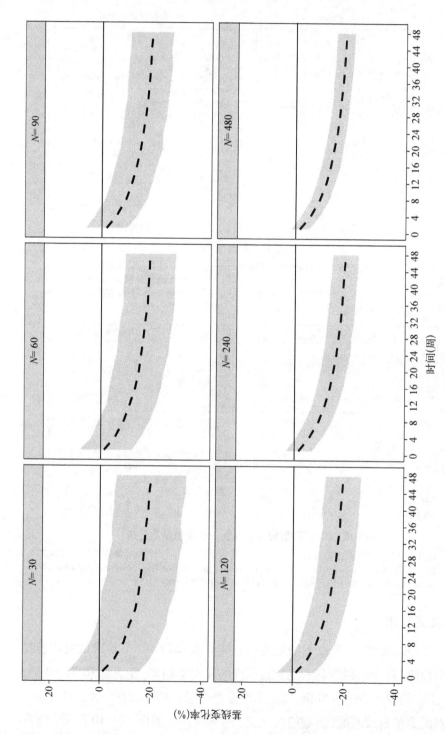

图 18-10 不同样本量条件下大豆异黄酮与安慰剂典型药效差值分布

灰色区域为差值的 90%*CI*，中间虚线为差值中位数，*N* 为样本量

疗程的延长,大豆异黄酮显著优于安慰剂的概率增加;随着样本量的增大,大豆异黄酮与安慰剂组典型药效差值的 90%*CI* 逐步缩小。当每组样本量为 30 例时,需要至少 16 周才能有超过 90% 的把握度获得大豆异黄酮显著优于安慰剂。

七、总结

综上所述,本研究通过 MBMA 分析对大豆异黄酮的疗效进行了定量评价。结果显示:大豆异黄酮对缓解更年期综合征潮热确有一定疗效,但起效时间长,需要较长的疗程才能充分体现其疗效。疗程过短是大豆异黄酮等植物雌激素疗效存在争议的主要原因之一。

（李禄金）

第十八章
代码示例

| 参考文献 |

李禄金,丁俊杰,刘东阳,等. 基于模型的荟萃分析一般考虑. 中国临床药理学与治疗学,2020,25(11):1250-1267.

Ahn J E, French J L. Longitudinal aggregate data model-based meta-analysis with NONMEM:approaches to handling within treatment arm correlation. J Pharmacokinet Pharmacodyn, 2010,37(2):179-201.

Boucher M. Imputation of missing variance data using non-linear mixed effects modelling to enable an inverse variance weighted meta-analysis of summary-level longitudinal data:a case study. Pharm Stat, 2012, 11(4):318-324.

Collins T, Gray K, Bista M, et al. Quantifying the relationship between inhibition of VEGF receptor 2, drug-induced blood pressure elevation and hypertension. Br J Pharmacol, 2018,175(4):618-630.

DerSimonian R, Laird N. Meta-analysis in clinical trials. Control Clin Trials, 1986,7(3):177-188.

Dias S, Welton N J, Caldwell D M. Checking consistency in mixed treatment comparison meta-analysis. Stat Med, 2010, 29(7-8):932-944.

Gibbs J P, Fredrickson J, Barbee T, et al. Quantitative model of the relationship between dipeptidyl peptidase-4(DPP-4)inhibition and response:meta-analysis of alogliptin, saxagliptin, sitagliptin, and vildagliptin efficacy results. J Clin Pharmacol, 2012, 52(10):1494-1505.

Hou M, Liu H, Li Y, et al. Efficacy of triptans for the treatment of acute migraines:a quantitative comparison based on the dose-effect and time-course characteristics. Eur J Clin

Pharmacol, 2019, 75(10): 1369 – 1378.

Kummel A, Bonate P L, Dingemanse J, et al. Confidence and prediction intervals for pharmacometric models. CPT Pharmacometrics Syst Pharmacol, 2018, 7(6): 360 – 373.

Liberati A, Altman D G, Tetzlaff J, et al. The PRISMA statement for reporting systematic reviews and meta-analyses of studies that evaluate healthcare interventions: explanation and elaboration. BMJ, 2009, 339: b2700.

Li L J, Lv Y H, Xu L, et al. Quantitative efficacy of soy isoflavones on menopausal hot flashes. Br J Clin Pharmacol, 2015, 79(4): 593 – 604.

Luu K T, Raber S R, Nickens D J, et al. A model-based meta-analysis of the effect of latanoprost chronotherapy on the circadian intraocular pressure of patients with glaucoma or ocular hypertension. Clin Pharmacol Ther, 2010, 87(4): 421 – 425.

Mandema J W, Boyd R A, DiCarlo L A. Therapeutic index of anticoagulants for prevention of venous thromboembolism following orthopedic surgery: a dose-response meta-analysis. Clin Pharmacol Ther, 2011, 90(6): 820 – 827.

Mawdsley D, Bennetts M, Dias S. Model-based network Meta-analysis: a framework for evidence synthesis of clinical trial data. CPT Pharmacometrics Syst Pharmacol, 2016, 5(8): 393 – 401.

Mould D R. Model-based meta-analysis: an important tool for making quantitative decisions during drug development. Clin Pharmacol Ther, 2012, 92(3): 283 – 286.

Nelson H D. Menopause. Lancet, 2008, 371(9614): 760 – 770.

Niva C, Parkinson J, Olsson F, et al. Has inhibition of Abeta production adequately been tested as therapeutic approach in mild AD? A model-based meta-analysis of gamma-secretase inhibitor data. Eur J Clin Pharmacol, 2013, 69(6): 1247 – 1260.

Ocampo-Pelland A S, Gastonguay M R, French J F. Model-based meta-analysis for development of a population-pharmacokinetic(PPK) model for Vitamin D3 and its 25OHD3 metabolite using both individual and arm-level data. J Pharmacokinet Pharmacodyn, 2016, 43(2): 191 – 206.

Savic R M, Karlsson M O. Importance of shrinkage in empirical bayes estimates for diagnostics: problems and solutions. AAPS J, 2009, 11(3): 558 – 569.

Upreti V V, Venkatakrishnan K. Model-based Meta-analysis: optimizing research, development, and utilization of therapeutics using the totality of evidence. Clin Pharmacol Ther, 2019, 106 (5): 981 – 992.

Workgroup E M, Marshall S F, Burghaus R, et al. Good practices in model-informed drug discovery and development: practice, application, and documentation. CPT Pharmacometrics Syst Pharmacol, 2016, 5(3): 93 – 122.

索　引

索引1　中英文术语对照索引

索引 2　中文术语索引

索引 3　英文术语索引